常见病外治疗法丛书·刘万里 主编

儿科常见病外治疗法

叶 进 主编

中国中医药出版社

·北京·

图书在版编目（CIP）数据

儿科常见病外治疗法 / 叶进主编 . —北京：中国中医药出版社，2017.9（2020.1重印）

（常见病外治疗法丛书）

ISBN 978 - 7 - 5132 - 4341 - 4

Ⅰ . ①儿…　Ⅱ . ①叶…　Ⅲ . ①小儿疾病—常见病—外治法

Ⅳ . ① R272.05

中国版本图书馆 CIP 数据核字（2017）第 166960 号

中国中医药出版社出版

北京经济技术开发区科创十三街 31 号院二区 8 号楼

邮政编码　100176

传真　010-64405750

廊坊市祥丰印刷有限公司印刷

各地新华书店经销

开本 710×1000　1/16　印张 20.5　字数 287 千字

2017 年 9 月第 1 版　2020 年 1 月第 2 次印刷

书号　ISBN 978 - 7 - 5132 - 4341 - 4

定价　59.00 元

网址　www.cptcm.com

社 长 热 线　010-64405720

购 书 热 线　010-89535836

维 权 打 假　010-64405753

微信服务号　zgzyycbs

微商城网址　https：//kdt.im/LIdUGr

官 方 微 博　http：//e.weibo.com/cptcm

天猫旗舰店网址　https：//zgzyycbs.tmall.com

如有印装质量问题请与本社出版部联系（010-64405510）

郑培华（南京中医药大学附属南京市中西医结合医院）

姚　昶（南京中医药大学附属医院　江苏省中医院）

夏承志（南京中医药大学附属南京市中西医结合医院）

钱春发（南京中医药大学附属南京市中西医结合医院）

徐天舒（南京大学医学院附属鼓楼医院）

徐梅昌（南京中医药大学附属南京市中西医结合医院）

黄子慧（南京中医药大学附属南京市中西医结合医院）

崔　倪（南京中医药大学附属南京市中西医结合医院）

章一凡（南京中医药大学苏州附属医院　苏州市中医医院）

韩元龙（南通市第六人民医院）

颜延凤（南京中医药大学附属南京市中西医结合医院）

戴奇斌（南京中医药大学附属南京市中西医结合医院）

前言

中医药学是中华民族原创的医学科学，是中华文明的重要组成部分，几千年来在保障中华民族的繁衍昌盛方面做出了巨大贡献，即使在现代医学飞速发展的今天，中医药仍在为维护人民健康发挥不可替代的作用。经过历代医家的不断摸索总结与经验传承，中医药学已经建立了从理论到临床的一个非常完善的诊治体系，在疾病的预防、诊断与治疗方面独具特色，在众多中医治疗方法中，外治法历史悠久，自成体系，具有非常重要的地位；它既可独立使用，也可与其他疗法结合使用，具有简便验廉的特点，深受广大医护人员与患者的欢迎，目前广泛应用于临床。

中医外治疗法的内容非常丰富，据有关文献记载多达 400 余种，概括起来可分两大类：药物外治法、非药物外治法。在治疗范围上一般分内病外治、外病外治两大类，具体到临床，外治法又分为内科疾病外治法、外科疾病外治法、妇科疾病外治法、儿科疾病外治法、骨科疾病外治法等。常用的外治疗法包括：按摩、熏洗、敷贴、膏药、脐疗、足疗、耳穴疗法、针灸、物理疗法等百余种。与内治法相比，外治法具有"殊途同归，异曲同工"之妙，对"不肯服药之人，不能服药之症"，尤其对危重病症，更能显示出独特的疗效，故有"良丁（高明的医生）不废外治"之说。

为整理规范中医外治疗法，传承中医治疗特色，推广中医适宜技术，让更多的临床医生，尤其是基层医生、全科医生系统了解中医外治疗法，进而学习掌握其治疗范围、适应病症、操作要点，更好地服务于临床，提高临床疗效，江苏省中西医结合学会外治法专业委员会会同南京市中西医结合医院的上百位中医外治专家及临床医师共同撰写了本丛书。

江苏省中西医结合学会外治法专业委员会是江苏省中医药系统成立较早的专业学会，集中了全省在外治法使用方面具有丰富经验的中医专家，而作为学会主委单位的南京市中西医结合医院是江苏省中西医结合学会外治法研究中心，医院的传统特色专科——中医外科（瘰疬、骨痨）是国家中医药管理局的重点专科，外治疗法效果突出，在全国有较大的影响力；在此基础上医院一直鼓励各临床专科医生使用外治疗法，均已形成各专科自己的外治特色。

丛书分为五个分册:《内科常见病外治疗法》《外科常见病外治疗法》《妇科常见病外治疗法》《儿科常见病外治疗法》《骨伤常见病外治疗法》。各分册均分上篇和下篇两个部分。上篇为总论，主要介绍本专科常用的外治方法；下篇为各论，主要介绍外治疗法在疾病治疗中的具体运用，以疾病为纲，治疗方法为目，按优先推荐次序分别列举临床技术成熟、疗效可靠的外治疗法，详细说明其适应证、操作方法、疗法特点及注意事项等，并在临床应用方面也加以论述，部分病种还附有插图和典型案例。全套书力求行文简明扼要，重点突出疗法的临床实用性和操作规范性，共总结了内科、外科、妇科、儿科、骨伤等共计 170 余个病种的外治疗法，可谓汇集目前各临床专科常见病种外治疗法之大成。

丛书编写从 2015 年 9 月启动以来，得到了江苏省中西医结合学会、南京市中西医结合医院、中国中医药出版社领导的大力支持，参加编写的专家投入了大量的时间和精力，倾注了大量的心血，历时一年半，终于得以完成。但因编者能力水平有限，疏漏之处在所难免，恳请广大读者与同道提出批评意见，以便再版时修正。

期待这套丛书的出版发行，为广大临床医生及中医爱好者提供中医外治疗法的专业上乘之作，以便更好地推广中医外治技术，进一步突出中医的诊治特色，提高临床疗效，最终为广大患者服务。

江苏省中西医结合学会外治法专业委员会主任委员

南京市中西医结合医院院长　　刘万里

2017 年 5 月

编写说明

外治疗法源远流长，历史悠久，是中医治疗学的重要组成部分，具有简、验、便、廉和副作用少等特点。人类最早的治疗方法就是外治疗法，自古有"良医不废外治"之说。因小儿大多不愿服药，惧怕打针，特别是婴幼儿内治给药尤为困难，故外治法就比较适宜；且小儿脏气清灵、随拨随应，肌肤柔嫩，外治疗法用之得当，则能在无损伤的治疗中取得药轻效捷的效果。临床实践证明，采用各种外治法治疗小儿常见病、多发病，易为小儿所接受，单用或与内治法配合应用，只要方法得当，可以取得较好的疗效。外治诸法，其理与内治诸法相通，也需视病情之寒热虚实进行辨证论治。外治法通常按经络腧穴选择施治部位，《理瀹骈文·略言》说："外治之理，即内治之理；外治之药，亦即内治之药，所异者法耳。"可见外治与内治的取效机理是一致的。

我们组织专家学者共同编撰了这本《儿科常见病外治疗法》，参编人员单位有江苏省中医院、南京市中西医结合医院、南京市妇幼保健医院、苏州市中医院。编写过程中，我们参阅古今文献，包括古医籍、教材、期刊文献、有关诊治指南以及行业标准，力求发扬中医外治法传统特色，同时又反映当代儿科学的新进展，把辨证论治与辨病治疗有机整合，成为较为系统完善的小儿外治法专著。

每一病种按病症概述、外治方法、临床体会及参考文献体例编写。其中重点介绍外治方法。

该书以小儿生理病理特点、小儿常用外治法两个章节为总论，以期能够初步树立以中医学指导小儿常用外治法的思想意识；以肺系疾病、脾系疾病、心肝系疾病、肾系疾病以及时令及其他疾病共五个章节展开阐述作为各论。每病列出其辨证分型，一以示其在外治疗法中的重要性，二以方便读者今后在临床实践时参考。"千方易得，一效难求。"我们在求效的基础上求新，力求将儿科常见病外治法的新理论、新技术、新剂型结合病证介绍给读者，使之更加适应新时代的需求。若能触类旁通，举一反三，古为今用，洋为中用，则可使外治疗法得到推广，造福于广大患儿。

需要指出的是，对本书介绍的各种儿科外治方法，临证时应根据患儿的具体病情，灵活运用，细心操作，特别要注意防止感染、副损伤和意外发生，做到一切从病人的利益出发，切勿疏忽大意。

本书可供从事儿科、推拿、针灸、康复理疗专业的临床医师、医学生以及对小儿外治疗法感兴趣者阅读。

《儿科常见病外治疗法》编委会

2017 年 5 月

目录

上篇 总论

第一章　小儿生理病理特点

一、小儿生理特点

小儿从出生到成年，一直处于生长发育的过程中，在形体、生理等方面都与成人不同，有其自身的特点和规律，而且年龄越小表现越显著，因此绝不能简单地把小儿看成是成人的缩影。历代医家对于小儿生理特点论述很多，归纳起来，主要表现为脏腑娇嫩，形气未充；生机蓬勃，发育迅速。了解小儿生理特点，对于掌握小儿生长发育规律、健康保育和疾病诊治等都具有指导意义。

1. 生机蓬勃，发育迅速　小儿充满生机，在生长发育过程中，无论在机体的形态结构方面，还是在各种生理功能活动方面，都是在不断地、迅速地向着成熟方向发展。这种在生机蓬勃、发育迅速的生理特点，年龄越小，表现得越突出，体格生长和智能发育的速度越快。

《颅囟经·脉法》曰："凡孩子3岁以下，呼为纯阳，元气未散。"这里的"纯"是指小儿先天所禀之元阴元阳未曾耗散，"阳"指小儿的生命活力，如旭日之初生，草木之方萌，蒸蒸日上，欣欣向荣的生理现象。"纯阳"指小儿先天禀受的元阴元阳未曾耗散，因而成为后天生长发育的动力，使儿童显示出蓬勃的生机，迅速地发育成长。"纯阳"学说概括了小儿在生长发育、阳充阴长过程中生机蓬勃、发育迅速的生理特点。

2. 脏腑娇嫩，形气未充　"脏腑"即五脏六腑。"娇"是指娇弱，不耐攻伐；"嫩"是指柔嫩。"形"是指形体结构，即四肢百骸、肌肤筋骨、精血津液等；"气"指各种生理功能活动，如肺气、脾气等；"充"是指充实。"脏腑娇嫩，形气未充"，是说小儿时期机体各系统和器官的形态都还没有发育成熟，生理功能都是不完善的。

小儿初生之时，五脏六腑成而未全，全而未壮，需赖先天"元阴元阳"之气生发、后天水谷精微之气充养，才能逐步生长发育，直至女子二七、男子二八，方能基本发育成熟。因此，整个小儿时期都是处于"脏腑娇嫩，形气未充"状态。而且"脏腑娇嫩，形气未充"的生理特点年龄越小，表现得越突出。

从脏腑娇嫩的具体内容看，五脏六腑的"形"和"气"皆属不足，但其中又以肺、脾、肾三脏不足表现尤为突出，具体表现为肺常不足、脾常不足、肾常虚。清代医家吴鞠通从阴阳学说出发，把小儿时期的机体柔嫩、气血未充、脾胃薄弱、肾气未充、腠理疏松、神气怯弱、筋骨未坚等特点归纳为："稚阳未充，稚阴未长者也。"说明小儿时期无论在物质基础还是生理功能方面，都是幼稚娇嫩和不完善的，必须随着年龄的逐步增长，才能不断地趋于健全和成熟。

二、小儿病理特点

1. 发病容易，传变迅速 小儿的生理特点决定了他们体质嫩弱，御邪能力不强，不仅容易被外感、内伤诸种病因伤害而致病，而且一旦发病之后，病情变化多而迅速。

小儿发病容易，尤其表现在易于发生肺、脾、肾三系疾病及时行疾病方面。儿科感冒、咳嗽、肺炎喘嗽、哮喘等肺系疾病占儿科发病率的首位；呕吐、泄泻、腹痛、食积、厌食、疳证等脾系疾病占儿科发病率的第二位；小儿五迟、五软、解颅、遗尿、尿频、水肿等肾系疾病在临床上均属常见。小儿腠理不密，皮毛疏松，肺脏娇嫩，脾脏薄弱，易于感触各种时邪。邪从鼻入，肺卫受邪，易于发生流行性感冒、麻疹、痄腮、水痘等时行疾病；邪从口入，脾胃受邪，易于发生痢疾、肝炎、小儿麻痹症等时行疾病。时行疾病一旦发生，又易于在儿童之间互相感染造成流行。

小儿发病后传变迅速的病理特点，主要表现为寒热虚实的迅速转化，即易虚易实、易寒易热。小儿患病，邪气易盛而呈实证，正气易伤而呈虚证；因正不敌邪或素体正虚而易于由实转虚，因正盛邪却或复感外邪又易于由虚转实，因而也常见虚实夹杂之证。例如，小儿不慎冒受外邪而患感冒，可迅速发展而成肺炎喘嗽，皆属实证；若邪热壅盛，正气不支，可能产生正虚邪陷、心阳虚衰的虚证。又如阴水脾肾阳虚证，若是不慎感受外邪，可在一段时间内表现为阳水实证，或者本虚标实的虚实夹杂证候等，均属临证常见。

寒热是两种不同性质的疾病证候属性。小儿由于"稚阴未长"，故易见阴伤阳亢，表现为热证；又由于"稚阳未充"，故也易见阳气虚衰，表现为寒证。寒热和虚实之间也易于兼夹与转化。例如，风寒外束之寒实证，可迅速转化成风热伤卫，甚至邪热入里之实热证；若是正气素虚，又易于转成阳气虚衰的虚寒证或者阴伤内热之虚热证。湿热暴泻不止，易于产生热盛阴伤之变证，迁延不愈又易于转为脾肾阳虚之阴寒证等。

2. 脏气清灵，易趋康复 小儿生机蓬勃，活力充沛，修复再生能力强，痼疾顽症相对少于成人，治疗反应敏捷，随拨随应。所以小儿患病之后，常常病情好转也比成人快，治愈率也比成人高。例如，儿科急性病感冒、咳嗽、泄泻、口疮等多数好转比成人要快；慢性病哮喘、癫痫、紫癜、阴水等的预后也相对好于成人；即使是心阳虚衰、阴伤液竭、惊风神昏、内闭外脱等危重证候，只要抢救及时，能够挽回危急，进而顺利康复的机会也大于成人。

（叶进、边逊）

第二章　小儿常用外治疗法

2

第一节 小儿常用药物外治法

一、涂敷疗法

1. 适应证 本疗法几乎适用于儿科所有病症，如感冒、咳嗽、哮喘、泄泻、腹痛、遗尿、湿疹、流行性腮腺炎等疾病。例如，复方湿疹液（马齿苋、连翘、百部、苦参、五倍子、生甘草、白芷煎液）涂敷患处治奶癣；鲜蒲公英或鲜马齿苋捣烂如泥，外敷腮肿处，治流行性腮腺炎等。

2. 操作方法 将药物制成药液，或选用新鲜中草药直接捣烂如泥状涂敷，或以药末加水、醋、酒、蛋清等湿剂调制成药糊、药泥、药饼等剂型。操作时，先暴露敷药部位，常规消毒，将调好的药糊、药膏平摊于消毒纱布、油纸或塑料薄膜上，敷于所选部位，继以胶布固定，药泥亦可不加遮盖，但干后需及时更换；药液涂敷则是用消毒纱布或棉球，蘸取药液，敷贴患处或穴位。小儿常选部位有囟门、手足心（涌泉、劳宫穴处）、胸背部（膻中、肺俞、定喘穴等），其中尤以敷脐疗法最为常用，临床报道最多。

3. 疗法特点 涂敷疗法常使用具有清热解毒、温中止泻、活血消肿、止咳平喘、利尿缩尿、燥湿收敛等功效的药物。该法使药物气味入于皮肤、腧穴，继之入于孙脉、络脉，进而入经脉，随气血运行，内达于脏腑，散布于全身，从而发挥药物的治疗作用，同时可激发经气作用以调和阴阳、扶正祛邪，达到治疗疾病的目的。

4. 注意事项

（1）涂敷药物，必须保持湿润，如干燥不能粘附患处，则会直接影响疗效。所以涂敷时，最好用塑料薄膜或油纸等覆盖，减少其蒸发，并可防止污染衣物。

（2）对湿疹、溃疡等局部有皮损的创面或黏膜用药，应进行局部常规消毒，所用药粉等亦应高压消毒处理，同时应注意无菌操作。

（3）施术后对患儿应加强护理，适当减少活动，以防敷药脱落。

（4）视患儿病变部位，确定敷药的剂量大小及规格，一般应随制随用，不宜多制久用，否则易于变质失效。

（5）对久病体弱的患儿以及应用有毒或刺激性强的药物时，敷药时间不宜过长，用药时注意观察局部及小儿反应，以免刺激时间过久导致严重过敏反应。

（6）如在敷药中加入某些药物，如氮酮等透皮吸收剂，能提高经皮吸收的效果，必要时可以采用，疗效会更好。

二、药袋疗法

1. 适应证　本疗法几乎适用于儿科所有病症，包括佩挂、药枕、肚兜等方法。佩挂常使用具有芳香辟秽、祛风燥湿功效的药物，如苍术、冰片、白芷、藁本、甘松等，做成香囊，给小儿佩戴，用于增强呼吸道反复感染儿童的免疫力。药枕常使用具有宣肺通窍、疏风散寒、清热祛暑、安神益智、清肝明目功效的药物，用于鼻渊、感冒、痄夏、头痛、小儿夜啼等疾病。如干绿豆皮、干菊花制成的豆菊药枕，可治疗痄夏。肚兜常使用具有温脾散寒、理气止痛、消食除胀、止吐止泻功效的药物，用于腹痛、腹泻、腹胀、呕吐、厌食等疾病。如茴香、艾叶、甘松、山柰、肉桂、丁香等制成的暖脐肚兜，可治疗脾胃虚寒性腹痛腹泻。

2. 操作方法　肚兜法是将药物研末，纳入肚兜口袋内，围于小儿腹部。佩挂法是将芳香性药物装入小布袋或荷包内，佩戴在身上。药枕法是将药物作为枕芯装入枕套，或制成薄型药袋置于普通枕头上，睡时枕用。

3. 疗法特点　药袋使用方便，便于保存，无刺激性，无禁忌，药枕、肚兜将药袋取出后还可以洗涤；唯见效较慢，需长期坚持使用。使用时，药物有效成分徐徐散发，通过呼吸进入人体起治疗作用；同时，药物也对局部腧穴起缓慢的刺激作用。

4. 注意事项

（1）药物要经过防霉、防蛀处理，应定期更换，需保持干燥，但不宜暴晒。

（2）缝制所用布料以丝绸或薄棉布为宜，不宜使用尼龙化纤布制作，以免影响疗效。

三、熏洗疗法

1. 适应证 熏洗疗法用于局部、全身的多种疾病，包括熏蒸、浸泡、洗涤、沐浴等方法。熏蒸法常使用具有疏风散寒、解肌清热、发表透疹、辟秽免疫功效的药物，用于麻疹、感冒等疾病的治疗，以及呼吸道感染的预防。如用麻黄、浮萍、芫荽煎煮，熏蒸麻疹患儿，可助透疹。浸洗法常使用具有疏风通络、舒筋活血、驱寒温阳、祛风止痒功效的药物，用于痹证、痿证、外伤、泄泻、脱肛及多种皮肤病。此法常与熏蒸法同用，先熏后洗，如用石榴皮、五倍子、明矾煎汤熏洗治疗脱肛。药浴法常使用具有发汗祛风、解表清热、透疹解毒、活络蠲痹、祛风止痒功效的药物，用于感冒、麻疹、痹证及荨麻疹、湿疹等皮肤病。如用苦参、菊花、蛇床子、金银花、白芷、黄柏、地肤子、菖蒲煎汤温浴，可治疗全身瘙痒症。

2. 操作方法 熏蒸法是利用煮沸的药液蒸汽熏蒸皮肤。浸洗法是待煎煮的药液温度降至适宜时浸泡、洗涤局部。药浴法是将所用中药用多量水煎煮，弃去药渣，取药液倾入浴盆，候其温度适宜时进行全身洗浴。将药液放凉，用纱布蘸取药液敷于患处，又称为湿敷法，古代称为"溻渍法"。

3. 疗法特点 熏洗疗法所用药物多含有较多脂溶性挥发油，运用该法治疗小儿疾病，药物的有效成分可通过直接接触皮肤和药液蒸汽熏蒸皮肤而渗透吸收，发挥全身药理效应。

4. 注意事项 使用本方法应特别注意药液温度，不能过烫，以防灼伤皮肤；还要注意室温，炎热季节要避免室内窒闷、出汗过多而致虚脱，冬季应注意保暖，不要使患儿着凉。对于皮肤病变，要保持局部清洁，洗时勿擦伤创面，并应专人专用。

四、热熨疗法

1. 适应证 热熨疗法常使用具有温中驱寒、理气止痛、通阳利尿、温经通络功效的药物，用于腹痛、泄泻、积滞、哮喘等疾病。例如，用食盐炒热，分装入两布袋，轮流乘热熨腹部，治疗腹痛。

2. 操作方法 将药物、器械或适用的材料经加热处理后，对机体局部进行熨敷，操作时应两包药物轮流加热熨。

3. 疗法特点 热熨疗法具有温中祛寒、理气止痛、通阳利尿、温经通络、祛寒降气等功效。热熨时，湿润的热气不仅增加皮肤对药物的吸收，而且可使局部皮肤产生温热效应，毛细血管扩张，血液和淋巴循环加强，新陈代谢及抗炎能力增强，促进肠道、膀胱等相应器官的蠕动和收缩。

4. 注意事项

（1）本疗法属于温中之法，主治寒证、阴证。凡属里热证或局部红肿者禁用，对出血性疾病、发热较甚者、新生儿或身体极度衰弱者亦当慎用或禁用。

（2）热熨温度一般以 45 ~ 55℃为宜，过低则影响疗效，过高易于灼伤皮肤。

（3）对药物进行加热，不宜蒸炒过久，以免降低药效；熨药于肌表后，最外面可加棉垫或厚衣保温，以提高疗效。

（4）操作宜在温室避风处进行，热熨后应注意预防风寒。

五、吹药疗法

1. 适应证 吹药疗法多用于治疗相应局部疾病及某些全身性疾病，如鹅口疮、乳蛾、喉风、耳疮脓耳、鼻渊，以及丹痧、黄疸、惊风、癫痫等病。如红棉散吹耳治慢性脓耳，雄芦散（雄黄、生矾、藜芦各 3g，牙皂 1 个，蝎梢 7 个，共为末）吹鼻治癫痫、破伤风等病证。

2. 操作方法　将所选药物研成粉末，用喷粉器或自制工具（细竹管、纸筒等），将药末吹入孔窍等处的治疗方法。

3. 疗法特点　本疗法具有清热解毒、凉血消肿、燥湿豁痰、利气通窍、息风解痉等功效。

4. 注意事项　吹药粉末应细，以通过七号筛为要求。使用前，先用生理盐水或3%过氧化氢液将局部脓液等洗净。鼻、耳、眼部吹药剂量均不宜多，再次使用时，先将前次残留药末拭去。研制吹药要做局部吸收试验、毒性试验和刺激性试验，注意用药的安全性。

六、贴敷疗法

1. 适应证　膏药贴敷疗法多用于治疗痈疽疮疖、跌打损伤、筋骨酸痛、瘰疬瘿瘤、腹痛、泄泻等症。如暖脐膏贴脐治疗寒凝腹痛泄泻；药饼贴敷疗法用于感冒、鼻塞、咳嗽、哮喘、厌食、泄泻、滞颐、盗汗、遗尿等病证；用炒白芥子、面粉等分研末水调，纱布包裹，敷贴于背部第3～4胸椎处，每次15分钟，皮肤发红则去药，治疗肺炎后期，湿性啰音经久不消。

2. 操作方法　将所选药物熬制成膏或油膏，或将药物加赋形剂做成药饼，贴敷在施治部位。膏药、油膏属外用膏，是由药材、植物油与红（黄）丹炼制而成，或以油、蜡为基质加入药物，经加热后提取药物有效成分，或不经加热将药物研成细粉或极细粉混匀而成的外用剂型，包括黑膏药、白膏药和油膏。药饼是将药物研粉，再根据需要选用水、油、醋、姜汁等液体，将散剂调成稠膏状，或将药物捣烂加面粉等赋形剂拌和，做成适当大小的药饼备用。

3. 疗法特点　膏药贴敷疗法具有消痈散结、活血生肌、舒筋通络、化瘀消瘾、散寒温脾等功效；药饼具有解表宣肺、化痰平喘、温中健脾、摄涩敛汗等功效。现代研究表明，贴敷疗法通过皮肤吸收生效，有促进血液和淋巴液循环、抗炎抑菌、促进炎症消散和吸收、促进损伤组织修复，以及调整脾肺功能等作用。

4. 注意事项 贴敷疗法应注意贴敷的时间，避免皮肤过敏反应。

七、保留灌肠法

1. 适应证 灌肠疗法多用于治疗便秘、腹泻、痢疾、溃疡性结肠炎等病，以及无法口服药物（如惊厥、昏迷、剧吐、吞咽困难、不合作）的病患。

2. 操作方法 病人取侧卧位，双膝屈曲，臀部垫以雨布或治疗巾，暴露肛门，臀部可略微抬高。将适量药液倒入灌肠筒内，用凡士林润滑肛管头部后，扭送开关夹，放出管内温度较低的液体并排出管内空气。用手腕试肛管内液体温度，如感觉微温（药温以 35 ~ 37℃为宜），即可捏紧肛管将其徐徐插入肛门内，依年龄大小，插入 5 ~ 15cm，胶布固定。如治疗便秘，可将药液装入底部连接肛管的量杯直接灌入。治疗其他疾病采用直肠点滴灌注法，治疗前最好先排便，药液装入输液瓶中，连接一次性输液器滴入，滴速为每分钟 40 ~ 50 滴，高热患儿点滴速度宜快，慢性疾病患儿宜慢；外感患儿使用解表剂时，见微汗热退即可终止点滴，乃中病即止之意。每次灌入（滴入）的药液量依年龄大小，1 岁以内 15 ~ 30mL，1 ~ 3 岁用 30 ~ 60mL，3 岁以上用 60 ~ 100mL。灌肠结束后，捏紧导管稍停片刻，然后缓慢将管从肛门内抽出并以纸包裹，同时嘱患儿控制大便，以使药液吸收而不自肛门排出。必要时可用便纸压迫肛门数分钟，以助患儿保留药液。每次保留药液时间约 30 分钟。

3. 疗法特点 灌肠疗法符合辨证论治原则，是将辨证所选药物注入直肠，直达病所或经吸收后再布散全身，以发挥整体和局部治疗作用。该法不受患儿吞咽功能及上消化道的影响，吸收快、药效发挥迅速，可较好地保留药物性能和疗效，适应范围广。同时，药物吸收部分不通过肝脏而直接进入血液循环，可减少药物对肝脏的毒副作用。对于因调护失宜，脾胃受损，口服药难以接受的患儿，灌肠疗法既可发挥全身治疗作用，又可避免对胃黏膜的刺激。点滴灌肠法是中药保留灌肠法的一种改良用法，较一般保留灌肠法不适感轻，临床疗效和一般保留灌肠法相同。

4. 注意事项 插入肛门的肛管要煮沸消毒。插入肛管时动作宜轻缓，以免损伤黏膜。灌肠的药液组成、药温、时间和速度，要因人、因证而异。

八、罨包疗法

1. 适应证 罨包疗法多用于急性湿疹或其他急性炎症性皮肤病，亦可用于全身性疾病。如用皮硝包扎于脐部以消食积；用五倍子粉加食醋调匀填入脐内再包扎，治疗盗汗等。

2. 操作方法 患儿选取舒适且便于医师操作的治疗体位，医师清洁双手后在施术部位（该疗法多选取脐部或足底）常规消毒。将辨证所选药物加水 1000mL，浸泡 30 分钟后，加热煮沸 20 分钟，过滤去渣，取药液 500 ~ 750mL。然后将由脱脂棉花制成的大小适中、厚 3 ~ 4cm 的棉垫浸入药液，待其充分吸收后，略加拧干，以不滴水为度，待温度适宜时，趁热敷于患部，棉垫上用刺有针孔的塑料薄膜覆盖，外加松紧适宜的绷带固定。2 ~ 3 小时换药 1 次，药汁用毕可再煎。

3. 疗法特点 罨包法是溻、敷、蒸法的有机结合，属于封闭式冷热交换湿敷范畴。罨包初敷时，由于热力作用，可抑制皮肤末梢神经的病理性冲动，罨包由热变冷作用于皮肤，可改善末梢血管收缩机能，促进血液循环，有助于炎症的减轻和消散。外敷塑料薄膜，再外用绷带加压，可促进药物透皮吸收渗透到病痛所在。小儿皮肤柔嫩，运用罨包法，治疗食积、盗汗等症亦药轻效捷。

4. 注意事项 罨包治疗时应让患儿减少活动，以防药物滑落。刺激性强或有毒药物不可罨包时间过长，以免引起不良反应。

第二节 小儿常用非药物疗法

儿科常用非药物疗法很多，可根据病种及患儿个体情况，单独使用或配合使用。

一、推拿疗法

1. 适应证 小儿推拿适用范围广泛，可涉及小儿内、外、五官、神经等科疾病的防治。特别是 5 岁以下小儿，推拿效果更佳。临床常用于泄泻、呕吐、腹痛、疳证、厌食、感冒、哮喘、遗尿、肌性斜颈、痿证等病证。

2. 操作方法 小儿推拿常用手法有 10 余种，如推、揉、按、摩、运、掐、搓、摇、捏、拿、拍等。其手法名称虽与成人推拿相同，但具体操作却不完全一样。

（1）推法：多用指推法，即用拇指或食、中指推。操作要领为直线推动，不得歪斜，用力轻快均匀。主要适用于线状穴位，如推大肠、推天河水等。每穴推 1 ~ 2 分钟。

（2）揉法：以指揉为主，即单以拇指或中指揉，或以食、中指同时揉。操作要求吸定皮肤，通过表皮带动肌层，深透入里。主要适用于点状穴位，如揉外劳宫、揉一窝风等。每穴揉 1 ~ 2 分钟。

（3）按法：以手指按压，常以拇指按，或以食、中指同时按压点状穴位或痛点。操作要求用力由轻到重，按之不动，或按后加揉，或边按边揉，形成按揉复合手法，如按揉肺俞。按压痛点时，切忌用力过猛。

（4）摩法：多用指摩法，即用食、中、无名指在腹部作顺时针或逆时针的环形运动。动作宜轻柔而有节奏。一般以按摩的速度和方向来区别补泻。如急摩为泻，缓摩为补；顺时针摩为泻，逆时针摩为补。每次摩腹需 3 ~ 5 分钟。

（5）运法：又称指运法。是以手指在穴位上做由此及彼的环形或弧形运动。如运八卦、运太阳。操作要求宜轻不宜重，宜缓不宜急。一般每穴运 50 次左右。

（6）搓法：搓以转之。操作时，两手掌夹住所取的肢体或部位，相对用力搓摩，或同时作上下往返的运动。要求两手用力相等、速度均匀，搓动快、移动慢。主要适用于四肢和胁肋部，如搓胁肋。一般搓 30 ~ 50 次。

（7）摇法：摇以动之。操作时，一手持住肢体或关节的近端，一手持住关节的远端，做一定幅度的摇动，如摇颈。注意动作宜缓不宜急，幅度应由小到大，不得超出关节生理活动的范围，摇颈时须低头位。主要适用于关节部位，一般根据病情决定摇动的次数。

（8）拿法：捏拿提起肌肉大筋，进行一松一紧的提捏。要求动作连贯、用力由轻到重，如拿肩井。主要用于宣通肺气、发汗解表、定惊止搐。每穴拿 3 ~ 5 下。

（9）拍法：即以虚掌拍打体表。注意用力应由轻到重，轻重适度。常用拍背法治疗咳嗽、气喘，以宣通肺气，帮助排痰。亦常将拍背作为按摩治疗后的结束手法。

（10）捏脊：患儿俯卧，医生两手半握拳，两食指抵于背脊之上，自尾椎两旁开始，以两手拇指伸向食指前方，合力夹住肌肉提起，而后食指向前，拇指向后退，作翻卷动作，两手同时向前移动，自长强穴起，一直捏到大椎穴，如此反复 5 次，从第 3 次起，每捏 3 把，将皮肤提起 1 次。每日 1 次，连续 6 天为 1 个疗程，休息 1 天，再做第 2 疗程。对脊背皮肤感染、出血的患儿禁用此法。

3. 疗法特点 推拿疗法有促进气血运行、经络通畅、神气安定、脏腑调和的作用，捏脊通过对督脉和膀胱经的捏拿，达到调整阴阳、通理经络、调和气血、恢复脏腑功能的目的。小儿推拿疗法是推拿疗法中的一部分，同时自成体系。其特色主要在于手法操作，穴位的形状、分布、名称和作用，以及在应用时的处方取穴上。小儿推拿手法较成人推拿手法简单，且操作简便，易于掌握，加之不需服药打针，痛苦小，无损伤、无污染，只要适应证选择正确则效果显著，易于被小儿和患儿家长所接受。

小儿推拿穴位的特点，主要表现在特定的穴位上，其形状呈点、线、面状。点状：即一个点即是一个穴位，如手背腕横纹中央点即是一窝风穴；线状：即从一点到另一点连成的一条线，如食指桡侧缘从指尖到指根，这条连线为大肠穴；面状：即人体的某个部位就是一个穴，如整个腹部为腹穴、肚脐为脐穴等。其分布特点，多数分布在肘关节以下手掌上。其名称特点，有的以脏腑命名，如心、肝、脾、肺、肾、大肠、小肠经等；有的以部位命名，如脊、脐、腹、五指节等；有的以五行命名，如运土入水、运水入土等；有的以动物命名，如龟尾；有的以哲学名词命名，如手阴阳、胸阴阳、内八卦、外八卦等；有的以象形动作命名，如黄蜂入洞、猿猴摘果等。其作用特点，是补泻分明。一些穴位的补泻取决于推拿的方向，一般向心推为补，离心推为泻。

小儿推拿处方取穴的特色，主要是重在辨证。临证穴位的选择，是以脏腑经络、阴阳气血、寒热虚实为指导，根据病情灵活取用。自古认为，药有寒、热、温、凉、平之性，而推拿揉捏之性与药同，不明不可乱推。推拿处方的构成，要求将推拿手法与穴位名称均列出，如摩腹、揉脐等，或是列出推拿作用及穴位，如补脾经、清肝经等；也可写明操作形式和穴位，如推上三关、推下六腑等。凡推上肢的特定穴只取一只手，无男女、左右之分。

4. 注意事项

（1）小儿推拿疗法有儿科特定的穴位，有特有的复式手法及常用基础手法。其操作手法要求轻快柔和、平稳着实而不飘浮，手法的轻重快慢，应根据病儿的体质强弱、病情的寒热虚实辨证论治，切忌操之过急。

（2）急性出血性疾病、急性外伤、急腹症，以及局部有皮肤病者，不宜推拿。还有一些严重的传染病，应采取综合救治措施，而不能单独运用推拿治疗，以免贻误病情。

（3）在临床操作中，一是强调先头面、次四肢、次胸腹、次腰背、次下肢的程序；二是强调手法的补泻作用；三是可添加按摩介质，如润滑油剂、滑石粉等，避免损伤患儿皮肤。

（4）注意室温要适宜，冬季须防感冒，并注意卫生，防止交叉感染。术者指甲须及时修剪，以防伤及患儿皮肤。

二、针灸疗法

（一）毫针疗法

1. 适应证　毫针疗法在儿科的适应证较广，常用于治疗发热、惊风、咳嗽、腹痛、呕吐、遗尿、哮喘、泄泻、痢疾、痿证、痹证等病证。

2. 操作方法

（1）进针：常规皮肤消毒后，将针刺入穴位。儿科多用单手进针，要求一手固定患儿患肢，一手迅速将针刺入穴位。

（2）行针：给小儿针刺，常用点刺法，而少行针。

（3）留针：给婴幼儿针刺治疗，一般不予留针。但对慢性和顽固性疾病、针刺头部的一些穴位（如百会、四神聪等），以及能配合治疗的较大儿童，也可适当留针。一般留针20分钟左右。

3. 疗法特点　小儿脏气清灵，气血旺盛，针刺治疗随拨即应，见效迅速。

4. 注意事项

（1）要求术者针刺手法熟练，进针迅速，不宜强刺，不宜大幅提插；针刺时，应避开血管；每次取穴宜少而精，宜浅刺或点刺，不留针。

（2）3个月以内的婴儿不宜针刺，婴幼儿宜少刺，以尽量减少患儿痛苦。对较大儿童针刺，亦应取得患儿的合作。

（3）小儿囟门未闭合者，囟门及前头部腧穴不宜针刺。

（4）胸背部内有重要脏器的体表穴位，不宜深刺。眼区腧穴要掌握好进针角度和深度，忌大幅度提插捻转。脊椎上及督脉经腧穴亦忌深刺，以免伤及延髓、脊髓及内脏。

（二）刺四缝疗法

1. 适应证 常用于治疗疳证、厌食等。

2. 操作方法 根据不同年龄选用粗细不同的针具，年龄愈小针具应愈细（婴幼儿常以细毫针刺之）。操作时，先令患儿家长将患儿手腕固定，医者用左手持住患儿四指，将四缝穴皮肤局部消毒后，右手持三棱针或粗毫针对准穴位，自食指向小指逐穴浅刺疾出，刺约 0.1 ~ 0.2cm 深，针尖退出后，一般可见少许血液或组织液溢出，未见溢出者可在四缝穴上下轻轻挤压，然后用消毒干棉签擦去黏液即可。每周刺 1 ~ 2 次，病重者可隔日刺 1 次，待病情好转后再减为每周 1 次、10 天 1 次或 15 天 1 次，最多不超过 10 次。

3. 疗法特点 四缝是经外奇穴，位于食指、中指、无名指、小指四指中节正中点，是手三阴经所过之处。针刺四缝有解热除烦、健脾开胃、止咳化痰、通畅百脉、调和脏腑的功效，是儿科常用的治疗方法之一。

4. 注意事项 针刺四缝穴须注意避开小静脉，以防出血。刺后 2 小时内，两手避免接触水或其他液体；刺后 24 小时内，两手避免接触污物，避免感染。治疗期间，患儿饮食不宜太甜或太咸，以免影响疗效。

（三）三棱针疗法

1. 适应证 三棱针疗法常用于高热、急性扁桃体炎、咳喘、疖肿、麦粒肿、荨麻疹等病证。

2. 操作方法 速刺，即点刺。医者以左手夹持或扶持固定治疗部位，右手持针正对所刺穴位，迅速刺入皮肤 0.1 ~ 0.2cm 深，并迅即退出。此时血液或组织液自动从针孔溢出，若未溢出者，可在刺点周围轻轻挤压，以使血液流出。

还有挑刺、丛刺、围刺的操作方法，因其痛感较重，儿科一般不使用。

3. 疗法特点 本法具有开窍、醒脑、散热、消瘀、活血之功，其操作简便，见效迅速。点刺放血刺激了神经、血管，再通过两者的调节而发挥作用，但其中根本的机理还有待深入探索。

4. 注意事项　三棱针刺激较强，给小儿施针，针具不宜太粗，多用毫针代之。点刺必须浅而快，勿刺伤动脉，出血不宜过多，一般不超过 2 ~ 3 滴。体虚气弱以及凝血机制不良的患儿不宜使用。针前应严格无菌操作，以防感染。若发生晕针反应，按晕针相应方法处理。

（四）灸法

1. 适应证　艾灸疗法在儿科常用于寒性腹痛、寒性腹泻、风寒咳嗽或痰湿咳嗽、预防哮喘复发及反复呼吸道感染等病证。艾灸分温和灸、回旋灸、雀啄灸 3 种，前两种灸法多用于灸治慢性病，雀啄灸多用于灸治急性病。

2. 操作方法

（1）温和灸：将艾条一端点燃，对准施灸部位，距离 3cm 左右进行熏灸，使所灸部位有温热感而无灼痛感。每穴每次灸 3 ~ 5 分钟，至皮肤红晕为度。必要时施灸时间可延长至 10 ~ 20 分钟。

（2）回旋灸：艾条灸至局部有温热感后，在穴位上前后左右均匀地旋转施灸。

（3）雀啄灸：施灸时，艾条点燃的一端与施灸部位的皮肤并不固定在一定距离，而是像麻雀啄食一样，一上一下地施灸。

3. 疗法特点　艾灸疗法具有温经散寒、回阳固脱、活血逐痹、消结散瘀的作用，可用于治疗疾病、防病保健。诸多实验证明，艾条不仅对局部肌肤产生温热效应，而且能提高细胞免疫功能，对体液免疫有双向调节作用。

4. 注意事项

（1）施灸治病，除掌握辨证施治的原则外，还需注意避免烫伤。小儿皮肤娇嫩，又不易配合，故不宜使用艾柱灸和温针灸。用艾条灸时，施灸者须将食指、中指分开置于施灸部位的两侧，通过医者手指的感觉来测知患儿局部受热的程度，以便及时调节施灸的距离。施灸后，局部皮肤出现微红灼热，属正常现象，无需处理。如因施灸过量，局部出现小水疱，只要不擦破，可任其吸收；若水疱较大，可用消毒毫针刺破水疱，放出水液，再涂以消炎药膏，并以消毒纱布保护。

（2）施灸的顺序，一般按先上部，后下部；先背部，后胸腹；先头身，后四肢；先阳经，后阴经的原则，但特殊情况也可灵活掌握。颜面部、阴部和有大血管的部位，不宜直接灸。四肢末端皮薄而多筋骨处不可多灸。

三、拔罐疗法

1. 适应证　拔罐疗法常用于小儿肺炎喘嗽、哮喘、泄泻、遗尿、背痛等病证，儿科常用闪罐法、留罐法。

2. 操作方法　儿科拔罐疗法常用口径 4 ~ 5cm 的竹罐或玻璃罐，临床操作时，先在局部涂上凡士林，然后将酒精棉球点燃，置杯内数秒钟，取出后迅速将罐紧罩在选定的皮肤上，由于负压，皮肤被吸入罐内而高起；根据病情需要，留罐 5 ~ 10 分钟即可取去。取罐时以食指按压罐边皮肤，同时将罐向另一侧倾斜，使空气进入罐内，罐子即自行脱落。闪罐法，即火罐吸住皮肤后随即取下，再吸、再取，反复至皮肤潮红为止。

3. 疗法特点　拔罐法可以促进气血流畅、营卫运行，具有祛风、散寒、止痛的功效。

4. 注意事项

（1）若是高热抽风、水肿、出血、严重消瘦、皮肤过敏、皮肤感染者，以及肌肉瘦削或骨骼凹凸不平或毛发多的部位，均不宜采用此法。

（2）拔罐后一般局部皮肤会呈现红晕或发绀色血斑，此为正常现象，可自行消退。如局部淤血严重者，不宜在原位置再拔。由于留罐时间过长而引起的水疱，小的不需处理，但要防止擦破，避免引起感染；大的可用针刺破，放出疱内液体，涂以甲紫药水，覆盖消毒敷料，防止感染。

四、刮痧疗法

1. 适应证 刮痧疗法，常用于中暑、急性胃肠炎、感冒、湿温、外感高热、惊风等病证。如中暑刮脊柱两旁、颈部、胸肋间隙、肩背、肘窝、腘窝等处。

2. 操作方法 患儿取俯伏位（俯坐于椅背上，暴露后项及背部），暴露刮痧部位。用热毛巾擦洗皮肤，术者持刮具（牛角板、铜钱、瓷匙、纽扣、苎麻等，小儿常用八棱麻、棉纱线等软质工具）在温开水或植物油中蘸湿，先在患儿颈后正中凹陷处刮抹，刮出一道长形紫黑痧点，然后让患儿俯卧，在脊柱正中（瘦弱者取两旁）刮一道，再于肩胛下左右及后背肋间隙处各刮一道，均以刮出紫黑色痧点为止。如患儿头痛或咽痛，则取仰坐位，在咽喉两旁各刮 1 ~ 2 道；如头晕眼花，胸闷腹胀，心中烦热，则取仰卧位，在胸前两侧第 3 ~ 5 肋间隙处各刮 1 ~ 2 道；如手足厥冷，小腿转筋，可加两肘窝、两腘窝、足跟肌腱处等部位。若用间接刮法，则在刮痧部位放一块大小适宜的薄布或手绢，刮具隔布刮治，每刮 10 次，掀布检查 1 次，如皮肤出现带状痧点，则移动位置。

3. 疗法特点 刮痧疗法有祛暑清热、解毒泄浊、醒脑开窍、舒畅气血、运脾和胃、行气止痛等功效。现代研究认为，刮痧疗法刺激了神经末梢，具有疏导和调节神经的作用，可以促进体表血液循环和新陈代谢。

4. 注意事项 小儿皮肤薄嫩，刮具常用八棱麻、棉纱线等软质工具。使用硬质刮具时，施力要适当，以见到痧点为度。如刮时患儿呼痛难忍，年幼而不能配合者，或有出血倾向者，均不用此法。

五、耳穴压豆疗法

1. 适应证 本疗法几乎适用于儿科所有病症，特别是对夜啼、抽动症、呃逆、呕吐疾病等疗效较好。

2. 操作方法

（1）材料准备：选取生王不留行籽、生白芥籽、生莱菔籽或六神丸等颗粒状药物装瓶备用。将胶布剪成 0.5cm×0.5cm 的小方块。

（2）施术方法：辨证选择 1～2 组耳穴，进行耳穴探查，找出阳性反应点，并结合病情，确定主、辅穴位。以酒精棉球轻轻擦拭消毒，左手手指托持耳郭，右手用镊子夹取割好的方块胶布，中心粘上准备好的药豆，对准穴位紧紧贴压其上，并轻轻揉按 1～2 分钟。每次以贴压 5～7 穴为宜，每日按压 3～5 次，隔 1～3 天换 1 次，两组穴位交替贴压。两耳交替或同时贴用。

3. 疗法特点　耳穴压豆疗法，是用胶布将药豆准确地粘贴于耳穴处，给予适度的揉、按、捏、压，使其产生酸、麻、胀、痛等刺激感应，以达到治疗疾病的目的。其作用机制主要是通过刺激，经过穴位经络等的传导而发挥治疗作用。本法能较长时间的对穴位进行刺激，也可及时调整，故在一定程度上能弥补耳针、药物疗法上的不足。

4. 注意事项

（1）贴压耳穴应注意防水，以免脱落；夏天易出汗，贴压穴位不宜过多，时间不宜过长，以防胶布潮湿或皮肤感染；如对胶布过敏者，可改用粘合纸代之。

（2）耳郭皮肤有炎症或冻伤者不宜用此法；对过度饥饿、疲劳、精神高度紧张的患儿，按压宜轻；急性疼痛者手法不宜采用强刺激。

六、穴位注射疗法

1. 适应证　本疗法适应于治疗全身各部位软组织及关节扭伤、挫伤，也可用于小儿遗尿、肠炎、抽动症、多动症、脑瘫等疾病。

2. 操作方法

（1）局部皮肤常规消毒后，用无痛快速进针法。进针后缓慢提插至有针感（酸、胀、麻等特殊反应）后，抽吸针筒，如无回血即可注入药物。

（2）注射时应注意速度，一般以中速为宜，如是慢性病、体弱者，应该轻刺激缓缓注入；急性病、体强者，强刺激快速注入。

（3）一般可根据治疗需要，循经络分布走行寻找阳性反应明显的背俞穴、募穴为治疗点。常规为 1 ～ 2 个穴位，最多不超过 4 个穴位。根据注入部位与穴位的不同，一次注入药液的量亦不同。中药注射液的常规用量为 0.5 ～ 1mL，头面耳穴等处一般为 0.1 ～ 0.5mL，四肢及腰部肌肉丰厚处为 1 ～ 1.5mL。可根据病情和药物浓度调整刺激的强弱，或酌情增减。

（4）5 ～ 50mL 注射器各一副，针头 5 号、6 号、7 号，穿刺针头 7 号各准备 2 个，敷料 2 块，消毒后留用。

（5）按照穴位及部位的解剖特点，决定针刺角度及注射深浅，有时一个穴位注射时可从多种角度刺入，灵活运用。

（6）每一疗程为 10 次，根据注射量的多少和反应情况，一般隔 3 日注射 1 次，每一疗程完毕后休息 1 周，再继续第二疗程，并适当轮换穴位。

3. 疗法特点 穴位注射疗法，是将药物注入穴位、压痛点及反应点而产生效应的一种治疗方法。它源于中医学针刺疗法，是在针刺疗法和现代医学封闭疗法相结合的基础上发展起来的一种新疗法。它以中医基本理论为指导，结合现代医学的药物药理作用和注射方法，通过针刺的机械刺激和药物的药理作用，激发经络穴位以调整和改善机体机能与病变组织的病理状态，使体内的气血通畅，药物对穴位的作用亦可通过神经系统和神经体液系统作用于机体，激发人体的抗病能力，产生出更大效应。穴位注射疗法用小剂量的药物，即可取得和大剂量肌肉注射同样的效果，不仅能提高疗效，而且可以减少用药量。由于用药量减少，药物的毒副作用也降低。由于本法兼具穴位刺激和药物双重作用，既弥补了外用药物不易渗透穴内之不足，又可增强、延长刺激效应，因而增加疗效。且穴位注射以后，患者即可随意活动，较之针刺留针法缩短了治疗时间。

4. 注意事项

（1）应准确选定所需穴位和压痛点及阳性反应点，以免影响效果；局部应常规消毒；严格无菌操作，防止感染。

（2）使用穴位注射时，应该向患儿及家长说明本疗法的特点和注射后的正常反应。如注射局部出现酸胀感，或 4～8 小时内局部会有轻度不适，少数患儿不适感可持续较长时间，但是一般不超过 1 天。

（3）对一些可能产生过敏反应的药物应做过敏试验，阴性者方可应用。注射时针刺在得气后应稍退针，回抽无血后再注射药液，严禁针刺、注射药物至关节腔内，严禁药物注入血管内。

（4）饭后及剧烈运动后不可立即行穴位注射，以免引起休克。不宜在表皮破损区穴道上针刺、注射，以免引起深部感染。凡禁针部位及腧穴，严禁采用本疗法。

七、日光疗法

1. 适应证　日光疗法常用于维生素 D 缺乏性佝偻病、疳病、贫血、痹病、肥胖症等病证。如维生素 D 缺乏性佝偻病可每次照射 30 分钟，1 日 2 次，配合药物治疗。

2. 操作方法　选择阳光充足、空气新鲜的室外绿化、近水地区，让小儿多暴露皮肤，接受阳光照射。照射的时间依患儿年龄、阳光强度、疾病种类等确定。年幼者时间短，年龄大者时间延长，婴儿可仅在室外荫凉处获得折射的阳光，年长儿可达每日 1 小时以上。夏季照射时间宜短，或在早晨、傍晚阳光较弱时进行，冬季则在中午前后进行。照射时间应逐步加长，可从每次 2～10 分钟开始，至年长儿增加到每次 30 分钟。光线强时头部可戴遮阳帽，戴有色眼镜护眼。

3. 疗法特点　日光疗法有温经活血、强筋壮骨、调和阴阳等功效。现代研究表明，日光中含可见光和不可见光。可见光能兴奋大脑皮层，使心率加快，血液循环加速，新陈代谢旺盛，促进激素分泌，增强免疫力，提高应激能力；不可见光中的红外线能对人体产生温热刺激，使体表及深层组织的血管扩张，循环加速，新陈代谢旺盛，细胞氧化过程加快，还能增加网状内皮细胞的吞噬能力；不可见光中的紫外线能使皮肤表层的 7- 脱氢胆固醇转化为维生素 D_3，有效地预防和治疗维生素 D 缺乏性佝偻病。同时，紫外线还有较强的杀菌能力。

4. 注意事项　日光疗法不宜在空腹或刚进餐时进行，照射时易出汗的小儿在照射前先适当饮水，出汗多时暂停照射。冬季照射防受寒，夏季照射防中暑。照射时若出现头昏、恶心呕吐、心悸、烦恼等反应，应暂停照射。照射时皮肤赤红、疼痛，表明照射过量，要停止治疗。

（叶进、边逊）

下 篇 各 论

第三章　肺系疾病

第一节 感 冒

　　感冒是以头痛、鼻塞、流涕、喷嚏、恶风寒、发热、脉浮等为主要临床表现的病证。全年均可发病，而以气候骤变及冬、春季节多发。本病西医学称为急性上呼吸道感染。各种病毒和细菌均可引起上呼吸道感染，但90%以上由病毒感染引起，主要有鼻病毒、呼吸道合胞病毒、流感病毒、副流感病毒、腺病毒、冠状病毒等，也可继发细菌感染，最常见的为溶血性链球菌，其次为肺炎链球菌、流感嗜血杆菌等，肺炎支原体不仅可以引起肺炎，也可以引起上呼吸道感染。病毒感染时外周血白细胞计数正常或偏低，中性粒细胞减少，淋巴细胞相对增高。细菌感染时白细胞计数升高。C-反应蛋白（CRP）和降钙素原（PCT）有助于鉴别细菌感染。

　　本病只要治疗得当，大多预后良好；部分小儿因脏腑娇嫩，脾常不足，神气怯弱，感邪之后易出现夹痰、夹滞、夹惊的兼证；极少数病例因炎症发展，顺着呼吸道进而扩展至全身其他器官，形成中耳炎、鼻窦炎、咽后壁脓肿、扁桃体周围脓肿、支气管炎及肺炎，甚至引起病毒性脑炎、病毒性脑膜炎、病毒性心肌炎；患A组β溶血性链球菌咽峡炎的年长儿或可引起风湿热、风湿性关节炎、急性肾小球肾炎。

　　中医认为小儿感冒多为风邪侵袭人体所引起，风邪夹时令之邪由人体的皮毛、口鼻而入，客于肺卫，致表卫调节失司，卫阳受遏，肺气失宣而致感冒。感冒的病变部位主要在肺，可累及肝脾。病机关键为肺卫失宣。

　　治疗以疏风解表为基本原则。风寒感冒治以辛温解表，风热感冒治以辛凉解表，暑热感冒治以清暑解表，时疫感冒治以清热解毒。治疗兼证，在解表的基础上，分别佐以化痰、消导、镇惊之法。小儿感冒可内服药配合外治疗法，感冒初起和轻证者可单独使用外治疗法。外治法中包括中药洗浴、中药灌肠、中药穴位贴敷、推拿疗法、刮痧疗法、针灸疗法、拔罐疗法、熏香疗法等。各种外治疗法可单用，也可选择多种疗法综合使用。

一、中药洗浴

中药洗浴，包括全身洗浴、局部洗浴和擦洗法三种。

1. 适应证 风寒、风热、暑热感冒。年龄在 0 ~ 12 岁之间；腋温在 37.5℃以上且 ≤ 40℃；

病程在 48 小时以内。

2. 操作方法 （选自南京市中西医结合医院儿科协定方）

（1）辨证选方：由于小儿外感发热"寒少热多"，且"寒热夹杂"，因此即使为风寒证，其组方配伍应以辛温佐以辛凉清透、疏风清热药，使"腠理开，表邪散，热自退"；风热证选药也需要辛温、辛凉并用，表里双解，使表邪得解，里热得清，外感发热自愈。

①荆芥 10g，防风 10g，羌活 10g，苏叶 15g，前胡 10g，桔梗 10g，白芷 10g，桂枝 5g，辛夷花 10g，姜半夏 5g。用于风寒感冒。

②金银花 15g，连翘 10g，大青叶 15g，薄荷 10g（后下），桔梗 10g，荆芥 10g，黄芩 10g，芦根 10g，春柴胡（醋）10g，蒲公英 15g。用于风热感冒。

③香薷 10g，厚朴 5g，白扁豆 10g，金银花 15g，连翘 10g，黄连 5g，淡豆豉 10g，藿香 10g，六一散（包）15g，竹茹 10g，葛根 10g。用于暑热感冒。

（2）使用方法

①全身洗浴，即用药液浸泡患儿头部以下的身体进行的洗浴。此方法多适用于 <3 岁的婴幼儿。

洗浴前准备：调节室温 24 ~ 28℃，药浴水温保持在 38 ~ 41℃；准备好干净的浴巾、衣物等；患儿排便后，脱去衣物进行洗浴。

浴后护理：浴后保暖，避风，喂温开水，及时更换汗湿的衣服；让患儿安静入睡。

具体操作：先擦后洗：用毛巾蘸浸药液，首先稍用力擦洗太阳、曲池、大椎、颈部、腋下、腹股沟等穴位及大血管走向处，以局部皮肤发红为宜。待水温适宜，将患儿置浴盆中沐浴全身。把握时间：每次浸浴 5 ～ 10 分钟，每天 1 ～ 2 次。观察患儿情况：以微微出汗即可，切忌大汗淋漓，以免虚脱；如果洗浴后，30 分钟内小儿微微汗出，体温开始慢慢下降，则说明有效。（图 3-1）

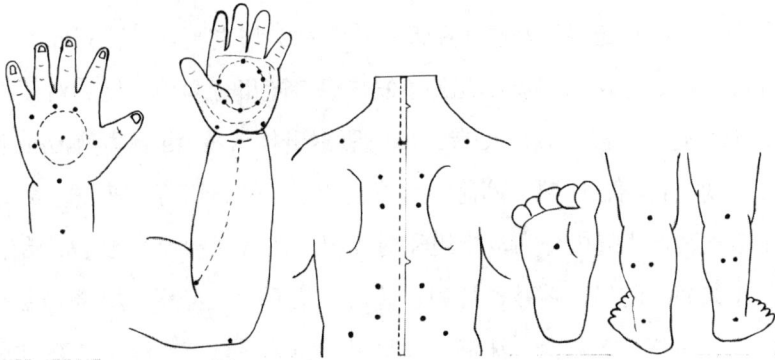

图 3-1 小儿各部位穴位示意图

②局部洗浴：又叫浸足法。将药液放入开水中，待水温达到 37℃ 左右，双足浸入水中，以药液漫过足踝抵达小腿为宜，操作者同时轻轻揉搓足底涌泉穴，逐渐添加热水并保持水温在 37 ～ 41℃，浸足时间 10 ～ 30 分钟，使患者头颈部微微出汗即可。每日 1 ～ 3 次。

③擦拭法：将毛巾蘸取热药液，稍用力擦拭太阳、曲池、大椎、颈部、腋下、腹股沟等穴位及大血管走向处，以局部皮肤发红为宜。每日可 1 次或数次。

3. 疗法特点 中药洗浴法是指利用中药的药液洗浴人体外表的一种疗法，是借助浴水温热之力与药物散发之力，使全身腠理舒通，毛窍开放，起到经络调和、气血调畅，汗出热解的功效。洗浴时湿润的热气，导致皮肤微血管的扩张，促进血液循环，加速皮肤对药物的吸收；温热又可刺激单核巨噬细胞的吞噬功能，加速病菌的消灭，促进新陈代谢。

4. 注意事项 有高热惊厥发作患儿，超高热（腋下体温≥41℃）患儿，合并有心、肝、肾和造血系统等严重原发疾病者，洗浴部分皮肤有脓疱疮、湿疹及皮肤溃烂者，禁用或慎用中药洗浴方法。空腹或过饱者禁用。洗浴后注意保暖。

5. 临床应用

该方法为南京市中西医结合医院儿科协定方，辨证选取诸药煎取药液200mL，加入浴液中使用。年龄小的患儿药浴效果好，春夏季气温高时药浴的效果较秋冬季好。小儿药浴最好选择在饭后0.5～2小时为佳。

侯江红等将336例风热型小儿外感发热患者随机分为药浴组和对照组。对照组予炎琥宁静滴（体温≥38.5℃者，可口服泰诺林），药浴组同前治疗基础上加用中药（柴胡、青蒿、连翘、薄荷、荆芥、炒牛蒡子、川芎）药浴。吴海燕等将136例外感发热患儿随机分为治疗组和对照组，在常规治疗基础上，治疗组予自拟清热汤（柴胡、防风、黄芩、蝉蜕、薄荷、紫苏叶、青蒿、川芎、金银花、连翘、大青叶、荆芥、板蓝根）沐浴，对照组予美林混悬液或混悬滴剂口服。贡金娟等将100例上呼吸道感染患儿随机分为观察组和对照组，对照组应用常规抗感染治疗，观察组在此基础上加用中药（青蒿、香薷、柴胡、荆芥）药浴。

上述研究结果均表明药浴组退热率高于对照组，解热时间短于对照组。结论：中药药浴治疗小儿上呼吸道感染有效，可缩短退热时间，进而缩短病程。

二、中药直肠给药（中药灌肠、直肠滴入、直肠注入）

1. 适应证 风热、时疫感冒。年龄≥0.5岁；病程在48小时以内。

2. 操作方法

（1）辨证选方：①金银花6g，连翘10g，大青叶10g，薄荷6g（后下），桔梗6g，荆芥6g，淡豆豉10g，黄芩6g，栀子6g，芦根10g，春柴胡（醋）10g，蒲公英15g，贯众10g，牛蒡子10g，苍耳子6g。用于风热感冒。②石膏30g

（先煎），水牛角10g，白茅根20g，胆南星6g，钩藤10g（后下），地骨皮10g，芦根20g，蝉蜕10g。用于时疫感冒。选取上述诸药二煎，取药液200mL待用。（引自南京市中西医结合医院儿科协定方）

（2）使用方法：患儿取侧卧位，采用一次性注射器（50mL），拔去针头，连接一次性使用肛管，前端涂抹石蜡油或其他润滑油，缓缓插入肛门5～10cm，将药液缓慢推入直肠内，操作者左手捏住患儿肛周皮肤，以防药液流出；患儿侧卧休息10～30分钟即可。（图3-2）

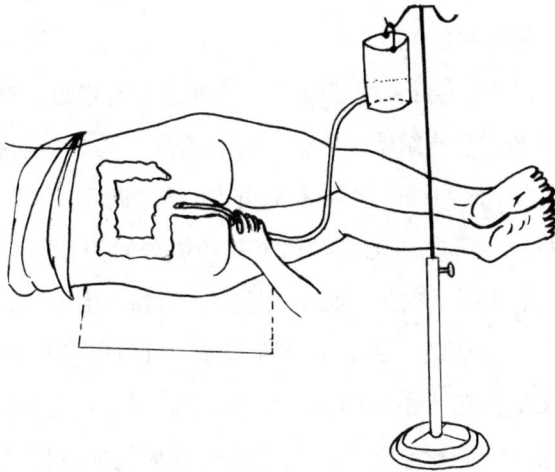

图 3-2　保留灌肠示意图

（3）用量与疗程：0.5～2岁，每次10～30mL；2～5岁，每次30～50mL；5～12岁，每次50～100mL。每日2次，3天为1个疗程。

3. 疗法特点　中医直肠给药属于中医治疗中的导法，始见于医圣张仲景《伤寒论》。根据中医"肺与大肠相表里""上病下取"理论，采用直肠给药，达到通导大便、荡涤积滞、通腑泄热，而收到釜底抽薪、引热下行之效。小儿外感发热病位主要在肺卫，通过灌肠，起到通泄肺热的作用，同时小儿外感发热大多合并饮食停滞，内有实热的病机，灌肠起到通便泻热、釜底抽薪的作用。此法对高热病人，尤其伴夹滞便秘者有良好的疗效。

4. 注意事项　凡肛门或结肠、直肠术后，严重腹泻，肛门疾病，消化道出血，急腹症，疑有肠坏死、肠穿孔及有严重并发症（心、肝、肾衰竭）等，禁用此方法。

5. 临床应用

对于外感发热合并饮食停滞，内有实热者灌肠疗法是不错的选择。临床上常见小儿持续高热不退，饮水量或少，或根本拒饮，即使有静脉输液补充水分，小便量基本正常，但食欲下降，大便秘结，这时采用灌肠疗法，可以起到通导大便、通泄肺热的一箭双雕之作用。

叶明怡等将62例风热犯表型感冒患儿随机分为治疗组、对照组，治疗组予钩蝉承气汤保留灌肠，对照组予生理盐水保留灌肠。结果：灌肠后24小时内治疗组体温下降程度大于对照组，体温复常时间短于对照组。

张应晓将130例上呼吸道感染发热患儿随机分为治疗组、对照组，常规抗感染治疗基础上，治疗组予中药（柴胡、麻黄、荆芥、生姜、石膏、金银花、连翘、板蓝根、大青叶、桔梗、甘草）保留灌肠，对照组予复方氨酚那敏颗粒口服。结果：两组在给药后4小时内体温均有下降，但对照组体温下降后有所回升。结论：中药保留灌肠对小儿上呼吸道感染发热的解热作用明显，且效果平稳、持久。

杨芝贵等用感热清组方（生石膏、柴胡、桑叶、冬瓜、金银花、菊花、连翘、杏仁、大青叶、桔梗、甘草）保留灌肠治疗急性上呼吸道感染发热患儿195例。结果：痊愈112例，有效75例，无效8例，总有效率95.90%。结论：感热清组方保留灌肠治疗小儿急性上呼吸道感染发热疗效显著。

李慧琴将表热里实证感冒患儿66例随机分为治疗组和对照组，治疗组予加味大柴胡汤保留灌肠，对照组予小儿豉翘清热颗粒口服。结果：退热起效时间及退热时间治疗组短于对照组。结论：加味大柴胡汤保留灌肠治疗小儿感冒表热里实证疗效确切、退热效果良好。

三、中药穴位贴敷

1. 适应证 风寒、风热、暑热感冒。

2. 操作方法

（1）常用穴位：大椎、肺俞、风池、神阙、涌泉等。

（2）辨证用药：①风寒感冒：荆芥、防风、羌活、生姜、柴胡、薄荷、前胡、桔梗、甘草。②风热感冒：金银花、连翘、大青叶、薄荷、桔梗、牛蒡子、荆芥穗、豆豉。③暑湿感冒：香薷、金银花、连翘、厚朴、扁豆、藿香、大青叶。（均引自《中医儿科学》，高等教育出版社，2008）上述诸药等份研磨成末120目待用，用时调和。也可使用市面常见如小儿退热贴贴敷于额头，有退热及缓解疼痛的疗效。

（3）方法：使用时取上药10g，用调和剂调和成泥膏状，贴敷于体表穴位。每次取穴1～2穴，1日1～2次，3天1个疗程，一般2～3个疗程。

3. 疗法特点 穴位贴敷疗法作用温和且持续时间长，它是以中医脏腑经络理论为依据，将药物贴敷于特定腧穴，使药物经腧穴渗透进入人体，由经络血脉透达全身。经络是一个多层次、多功能、多形态的复杂调控系统，而采用特定药物进行穴位贴敷，可以影响经络的生理功能，这种影响可循经感传，并且在感传过程中相互激发、相互协同，作用迭加放大，从而通过经络的特殊调控作用达到防治疾病的作用。如：大椎穴为"诸阳之会"，主一身之表，具有通阳、解表、退热、祛邪的作用；而神阙穴则有"药物由脐而入无异于入口中"。因此，这种搭配可以起到激发经气，鼓舞正气，调整阴阳的作用。

4. 注意事项

（1）贴敷前要使用干净毛巾或纸巾擦干皮肤，局部皮肤没有汗渍。

（2）小儿皮肤娇嫩，不宜贴敷时间过长，每次以2～4小时为宜，个别小儿皮肤非常敏感，时间也可适当缩短。有严重湿疹者要慎用此法，贴敷部位皮肤有皮疹、破损、溃疡等，忌用此法。

5. 临床应用 贴敷神阙穴就是所说的脐疗方法，因脐窝自然内陷形成了一个封闭洞穴，故有利于药物渗入和传导。南京市中西医结合医院儿科运用此法治疗上千例感冒小儿，除个别小儿脐部出现皮疹外，均未发生任何不良反应，取得一定疗效，婴幼儿的效果尤为明显。

许倩等将外感发热患儿 62 例随机分为治疗组和对照组，对照组予常规抗感染、清热解毒治疗，治疗组在此基础上加用柴胡贴敷神阙。结果提示：柴胡贴敷神阙治疗小儿外感发热有效，可缓解症状、缩短病程。

于世姝将风热犯表型外感发热患儿 60 例随机分为治疗组和对照组，治疗组予原氏清降膏（山栀子、吴茱萸、石膏等）贴敷加银翘散口服，对照组仅予银翘散口服。结果显示：清降膏辅助治疗小儿外感发热（风热犯表型）疗效确切，可显著改善症状、缩短病程。

田志伟将 320 例风寒束表、胃肠积热型外感发热患儿随机分为治疗组和对照组，治疗组予高氏小儿退热贴 I 号（赤小豆、细辛、白芷、川椒、羌活、川芎等）、II 号（山栀子等）分别贴敷大椎穴、神阙穴，对照组予静滴"病毒唑"。结果显示：退热贴穴位贴敷治疗小儿外感发热（风寒束表、胃肠积热型）疗效确切，能显著改善症状，退热效果稳定、持久。

四、推拿疗法

1. 适应证 风寒、风热、暑邪感冒。6 岁以下，特别是 3 岁以下儿童。

2. 操作方法

（1）患儿取卧位，如小儿抗拒不配合，也可家长抱住小儿，取坐位；在选取的穴位上涂抹润肤剂进行推拿。小儿推拿时大部分穴位在手臂，为医者操作方便，推时取小儿左手为宜，如患儿左手不适宜也可用右手。推拿结束后可用毛巾擦皮肤，使之干净无汗。

（2）常用穴位：小天心、一窝风、二扇门、板门、肺经、肾经、大肠经、合谷、曲池、天河水、六腑、小横纹（掌小横纹）。（引自《小儿推拿学》，高等教育出版社，第2版，2016）。（图3-3）

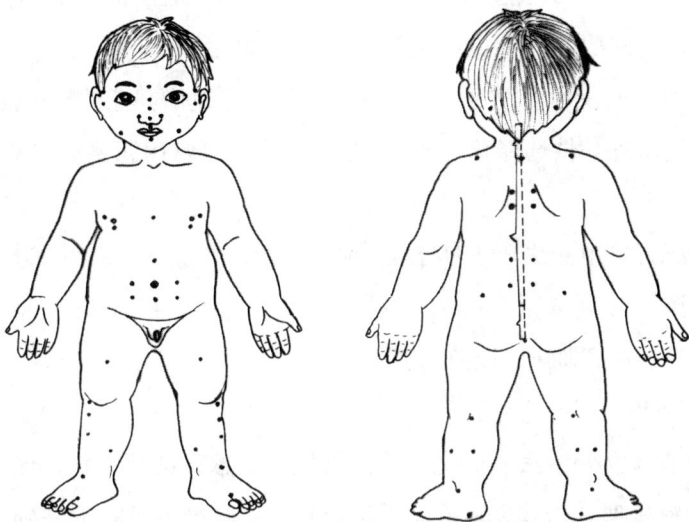

图3-3 小儿各部位穴位示意图

（3）方法：头面四大手法（开天门、推坎宫、运太阳、揉耳背高骨）、改良黄蜂出洞法（掐心经、内劳宫各9次，捣小天心30～40秒，掐总筋3次后分推手阴阳，并就势按阳池与阴池）、清肺经、推三关、掐揉二扇门、拿风池、拿肩井。

（4）时间与疗程：每次推拿时间为婴幼儿15～20分钟，年长儿20～30分钟或根据病情而增减时间。推拿可每日1次，重者也可每日2～3次。

3. 疗法特点 推拿治病的原理是以经络学说为指导的，通过推拿达到扶正祛邪、平衡阴阳、调和脏腑、疏通经络的作用。目前小儿推拿流派较多，其共同的特点是都认同小儿"稚阴稚阳""纯阳之体"，在取穴上力求精简，大部分在手部。治疗外感疾病的常用手法：开天门、推坎宫、运太阳、提捏大椎、推三关、退六腑、捏脊、拿肩井；清热类手法：清天河水、水底捞明月、提捏大椎；常用单式手法：推、拿、按、揉、捣、分合、运、掐等。

4. 注意事项

（1）部分推拿手法可能引起小儿疼痛不适，所以医生要在推拿前与家长充分沟通，取得同意并配合，如果小儿抗拒明显，勿勉强操作。

（2）推拿时要使用润滑剂，一是保护皮肤，二是增强疗效。可使用滑石粉、麻油等，也可根据病情选择润滑剂，传统上风寒感冒常用葱姜水，风热感冒常用薄荷水。

（3）治感冒多用汗法。汗为心液，血汗同源，故发汗宜中病即止，并适当饮水，以滋汗源。

（4）推后要注意避风，以免复感。

5. 临床应用

推拿为非药物外治法，通过手法使得机体放松，缓解疼痛，促进发汗。其进一步的治疗机理并未发现。临床上治疗感冒多在药物治疗的基础上配合使用推拿。

沈秀凤将160例感冒患儿随机分为治疗组、对照组，治疗组经辨证后予相应中药汤剂口服并配合手法推拿治疗：①风寒感冒：银翘散加减，开天门、推坎宫、揉太阳、推三关、掐揉二扇门、揉一窝风、揉风池、揉外劳宫等。②风热感冒：荆防败毒散加减，开天门、推坎宫、揉太阳、推天柱骨、清肺、清天河水、退六腑、推大椎等。③暑邪感冒：基础治疗新加香薷饮或藿香正气散加减，治疗组加开天门、推坎宫、揉太阳、揉板门、退六腑、推大椎等，对照组加利巴韦林常规口服治疗。结果：总有效率治疗组高于对照组，差异具有显著性（$P<0.05$）。结论：中药配合推拿治疗小儿感冒可提高临床疗效。

五、针法

1. 适应证 风寒、风热、暑热感冒。

2. 操作方法

①高热患儿，可选大椎、合谷、曲池；高热惊厥发作时，可针刺人中、合谷。②风寒感冒，取曲池、尺泽、合谷、足三里。头痛者，加印堂；呕吐者，加内关、中脘。③风热感冒，取大椎、曲池、外关、合谷。头痛，加太阳；热盛者，加肺俞、风门疏风清热；咳重者，加中府、肺俞宣肺止咳；咽痛重者，加少商、商阳清热利咽。④暑热感冒，取曲池、尺泽、合谷、足三里、中脘、天枢。若恶心呕吐、舌苔腻，加中脘、内关，清化湿热，除湿宽胸；泄泻者，加天枢、支沟清肠化湿。⑤虚证者，选用曲池、尺泽、合谷、足三里、肺俞、脾俞、肾俞、关元、气海、中脘。若恶风鼻塞，加风池、风门以祛风散寒。

3. 疗法特点 《针灸甲乙经》载大椎穴为"三阳、督脉之会"，故本穴可通行督脉，为调整全身机能之要穴，解一切表证。大椎，对于风寒外袭、表阳闭郁的风寒感冒，具有宣阳解表之效；大椎又居背部高巅之处，具散风清热之功，对于风热之邪蒸发肌表的风热感冒，具有退热解表的作用。针刺疗法治疗小儿感冒，通过针刺大椎、合谷、曲池等穴，刺激特异性免疫和非特异性免疫，从而解除发热的外致热源，激发并振奋全身之阳气，增强机体抗病能力而祛邪外出。

4. 注意事项 针刺选用毫针，大多选择点刺，不留针，特别是婴幼儿。

5. 临床应用

高热惊厥患儿选用针刺疗法可以快速止惊，这在紧急情况下有明显优势。此外针刺在缓解头痛、鼻塞等感冒症状方面也有良好的疗效。

谢强等将160例风寒感冒患儿随机分为试验组和对照组，试验组予"升阳祛霾"针灸法（针刺迎香、风池、印堂、百会、合谷，热敏灸百会、印堂），对照组予泰诺酚麻美敏片口服。结果：治疗5天后，试验组疗效优于对照组。结论："升阳祛霾"针灸法治疗小儿风寒感冒疗效确切。

六、灸法

1. 适应证 风寒感冒者。

2. 操作方法 取大椎、风门、肺俞。

（1）温和灸：将艾条一端点燃，对准施灸部位，距离3cm左右进行熏灸，使所灸部位有温热感而无灼痛感。每穴每次灸3～5分钟，至皮肤红晕为度。必要时施灸时间可延长至10分钟。

（2）回旋灸：艾条灸至局部有温热感后，在穴位上前后左右均匀地旋转施灸。

3. 疗法特点 艾灸疗法具有温经散寒、提高机体免疫力的作用，促进机体抗病能力而祛邪外出。

4. 注意事项

（1）施灸时注意避免烫伤。小儿皮肤娇嫩，故不宜使用艾柱灸和温针灸；用艾条灸时，施灸者须将食指、中指分开置于施灸部位的两侧，通过医者手指的感觉来测知患儿局部受热的程度，以便及时调节施灸的距离。施灸后，局部皮肤出现微红灼热，属正常现象，无需处理。如因施灸过量，局部出现小水泡，只要不擦破，可任其吸收。若水泡较大，可用消毒毫针刺破水泡，放出水液，再涂以消炎药膏，并以消毒纱布保护。

（2）施灸一般按先上部、后下部的顺序。

七、刺血疗法

1. 适应证 感冒高热者，头痛、咽痛明显者。

2. 操作方法 多选用大椎、少商、商阳、耳尖等，穴位局部消毒后，使用三棱针快速针刺，流出暗紫色血液2～5滴，血液颜色逐渐变淡即可。里热盛者也可即刻在大椎穴上拔罐，手法要稳准轻快。

3. 疗法特点 该法具有泻热、消肿化瘀、止痛的作用，对于高热病人的快速退热有明显效果。

4. 注意事项 使用三棱针针刺时动作要迅速，不要过深过浅，要一针见血，以刺后血液流出即可。如果刺破皮肤后挤压伤口才有血滴，说明针刺过浅，这样疗效不佳。

八、刮痧疗法

1. 适应证 本方法适用于1岁以上小儿。

2. 操作方法

（1）方法：患儿取俯卧位或家长抱住患儿，暴露背部，对刮拭部位进行消毒，刮具用75%酒精消毒，在施术处涂抹石蜡油，治疗者以左手固定患儿，右手持刮痧板，与体表呈45°夹角，利用腕力自上而下、先左后右依次刮痧，刮拭1～3分钟，以局部皮肤发红、略有出痧为度，用干净毛巾或纸巾将刮痧部位擦拭干净。

（2）辨证取穴：①小儿外感发热：头面部取太阳、印堂、天门；背部取大椎、脊柱两旁膀胱经及颈部夹脊穴；上肢取三关、六腑、天河水。②小儿惊风：头面部取人中、印堂、百会；背部取大椎、身柱；上肢取曲池、合谷、神门；下肢取阳陵泉、丰隆、太冲、涌泉。体质强壮者可以选多个穴位，体弱者不宜选穴过多，一般2～5穴即可。

3. 疗法特点 该疗法可以缓解疼痛，提高抗氧化酶和白细胞水平，从而改善患儿感冒的不适症状，提高机体的抵抗力。

4. 注意事项

（1）治疗过程中患儿会有不同程度的出汗，一般以微汗为宜，忌大汗淋漓，以防小儿虚脱。

（2）高热病人一般体液消耗较多，在治疗过程中要给予患儿饮温开水以补充水分，以免患儿津液亏损，生热动风。

（3）刮痧治疗对小儿的皮肤刺激较强，治疗前要与家长充分沟通，如小儿强烈哭闹，抗拒明显，可中断治疗。

（4）刮痧时使用的力度不宜过强，不宜过分强调出痧，在手法、时间、力度上以小儿可耐受，局部皮肤发红、略有出痧为度。

5. 临床应用

感冒病人采用刮痧治疗在中国具有广泛的群众基础，老百姓接受程度较高；同时刮痧疗法对小儿风寒感冒，或小儿高热无汗者效果尤佳。

徐士象将 64 例外感发热患儿随机分为治疗组及对照组，治疗组予水牛角刮痧板刮双侧肩井穴，对照组采用推攒竹、推坎宫、揉太阳、清肺经及清天河水推拿治疗。结果：两组治疗后腋温评分均较治疗前下降，治疗后 1 小时、4 小时治疗组腋温评分均低于对照组，结论：肩井穴刮痧治疗小儿外感发热疗效确切、稳定。

冯晓纯等采用刮痧（部位：背腰部双侧夹脊穴、膀胱经双侧肺俞至三焦俞一线、三关、六腑、天河水）治疗外感发热患儿 64 例，总有效率 95.3%，显示刮痧治疗小儿外感发热疗效显著确切。

张美琴等将 150 例外感发热患儿随机分为治疗组和对照组，两组均予常规抗感染治疗，治疗组加颈背部刮痧，对照组加西药对症治疗。结果：治疗后 24 小时、48 小时、72 小时内体温复常者治疗组多于对照组，治疗后两组血白细胞计数（WBC）与 C 反应蛋白（CRP）均较治疗前显著下降（$P<0.05$），且治疗组WBC 与 CRP 恢复情况优于对照组（$P<0.05$）。结论：刮痧辅助治疗小儿外感发热可提高临床疗效。

九、拔罐疗法

1. 适应证 适用于各证型患儿，尤以风寒感冒为佳。

2. 操作方法

（1）患儿取俯卧位或家长抱住患儿，暴露穴位部位；局部消毒后，用止血钳夹住 95% 酒精棉球，点燃棉球后迅速插入竹罐或玻璃罐中使之空气膨胀并消耗其中的氧气，将罐吸附于穴位上，停留 3 ~ 5 分钟后取下；再次消毒拔罐处皮肤。

（2）常用穴位：太阳、大椎、天突、膻中、肺俞、风门、膈俞等，可留罐，亦可闪罐。每日 1 次，一般 3 ~ 5 次。

3. 疗法特点 拔罐是以罐为工具，利用燃火、抽气等方法产生负压，使之吸附于体表，造成局部瘀血，以达到通经活络、行气活血、祛风散寒等作用的疗法。

4. 注意事项 适用于较大儿童，或可以配合治疗的幼儿。小儿皮肤薄嫩，外感疾病病变部位较浅，选用罐不宜过大，燃火在罐中停留时间不宜过长，这样产生的负压不大，不易破损皮肤。

5. 临床应用

冯晓纯等取大椎、肺俞（双侧）、膈俞（双侧）、天突、膻中等穴，留罐治疗外感发热患儿 1 例，取得了良好的效果。

蒙春雪等取大椎、肺俞、脾俞留罐 2 分钟，治疗外感发热（中暑发热兼脾胃伏热）患儿，疗效显著。

王华兰等采用推拿加拔罐治疗外感发热患儿 36 例，用 3 号罐在大椎、肺俞、风门、脾俞、胃俞闪罐后，留罐 15 分钟，治愈 20 例，显效 8 例，无效 0 例，疗效显著。

十、熏香疗法

1. 适应证 各证型患儿，尤体虚、免疫力低下患儿。

2. 操作方法 选甘松、山奈各 20g，冰片 6g，石菖蒲、白芷、苍术各 10g，防风、藿香、川芎各 8g，砂仁、蔻仁各 10g，细辛 3g，辛夷花 6g，共研磨成末

60目，装入无纺布袋中封口，放入香囊内。佩戴于胸前或放置于枕边，一般可放置1～2个月，气味消散后可重新添制。（引自南京市中西医结合医院儿科协定方）

3. 疗法特点　借助药物的挥发，使患儿持续吸入药物达到治疗及预防的目的。

4. 注意事项

（1）因药物气味较重，特别敏感体质和小婴幼儿慎用。

（2）不可食用。

（3）此方法虽药力持续，但药效轻薄，如急性期单用此法治疗效果欠佳，需综合治疗。

参考文献

［1］侯江红，单海军，王晓燕，等.中药药浴对风热型小儿外感发热的退热疗效观察［J］.南京中医药大学学报，2012，21（8）：318-320.

［2］吴海燕，邓静修，覃涛，等.清热汤沐浴治疗小儿外感发热疗效观察［J］.湖北中医药大学学报，2012，14（4）：51-52.

［3］贡金娟，赵景霞，周振英，等.中药药浴辅助治疗小儿上呼吸道感染效果观察［J］.护理学杂志，2012，27（15）：19-20.

［4］叶明怡，孔卫乾，麦艳君.钩蝉承气汤保留灌肠治疗风热犯表型小儿急性上呼吸道感染临床研究［J］.新中医，2014，46（5）：131-133.

［5］张应晓.中药保留灌肠对小儿上呼吸道感染发热疗效研究［J］.河北中医药学报，2014，29（1）：26-28.

［6］杨芝贵.感热清组方保留灌肠治疗小儿急性上呼吸道感染发热195例［J］.河北中医，2013，35（9）：1320.

［7］李慧琴，王国杰.加味大柴胡汤保留灌肠治疗小儿感冒表热里实证的临床观察［D］.哈尔滨：黑龙江中医药大学，2013.

［8］许倩，李靖红.柴胡贴敷治疗小儿外感发热疗效观察［J］.甘肃医药，2014，33（3）：191-193.

［9］于世姝，原晓风.清降膏辅助治疗小儿外感发热（风热犯表型）的临床疗效研究［D］.长春：长春中医药大学，2012.

［10］田志伟，高树彬.退热贴穴位贴敷治疗小儿外感发热风寒束表、胃肠积热的临床研究［D］.福州：福建中医学院，2008.

［11］沈秀凤.中药配合推拿治疗小儿感冒80例临床观察［J］.中医儿科杂志，2008，6（4）：39-40.

［12］谢强，杨淑荣，邓琤琤，等."升阳祛霾"针灸法治疗风寒感冒的临床研究［J］.江西中医学院学报，2009，21（1）：23-24.

［13］徐士象.肩井穴刮痧治疗小儿外感发热30例临床疗效及时效性观察［J］.江苏中医药，2012，44（10）：60-61.

［14］冯晓纯，冯晓娜，张强，等.刮痧治疗小儿外感发热［J］.吉林中医药，2014，34（5）：486-488.

［15］张美琴，金晶.刮痧疗法辅助治疗小儿外感发热疗效观察［J］.浙江中西医结合杂志，2011，21（3）：184-185.

［16］冯晓纯，段晓征，冯晓娜.拔罐治疗小儿肺系疾病验案［J］.吉林中医药，2011，31（11）：1108-1109.

［17］蒙春雪，夏琳，蒋晟.拔罐疗法在小儿肺系疾病中的临床应用［J］.云南中医中药杂志，2015，36（10）：107-108.

［18］王华兰，庞智文.推拿加拔罐治疗小儿外感发热［J］.中国针灸，2010，30（9）：730.

（边逊、杨江）

第二节　乳　蛾

乳蛾是指咽部喉核（腭扁桃体）肿大，或伴红肿疼痛甚至溃烂，咽痒不适为主症的肺系疾病。因喉核肿大，状如乳头或蚕蛾，故名乳蛾。西医学的扁桃体炎可参考本病辨治。

本病以儿童和少年多见，3 ~ 10 岁儿童发病率最高，冬春二季最易发病。凡急性起病，喉核红肿疼痛者，称为急乳蛾；急乳蛾反复发作，经久不愈，以致脏腑失调、虚火上炎所致喉核微红微肿、咽部不适为主要表现者，称为慢乳蛾。该病主要由细菌感染引起，细菌与病毒混合感染者也不少见，多数经积极治疗而获痊愈，部分年长儿因未及时治疗或未彻底治愈，可导致肾小球肾炎、风湿性关节炎、心肌炎、心脏病及中耳炎等病症。

本病是因外感风热，或肺胃热盛、复感外邪，或虚火上炎、热毒搏结咽喉所致。病位在肺胃，病机关键是肺热炽盛，脾失健运。本病的治疗以清热解毒，利咽消肿为基本治疗原则。风热搏结者，治宜疏风清热，利咽消肿；热毒炽盛者，治宜清热解毒，利咽消肿；肺胃阴虚者，治宜养阴润肺，软坚利咽。常用的传统外治法有针灸法、火烙法、刀割法、吹药法等。现代医家在传统基础上发展了电灼法、穴位贴敷、缩腺疗法、啄治法以及借助先进仪器的微波、激光、射频及紫外线理疗等方法也不断应用于临床，虽有一定疗效，但存在局部刺激剧烈，痛苦有创，患儿依从性差而难以推广等不足之处。

一、涂擦 / 熏药治疗

1. 适应证　乳蛾初发，扁桃体炎急性期。

2. 操作方法

（1）含漱：选用金银花 10g，连翘 10g，荆芥 10g，薄荷 10g，煎汤含漱。

亦可用淡盐水漱口。每日数次。

（2）吹喉：选用冰硼散（清凉止痛）、珠黄散（消肿辟秽）、锡类散（去腐生肌）、双料喉风散（清热解毒）等，直接吹于咽喉患处。每日 6 ~ 7 次。

（3）含药：选用喉炎丸、六神丸、草珊瑚含片、新癀片等，含于口内，慢慢溶化，使药液较长时间润于咽喉患处，起到消肿止痛、清咽利喉作用，每日 3 ~ 4 次。

（4）蒸汽吸入或雾化吸入：可用清热解毒利咽的中草药煎水，装入保温杯中，趁热吸入药物蒸汽；或用银黄注射液、鱼腥草注射液、双黄连注射液、热毒宁注射液等雾化吸入，每日 1 ~ 2 次。

（5）局部刮擦：压舌板压住舌根，用碘伏棉签擦除肿胀扁桃体表面的脓苔，再用碘伏棉签局部涂抹。每日 1 次，直至脓苔消失。

［（1）（2）（3）（4）引自《中西医结合耳鼻咽喉科学》，中国中医药出版社，第 9 版，2013；（5）引自自南京市中西医结合医院儿科协定操作方法。］

市场上还有活性银离子抗菌液、开喉剑喷雾剂等局部喷涂，亦可达到消炎消肿的目的。

3. 疗法特点 上述治法均适用于扁桃体炎急性期，病程短，一般不超过 48 小时；病变部位浅；扁桃体充血肿胀明显，但无脓性渗出物或脓性渗出物少许。治疗手段简单易操作，药物直达患部，缓解肿痛症状明显。

4. 注意事项 高热病人需服用退热药，细菌感染者需使用抗生素。含漱、吹喉、含药、雾化吸入疗法均可每日多次。治疗后不要马上喝水吃饭。

5. 临床应用

急性扁桃体炎时如果局部病灶有脓性分泌物附着，体温会持续升高，因此清除脓性分泌物可以有效缓解发热症状，进而缩短病程。

二、针灸治疗

1. 适应证 急慢性扁桃体炎。

2. 操作方法

（1）针疗：急性期选合谷、内庭、曲池、颊车、风池为主穴，捻转强刺激，泻法，每日1～2次；慢性期选三阴交、足三里、鱼际、太溪等穴针之，平补平泻，留针15～20分钟，每日1次。（引自南京市中西医结合医院针灸推拿科）

（2）急性期刺血疗法：扁桃体红肿疼痛、高热者，可点刺扁桃体、耳尖等耳穴或耳背静脉放血，也可点刺三商穴（少商、商阳、老商）、耳轮三点（耳穴在耳轮上，自耳轮结节下缘始自上而下分布有轮1到轮6六个穴位，取轮1、轮3、轮5三穴）放血，每穴放血1～2滴，每日1次，7天1个疗程。（引自南京市中西医结合医院儿科）

（3）急性期针刀刺营微创法：患者取坐位，仰头张口暴露患处，术者持5寸长毫针采用丛刺法浅刺肿胀充血的扁桃体，每侧刺3～5下，先刺肿胀最高处，然后在围绕周围刺，直刺深度0.1～0.2cm，速刺速退，微出血即可；使用无菌手术刀在扁桃体隐窝处做刺割，每次选取3～5个不同的隐窝口，每个隐窝口边缘刺割1次，出血即可。嘱患者吐出血液后，扁桃体处喷涂锡类散，每日1次，7天1个疗程。（引自江西省中医院耳鼻喉科）

（4）慢性期灸法：先制苍耳子散（辛夷、苍耳子、白芷、薄荷等份研磨成末，用食醋调和成药膏），敷于百会穴，然后隔物灸百会穴，每次时间20～30分钟，每天1次，3天1个疗程。同时调和吴茱萸粉成膏状，贴敷双涌泉穴引火归元，晚贴晨取，共5次。部分患儿治疗过程中可以出现发热等症状，予停止治疗并对症处理，待温度正常后可以继续治疗。（引自南京市中西医结合医院儿科）

3. 疗法特点 刺血疗法是使用三棱针、皮肤针或小尖刀等器具刺破患者体表一些浅表血管，放出少量血液以治疗疾病的一种方法，乳蛾急性期使用此法清热消肿的作用非常明显。

慢性扁桃体炎使用灸法，无痛且起效快，常常灸后当晚症状就减轻，也可根据需要隔一段时间再次治疗。一般建议患儿隔半月来治疗一次，或出现不适时即来治疗。

4. 注意事项　操作前需取得家长的同意和配合，使用刺血及针刀刺营疗法时患儿需固定体位，局部消毒；手法轻快、迅速。治疗前后均以淡盐水清洁口腔。慢性扁桃体炎急性发作出现高热时要慎用灸法。

5. 临床应用

慢性扁桃体炎时经常同时伴有腺样体增生，导致患者常夜间打鼾、张口呼吸，使用灸法治疗时，也可以缓解这部分患者的打鼾症状，但是对增生的扁桃体和腺样体没有明显的缩小作用。临床上一般选择无热、没有急性感染的慢性扁桃体炎患者进行灸法治疗。

沈素绒等将急性扁桃体炎患儿轻症组、重症组各 75 例随机分为针刺放血组、青霉素静滴组、针刺放血和青霉素静滴联合治疗组。结果显示：针刺放血结合青霉素治疗小儿急性扁桃体炎全身伴随症状较轻时，疗效与针刺放血差别不大，均优于青霉素静滴；全身伴随症状较重时，疗效优于单用针刺放血或青霉素静滴。

胡爱娥将 58 例急性扁桃体炎（风热型）患儿随机分为治疗组和对照组，治疗组予扁桃体局部点刺及少商、商阳点刺放血，对照组予常规对症处理及双黄连口服液口服。结论：扁桃体局部点刺治疗风热型小儿急性扁桃体炎安全有效。

三、啄治法

1. 适应证　慢性扁桃体炎反复发作并隐窝处有脓栓者。

2. 操作方法　使用淡盐水漱口；患儿取坐位，也可让患儿坐在家长或助手的大腿上，张口头后仰并固定；术前不须表面局部麻醉，仅使用手术刀在扁桃体表面做雀啄样动作，每侧 4 ～ 5 下，伴少量出血，以吐 2 ～ 3 口血为宜。术后使用淡盐水漱口。每 2 ～ 3 天 1 次，5 次为 1 个疗程，一般不超过 2 ～ 3 个疗程。

3. 疗法特点 借鉴刀针、烙法、疮科破脓刺血经验和针灸疗法作用，直接在扁桃体上放血排脓。

4. 注意事项 严格无菌操作；术前要详细交待操作过程，取得患儿及家长的同意和配合；有凝血系统疾病的患儿禁用此法。

四、挑割法

1. 适应证 扁桃体肿大，尤其扁桃体上隐窝多出现反复脓肿者。≥6 岁儿童适用。

2. 操作方法 患者取坐位，头稍后仰，张口暴露口咽部，术者持一次性无菌钩刀对扁桃体表面组织进行挑割。在扁桃体表面上、中、下三部分隐窝或藏有脓性分泌物的隐窝进行重点挑割，上、中、下各取 1 ~ 2 个隐窝按"十"字形挑开，共选取隐窝 5 ~ 6 个，挑出血即可。术后患者自行吐出口中血液，并使用淡盐水漱口。每周挑割 2 次，10 次为 1 个疗程。

3. 疗法特点 扁桃体挑割放血治疗，一方面可以疏通咽喉部痹阻的经脉，使气血运行通畅；同时可以使瘀滞于喉核中的痰瘀热毒随营血而下，从而达到活血化瘀、行气通络的目的。挑割后可不同程度的改善咽部症状，使扁桃体缩小。

4. 注意事项 本方法重点在于排脓通络，选择切割的部位十分重要，要使隐窝的脓栓尽可能的暴露，不遗后患。挑割后可以使用消毒棉签或碘伏棉签进一步擦拭切开处，促进排脓。如引流不畅或隐窝遗留脓栓，可导致反复发作及扁桃体继续增大。

五、灼烙法

1. 适应证 慢性扁桃体炎腺体增大明显者。

2. 操作方法 患者取坐位，也可让患儿坐在家长或助手的大腿上，头稍后仰；将灼烙器均匀加热约 20 秒，随后蘸取烧灼剂，迅速伸入患者口腔，用烙铁头快速轻触患者扁桃体游离面黏膜约 0.5 秒，以扁桃体表面黏膜变白为准（面积大小为 0.1 ~ 0.6cm）；将烙铁抽出口腔，即完成一铁灼烧治疗量。每侧扁桃体灼烧 3 铁，即完成 1 次灼烧治疗量。术毕使用淡盐水漱口。每周 2 次。（引自泸州医学院附属医院耳鼻喉科经验）

3. 疗法特点 火烙法是治疗慢性乳蛾的传统中医外治方法之一，上可追溯到唐朝孙思邈的《千金翼方》。仿照此方法，现代医学借助仪器开发出激光烧灼法、低温等离子射频消融术等。目前虽仍有部分医生使用传统的火烙法，但其器具已经改成了由机器控制的扁桃体灼烙仪器（TCA-1 型扁桃体灼烙器）。使用此方法既可保留扁桃体，又可使其不再反复发炎，而且手术更安全可靠。

4. 注意事项 术前需要与患者及家长充分沟通，让他们清楚、明白手术的流程和目的，取得同意和配合。烙铁停留时间因人而异，不要一次求成。灼烧治疗过程中一般不会出现疼痛感，无需使用任何麻醉药品。

5. 临床应用

魏璐璐等选取不同年龄段慢性扁桃体炎患者，测定灼烧技术治疗慢性扁桃体炎前后扁桃体组织 CD_3^+、CD_4^+T 淋巴细胞数量。结论：灼烧技术具有调节扁桃体局部免疫功能的作用，有助于改善隐窝上皮的屏障功能。

李莉莉等选取不同年龄段慢性扁桃体炎患者，观察灼烧技术治疗慢性扁桃体炎前及治疗后 6 个月扁桃体组织病理结构和巨噬细胞数量的变化。结果：治疗后治疗组扁桃体组织中的巨噬细胞和淋巴滤泡的数量较治疗前减少，肿大的扁桃体较治疗前缩小或不见。结论：灼烙法具有调节扁桃体局部免疫功能的作用。

六、小针刀疗法

1. 适应证 慢性扁桃体炎反复发作的年长儿，扁桃体增生明显并常有脓液溢出者。

2. 操作方法 患者取仰卧位，头后仰，暴露患处；碘伏消毒后用小针刀先直刺肿大的扁桃体中间，然后从上下左右向中间斜刺，十字切开，用压舌板挤出脓液，以出现新鲜血液为佳；患者漱口、吐出血液。如有脓腔进针刀后作十字切开并作引流疏通，也以出血为最佳效果，1周1次，3次为1个疗程。（引自张掖医学高等专科学校附属医院经验）

3. 疗法特点　该疗法是通过一种机械刺激深入到病灶，切开病变组织，剥离粘连，疏通堵塞，松解瘢痕，剔除脓栓或囊肿内代谢产物。这种机械刺激能使小血管扩张，使病变部位迅速得到血供。另外，强烈的机械刺激可使局部组织器官活动能力增强，淋巴循环加快，大大提高了局部新陈代谢能力，使病灶组织能够很快地进行自我修复，从而达到针到病除的目的。

4. 注意事项　术前向患者及家长充分说明手术的流程和注意事项，取得患方的同意和配合；有凝血功能障碍者禁用。术前要准备好吸引器，一旦出现脓液或血液堵塞喉咙时立即清理。手术不用麻醉剂，一般不会出现疼痛感。

5. 临床应用

陈强等将86例不同年龄组慢性扁桃体炎患者随机分为对照组和治疗组，治疗组予小针刀治疗，对照组予淡盐水漱口、含碘片、口服维生素C、冰硼散外敷。结论：小针刀治疗小儿慢性扁桃体炎有效。

王亨飞等将218例慢性扁桃体炎患儿随机分为治疗组和对照组，治疗组予小针刀五点刺法，对照组予对症处理。结论：小针刀五点刺法治疗小儿慢性扁桃体炎有效。

七、推拿法

1. 适应证　反复发作的慢性扁桃体炎患者。

2. 操作方法　选角孙、风池、扁桃体穴，进行点、按、揉等手法，每穴位200次，捻掐少商、商阳穴各100次，提捏肩井穴5次。上述操作每天1次，连做7天；以后每周2次，连做3周。

3. 疗法特点

（1）推拿在咽喉科应用历史悠久，《喉科种福》谓："推针法，其法令患者端坐，两手下垂，医以两手从患者身后及喉嗓之侧，正对喉内患处，用指往下顺推至缺盆穴，穴在肩窝深陷处，两手从缺盆下推，至肘内廉即鼠肉处，从肘内廉侧行主臂外廉，推至鱼尾穴，穴在大指与后腕相接处，即掌后高骨陷中是也，极力推至大指尖。"现在常用按摩法推按扁桃体、风池、风府、合谷、曲池等穴位。

（2）推拿可达到改善局部血液循环、疏通经络气血、促进分泌物的清除、消肿止痛之目的，同时可调节免疫功能，激发经气，鼓舞正气，防治一体，符合中医"治未病"的思想。

4. 注意事项 要求手法均匀、得力，动作轻快柔和。扁桃体隐窝有脓者慎用此方法，或可结合其他方法综合治疗。

5. 临床应用

吕明辉等将120例3～12岁慢性扁桃体炎患儿随机分为治疗组和对照组，治疗组予定期推拿治疗，对照组予口服小儿咽扁颗粒，均随访半年。结论：推拿法可改善小儿慢性扁桃体炎发作的症状、体征，减少发作次数。

魏凌雪、高树彬等将120例年龄在3～12岁的慢性扁桃体炎急性发作患儿随机分为治疗组和对照组，治疗组予推拿治疗，对照组予口服冬凌草片常规治疗，均随访半年。结果显示：推拿治疗可缓解慢性扁桃体炎急性发作症状、体征，并可减少发作次数。

八、穴位贴敷

1. 适应证 慢性扁桃体炎反复发作，喉核肿大无明显化脓者。

2. 操作方法 采用具有清热解毒、活血祛瘀、排脓散结作用的中药制成散剂，如：清热消肿糊（南京市中西医结合医院协定方，组成：红花、黄连、黄柏、乳香、没药等），用调和剂调和成药膏，敷于扁桃体穴（位于颈部，下颌角直下五分处）、双人迎穴，共同作用于喉核。每天贴敷一次，每次6小时，连续贴敷7～10天，以局部消肿为停药指标。

3. 疗法特点　贴敷疗法是治疗慢性扁桃体炎的有效方法之一。药物贴敷于穴位上具有了药物吸收和穴位刺激的双重治疗作用，临床效果良好。

4. 注意事项　贴敷作用温和，如果扁桃体肿大明显，脓液多，则见效慢，治疗时间长。这一点在治疗前要向家长和患者充分说明。有急性发作时或血象明显增高时，该方法仅为辅助方法。

5. 临床应用

刘晓辉、牛仁秀治疗慢性扁桃体炎患儿56例，采用釜底抽薪散（吴茱萸、大黄、黄连、胆南星），醋调后贴敷双侧涌泉穴，睡前贴敷，次晨起取下，每天1次，10天为1个疗程。治疗后随访1年，总有效率达94.64%。

赵长江将60例急性化脓性扁桃体炎（胃火炽盛证）患儿随机分为治疗组和对照组，对照组予头孢呋辛静滴，治疗组在此基础上予吴茱萸、生大黄研粉醋调贴敷双侧涌泉。结论：生大黄、吴茱萸贴敷涌泉辅助治疗小儿急性化脓性扁桃体炎（胃火炽盛证）有效。

参考文献

［1］沈素绒，钟利央，王乃飞，等. 针刺放血结合青霉素治疗小儿急性扁桃体炎疗效观察［J］. 中国针灸，2013，33（12）：1091-1093.

［2］胡爱娥. 扁桃体局部点刺法治疗风热型小儿急性扁桃体炎30例总结［J］. 湖南中医杂志，2015，31（7）：66-67.

［3］汪冰. 啄治法治疗慢性扁桃体炎技术［J］. 中国乡村医药杂志，2014，21（11）：87-8

[4] 李迎春, 邱宝珊, 谢强. 扁桃体挑割法治疗慢乳蛾疗效观察 [J]. 北京中医药, 2015, 34 (8): 655-657.

[5] 魏璐璐, 胡文健. 灼烧技术治疗慢性扁桃体炎前后扁桃体组织 CD_4^+、CD_8^+T 淋巴细胞数量的研究 [D]. 泸州: 泸州医学院, 2012.

[6] 李莉莉, 陈隆晖. 灼烙法治疗慢性扁桃体炎前后扁桃体染色病理结构的变化和巨噬细胞数量的研究 [D]. 泸州: 泸州医学院, 2010.

[7] 陈强, 王进吉, 王亨飞, 等. 小针刀治疗慢性扁桃体炎 43 例 [J]. 西部中医药, 2013, 26 (4): 71-72.

[8] 王亨飞, 陈强, 王进吉, 等. 小针刀 "五点刺法" 治疗小儿慢性扁桃体炎 109 例临床观察 [J]. 中医临床研究, 2013, 5 (6): 28-29.

[9] 吕明辉. 推拿法控制小儿慢性扁桃体炎反复发作及对 T 淋巴细胞亚群调节作用的临床研究 [D]. 福州: 福建中医药大学, 2007.

[10] 魏凌雪, 高树彬. 手法控制小儿慢性扁桃体炎反复急性发作的临床应用研究 [D]. 福州: 福建中医药大学, 2011.

[11] 刘晓辉, 牛仁秀. 釜底抽薪散穴位贴敷治疗小儿慢性扁桃体炎反复发作 56 例临床观察 [J]. 河北中医药学, 2012, 27 (4): 41.

[12] 赵长江. 生大黄吴茱萸穴位贴敷辅助治疗小儿急性化脓性扁桃体炎胃火炽盛证临床观察 [J]. 中医儿科杂志, 2013, 9 (5): 48-50.

（边逊、杨江）

第三节　咳　嗽

咳嗽是小儿常见的一种肺系病证。一年四季均可发生，冬春二季发病率最高，任何年龄皆可发病，尤以婴幼儿为多见。本节讨论的是以咳嗽为主症的病证，其肺部听诊两肺呼吸音粗糙，或闻及干啰音或粗大湿啰音，相当于西医学中的气管炎、支气管炎。

该病根据病程可分为急性咳嗽、迁延性咳嗽和慢性咳嗽。急性咳嗽，是指病程小于 2 周，多由于上呼吸道或者下呼吸道感染，以及哮喘急性发作引起；迁延性咳嗽，是指病程大于 2 周而小于 4 周，除呼吸道感染外，还可见于细菌性鼻窦炎和哮喘；慢性咳嗽，咳嗽症状持续超过 4 周。

任何病因（如病毒、细菌、支原体、冷空气、过敏原刺激等）引起呼吸道急、慢性炎症均可引起咳嗽。叶天士《临证指南医案》指出："咳为气逆，嗽为有痰，内伤外感之因甚多，确不离乎肺脏为患也。"故咳嗽病位在肺，常涉及脾、肾，病机为外邪犯肺或内伤于肺，肺失宣肃，肺气上逆而致咳嗽。小儿外感咳嗽多于内伤咳嗽。

小儿咳嗽的基本病机是肺气失宣，故以宣通肺气为治疗的基本原则。外感咳嗽，以疏散外邪、宣通肺气为主，根据寒、热证候的不同施以散寒宣肺或解热宣肺；痰热咳嗽，以清肺化痰为主；痰湿咳嗽，以燥湿化痰为主；气虚咳嗽，以健脾益气为主；阴虚咳嗽则以养阴润肺为主。

治疗时可以内服药配合外治疗法，病情轻和恢复期也可单独使用外治疗法。常用的外治疗法有中药穴位贴敷疗法、中药穴位离子导入疗法、推拿疗法、中药灌肠疗法、中药洗浴疗法、刮痧疗法、拔罐疗法、穴位注射疗法、雾化疗法、冬病夏治疗法、耳穴压豆疗法等。各种外治疗法可单用，也可选择多种疗法综合使用。

一、穴位贴敷疗法

1. 适应证 咳嗽属风寒证、风热证、痰热证、痰湿证者。

2. 操作方法

（1）辨证选方后，将所选药物打成细末120目混合均匀，装瓶备用；每次取上方适量，用调和剂（生姜、蜂蜜、食醋、凡士林或石蜡等）调和成膏状待用。患儿脱去衣服，暴露所取穴位，注意保暖，用棉签蘸取温开水（必要时用生理盐水或75%酒精）清洁穴位及穴位周围皮肤，将调好的适量药膏涂敷于穴位，以纱布覆盖并用胶布固定。

（2）常用穴位：天突、膻中、定喘、肺俞、脾俞、神阙等，每次贴敷可选用2～4穴。（图3-4）

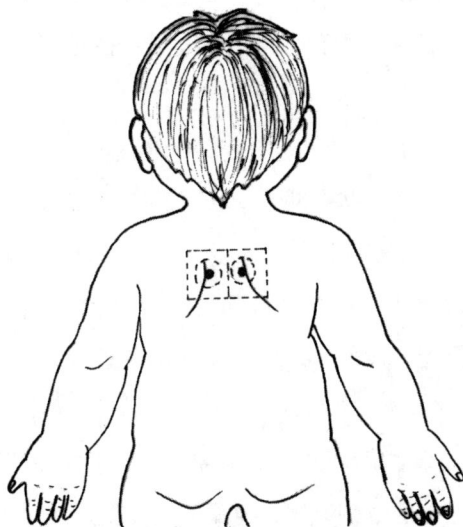

图 3-4 肺俞穴位敷贴示意图

（3）常用方剂：①紫苏叶、杏仁、前胡、桔梗、陈皮、半夏、枳壳、甘草各3g，共研细末，与生姜12g共同捣烂如泥，调和成膏状，敷于穴位上，盖以纱布，胶布固定。用于风寒咳嗽。②桑叶、菊花、薄荷、连翘、杏仁、桔梗、甘草各 3g，共碾细末，与蜂蜜 12g 调和成膏状，敷于穴位上，盖以纱布，胶布固定。用于风热咳嗽。③麻黄、杏仁、石膏、甘遂、白芥子、明矾各等量共碾细末，与陈醋调和成膏状，敷于穴位上，盖以纱布，胶布固定。用于痰热咳嗽。④麻黄、白芥子、细辛、肉桂、丁香、延胡、苍耳子各等量共碾细末，与陈醋调和成膏状，取药适量，敷于穴位上，盖以纱布，胶布固定。用于痰湿咳嗽。（引自南京市中西医结合医院儿科协定方）

也可以选用已制成的药贴，如平喘止咳贴用于咳嗽、气喘明显者；远红外止咳贴用于小儿急性咳嗽风热咳嗽者。

（4）疗程：每次涂敷保留 2 ~ 4 小时，每天 1 ~ 2 次，3 ~ 5 天为 1 个疗程，一般 1 ~ 2 个疗程。

3. 疗法特点 药物贴敷于特定的腧穴上，使得身体吸收药物的同时，刺激腧穴的作用叠加放大，两者相互配合，作用时间长且持续。本方法对于促进肺部啰音的吸收效果尤佳。

4. 注意事项

（1）有严重湿疹者慎用，贴敷部位皮肤有皮疹、破损、溃疡等忌用。

（2）贴敷方法主要针对小儿急性咳嗽。

（3）调和剂中，以生姜的刺激性最强，食醋次之，临床上贴敷时需要把控，针对不同的证型及不同患儿皮肤情况选用不同的调和剂为佳，如小儿皮肤属敏感型，可选蜂蜜调和。

（4）凡士林及石蜡调和后药膏比较黏稠，调和时注意药品要调匀。用凡士林、石蜡等调和者可加入促渗剂氮酮，氮酮的最佳促透浓度为 0.1% ~ 5%，过多并不能增加其效果。

（5）一般应随制随用，不宜久置，以免变质或降低疗效。

5. 临床应用

张晓燕等治疗 96 例咳嗽变异性哮喘患儿。治疗组予中药内服加穴位贴敷，对照组予口服盐酸丙卡特罗片、富马酸酮替芬片。结果表明：中药内服联合穴位贴敷治疗小儿咳嗽变异性哮喘可以有效改善症状、增强患儿免疫功能，优于单纯西医治疗。

李维军等治疗 30 例急性支气管炎患儿，在西医常规治疗基础上加用清肺贴（麻黄、杏仁、黄芩、生姜、冰片、牛黄、甘草）贴敷双肺俞、天突、膻中穴；对照组予西医常规治疗。结论：清肺贴穴位贴敷辅助治疗小儿急性支气管炎可提高疗效。

杨天化等以射干麻黄汤口服加中药穴位贴敷治疗感染后咳嗽患儿 60 例，对照组予口服酮替芬与中药颗粒安慰剂。结论：射干麻黄汤口服联合中药穴位贴敷治疗小儿感染后咳嗽有效。

二、中药穴位离子导入疗法

1. 适应证 ≥ 6 个月的咳嗽患儿，属风寒证、风热证、痰热证、痰湿证者。

2. 操作方法

（1）辨证选择药方后将药物研磨成细末 120 目，使用调和剂调和成膏状，将药膏涂抹于贴片上，贴敷于已经选好的穴位，连通离子导入治疗仪，治疗温度选择 35 ~ 40℃，据厂家提供的产品使用说明书选择作用强度档口。

（2）辨证选方：①炙麻黄、葶苈子、苏子、皂角刺按 1 : 2 : 2 : 4 比例研磨成末，适用于风热咳嗽证。②诃子、炙百部、远志、紫草按 2 : 1 : 1 : 1 比例研磨成末，适用于风燥咳嗽证。③生大黄、芒硝、杏仁、炙麻黄按 2 : 5 : 2 : 1 比例研磨成末，适用于痰热咳嗽证。（引自南京市中西医结合医院儿科协定方）

（3）疗程：每次治疗 15 ~ 20 分钟，每天 1 ~ 2 次，3 ~ 5 天为 1 个疗程，一般 1 ~ 2 个疗程。

3. 疗法特点 根据同性电荷相斥、异性电荷相吸的原理，在药物溶液中，一部分药物离解成离子，在直流电的作用下，阴离子和阳离子进行定向移动。如果阴极衬垫中含有带负电荷的药物离子或者阳极衬垫中含有带正电荷的药物离子，就会向人体方向移动而进入体内，因此该疗法的经皮透入强度优于中药的穴位贴敷疗法。这种经皮给药系统避免了胃肠道及肝脏的首过作用，比通过口服给药更稳定地透入皮内，通过穴位放大了治疗作用，治疗效果好，治疗过程中小儿无痛苦，依从性好。

4. 注意事项

（1）各种调和剂对皮肤的刺激程度不同，要选用适宜的调和剂，可参照中药穴位贴敷中所述。

（2）借助于仪器的作用，药物的透入比单纯的中药穴位贴敷强，故治疗时间要相应缩短。

（3）根据小儿的不同年龄和体质选用仪器不同强度的档口，如婴幼儿或瘦弱儿童，选用作用强度为低度～中度强度，同时治疗时间要缩短；年长儿或肥胖儿童可选用中度～高度强度的档口，治疗时间可适当延长。

（4）伴有发热的患儿，应暂停穴位离子导入治法，以防发热加重。

5. 临床应用

张章等观察中药穴位离子导入（方选麻杏石甘汤）治疗小儿急性咳嗽病痰热壅肺证的疗效，在西医常规治疗基础上加用中药穴位离子导入，总有效率高于单纯西医治疗组，对症状的缓解优于单纯西药组。

吴杰等研究黄芩咳喘敷贴散经穴导入治疗小儿过敏性咳嗽，将黄芩咳喘敷贴散（黄芩、白芥子、细辛、甘遂等）用生姜汁调糊，贴于患儿定喘、肺俞、膏肓穴，离子导入强度5mA，每次20分钟，一周2次，每年三伏期间贴敷3周。治疗后发作次数少于对照组，总显效率高于对照组。

三、推拿疗法

1. 适应证　咳嗽属风寒证、风热证、痰热证、痰湿证者。

2. 操作方法

（1）方法：小儿取卧位或坐位，如小儿抗拒，家长可抱住小儿。医者在穴位处涂抹润滑剂（可选滑石粉、润肤油等），态度温和，手法轻柔，力度中等。因大部分穴位在手部，为操作方便，医者选患儿左手为宜，如小儿不适宜也可选用右手治疗。（引自《小儿推拿学》，中国中医药出版社，第9版，2012）

（2）主穴：分推胸八道、分推肩胛骨、揉天突、揉膻中、点揉肺俞、清肺经、补脾经、清肝经、运内八卦。

（3）加减：推三关、揉二扇门、头面四大手法、清天河水、补肾经、擦涌泉、清胃经、运板门、揉小横纹、搓摩胁肋、揉丰隆。

（4）时间与疗程：每次操作时间小婴幼儿10～15分钟，年长儿为20～30分钟，每日1～2次，3天1个疗程，一般1～2疗程。

3. 疗法特点 小儿咳嗽多以外感咳嗽为主，推拿疗法可以疏通经络，调整脏腑气血，从而扶正祛邪，治病防病。通过各种手法刺激特殊的腧穴，起到激发、放大经络作用。该方法对小婴幼儿效果尤佳，在风寒初起时往往推1～2次即愈。

4. 注意事项

（1）推拿治疗时手法操作刺激皮肤，有痛感，故治疗前要与家长充分沟通，取得理解和配合。

（2）操作过程中可通过与患儿谈话以分散注意力，以助治疗顺利完成。

（3）因推拿时患儿往往出汗，操作完成后可用干毛巾擦拭推拿部位的皮肤，及时更换汗湿的衣服，避免再染风寒。操作结束后嘱患儿多喝水，忌食鱼虾等发物和寒凉食物。

（4）推拿时要根据小儿的年龄和体质控制好时间和手法力度，防止手法生硬粗暴。

（5）不要见咳止咳。咳嗽为保护性反应，小儿不会吐痰，但痰却肯定存在，只有痰尽，咳嗽才能止。有时推拿后咳嗽加重，不必惊慌，应密切关注是排痰过程还是病情加重。

5. 临床应用

王英等研究刘氏小儿推拿治疗小儿风寒咳嗽，对40例患儿依"开窍、上肢部、胸部、背部、关窍"套路次序，随症取穴，进行推拿治疗。结论：刘氏小儿推拿治疗小儿风寒咳嗽有效。

郑艳华等总结廖品东教授推拿治疗小儿咳嗽经验。廖教授打破传统儿科证治分类，先以症状分类为：①发热咳嗽或发热后咳嗽；②咳嗽有痰；③咳嗽无痰。根据症状类型予相应基本处方，在此基础上再辨证加减。学术特色鲜明，抓住主要病机施治，"有是病用是穴"，辨证加减，疗效显著，且易于普及。

李娜、胡波采用中药口服加推拿治疗小儿外感咳嗽30例，主要手法为清肺平肝、运内八卦、拿揉风池、点揉肺俞、振拍。风寒袭肺者加推三关，中药予金沸草散；风热犯肺者加清天河水，中药予桑菊饮。结果显示总有效率及痊愈时间均优于单纯口服中药（$P<0.05$）。

四、中药灌肠

1. 适应证 适用于 ≥ 6 个月的急性咳嗽病患儿。

2. 操作方法

（1）辨证选方：①风寒袭肺：杏苏散加减。杏仁10g，紫苏10g，荆芥6g，白前6g，金沸草10g，姜半夏6g，桔梗6g，生姜5g，大枣10g。②风热犯肺：桑菊饮加减。桑叶10g，菊花10g，前胡6g，大青叶15g，杏仁10g，连翘10g，桔梗6g，薄荷6g，芦根10g，甘草5g。③痰热咳嗽：清金化痰汤加减。桑白皮10g，杏仁10、前胡6g，款冬花10g，黄芩6g，鱼腥草10g，浙贝母10g，法半夏6g，桔梗6g，莱菔子10g。④痰湿蕴肺：三拗汤合二陈汤加减。炙麻黄3g，杏仁10g，苏子6g，白前6g，姜半夏6g，陈皮6g，茯苓10g，甘草各5g。（引自《中医外治求新》，中医古籍出版社，1998）

（2）具体操作：①选方后将药物二煎后去渣取汁 100mL，待药汁温度降至 30 ~ 37℃即可使用；②患儿暴露衣服侧卧位，采用一次性注射器（50mL），拔去针头，连接一次性使用肛管，前端涂抹石蜡油或其他润滑油，缓缓插入肛门 5 ~ 10cm，将药液推入直肠内，操作者左手捏住患儿肛周皮肤，以防药液流出；患儿侧卧休息 10 ~ 30 分钟即可。

（3）用量与疗程：0.5 ~ 2 岁，每次 10 ~ 30mL；2 ~ 5 岁，每次 30 ~ 50mL；5 ~ 12 岁，每次 50 ~ 100mL。每日 2 次，5 天 1 个疗程。

3. 疗法特点 咳嗽病位在肺，常涉及脾、肾，其病理因素是痰，而中药灌肠属于中医治疗的导法，通过灌肠，起到通泄肺热的作用。此法对痰热咳嗽、痰湿咳嗽者疗效尤佳。

4. 注意事项

（1）适用于年龄≥ 6 月的患儿。

（2）药汁温度不宜过高过低，以防肠道黏膜损伤。

（3）凡肛门或结肠、直肠术后，严重腹泻，以及肛门疾病、消化道出血、急腹症，疑有肠坏死、肠穿孔及有严重并发症（心、肝、肾衰竭）等禁用此方法。

5. 临床应用

张雪荣等采用中药保留灌肠治疗痰热壅肺证咳喘患儿，在西医常规治疗基础上，予麻杏化痰方（麻黄、杏仁、石膏、前胡、胆南星、二丑、海蛤粉、生甘草等）煎剂保留灌肠，1 次 / 日，治疗 7 天。结果提示总有效率优于对照组，且能缩短病程。

丁梦南将 112 例咳嗽患儿随机分为治疗组与对照组各 56 例，两组均予常规治疗，治疗组加中药保留灌肠，疗程 1 周，总有效率 96.4%，优于对照组（$P<0.05$）。

高幼琴等自拟清肺泄痰猴枣汤灌肠治疗小儿咳喘证。治疗组予自拟清肺泄痰猴枣汤灌肠，对照组予口服博利康尼片，静滴病毒唑。3 天为 1 个疗程，2 ~ 3

个疗程后观察疗效。结果治疗组总有效率 97.96%，优于对照组。

五、中药洗浴

1. 适应证 ≥1 岁的风寒咳嗽、风热咳嗽证。

2. 操作方法

（1）辨证选方：①风寒咳嗽：荆芥 10g，防风 10g，羌活 10g，苏叶 15g，前胡 10g，桔梗 10g，白芷 10g，桂枝 5g，辛夷花 10g，姜半夏 5g，苍术 10g，厚朴 10g。诸药煎煮药汁共 400mL 待用。②风热咳嗽：金银花 15g，连翘 10g，大青叶 15g，薄荷 10g（后下），桔梗 10g，荆芥 10g，石膏 20g（先煎），黄芩 10g，栀子 10g，芦根 10g，春柴胡（醋）10g，蒲公英 15g。诸药煎煮药汁共 400mL 待用。③痰热咳嗽：炙麻黄 5g，细辛 3g，炙百部 10g，全瓜蒌 10g，葶苈子 10g，杏仁 10g，黄芩 10g，连翘 10g，枳壳 6g，炙枇杷叶 15g，虎杖 15g，生甘草 5g，地龙 5g，远志 5g。诸药煎煮，药汁共 400mL 待用。（引自南京市中西医结合医院儿科协定方）

（2）具体操作：①多选用局部药浴，即浸足法，小婴幼儿也可选择全身药浴；②将药汁倒入热水中，待水温 35～37℃时将患儿足部浸入浴盆，刚开始水量以漫过足踝为宜；③逐渐提升水温至小儿可耐受程度，一般在 40～42℃，水量添至小腿肚即可；④轻揉小腿及足底，以局部皮肤发红为宜；⑤洗浴后用干毛巾擦干，不要吹风受凉。（图 3-5）

（3）疗程：每次 10～15 分钟。每日 1～2 次，3 天 1 个疗程，1～2 个疗程即可。

3. 疗法特点 借助浴水温热之力与药物散发之力，加速皮肤对药物的吸收。同时手法按摩刺激腿、足部

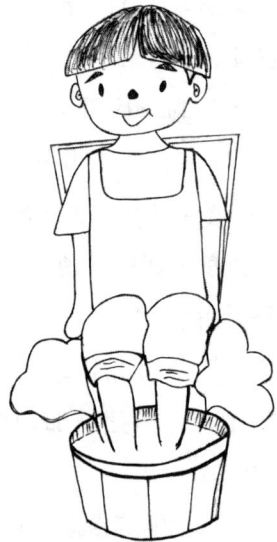

图 3-5　足浴

的众多穴位，放大了药浴的作用。湿润的热气，导致皮肤微血管的扩张，驱寒散热功效显著，对治疗病变浅表的证型如风寒咳嗽、风热咳嗽等可起到事半功倍的作用。

4. 注意事项

（1）不宜空腹洗浴，洗浴时间不宜过长，以防小儿虚脱。

（2）洗浴时可喝热水以补充水分，出汗过多时可适当缩短洗浴时间。

（3）腿足部有疖肿、化脓溃疡者慎用。

（4）冬季洗浴时，注意提高室温后再洗浴，防止受凉。

六、刮痧疗法

1. 适应证 1岁以上各证型咳嗽小儿，尤其是感冒所致的咳嗽者。

2. 操作方法

（1）患儿取俯卧位或家长抱住，暴露背部，对刮拭部位进行消毒，刮具消毒，在施术处涂抹石蜡油或刮痧油，治疗者以左手固定患儿，右手持刮痧板，与体表呈45°夹角，利用腕力自上而下，先左后右依次刮痧，刮拭1～3分钟，以局部皮肤发红，略有出痧为度，用干净毛巾或纸巾将刮痧部位擦拭干净。

（2）常用穴位：大椎，脊柱两旁膀胱经及颈部夹脊穴，天突穴；上肢：三关、六腑、天河水。体质强壮者，可以选多个穴位；体弱者，不宜选穴过多，一般2～5穴即可。

（3）疗程：每日1次，每次3～5分钟，3天1个疗程。

3. 疗法特点 刮痧是传统的中医疗法之一，它是以中医皮部理论为基础，利用刮痧器具（牛角、玉石、火罐）等在皮肤相关部位刮拭经络穴位，通过良性刺激，充分发挥营卫之气的作用，使经络穴位处充血，改善局部微循环，祛除邪气，疏通经络，舒筋理气，驱风散寒，清热除湿，活血化瘀，消肿止痛，增强机体自身潜在的抗病能力和免疫机能，从而起到扶正祛邪，防病治病的作用。借助刮痧板使皮肤大面积的受力，皮下毛细血管扩张，促进新陈代谢，排出毒素，加速炎症的吸收，同时反复刺激经络上的腧穴，使这种作用加强。

4. 注意事项

（1）刮痧时皮肤刺激较强，故操作前需要和家长充分沟通，取得理解和配合，如小儿抗拒明显，可停止治疗。

（2）刮痧时使用的力度不宜过强，不宜过分强调出痧，在手法、时间、力度上以小儿可耐受、局部皮肤发红、略有出痧为度，一般不超过5分钟。

（3）刮痧后不宜马上洗澡，如出汗多可用干毛巾擦拭即可。

（4）小婴幼儿禁用，有凝血机制障碍者禁用。

（5）局部皮肤有湿疹、破损、感染者禁用。

七、拔罐疗法

1. 适应证 适用于较大儿童，或可以配合治疗的幼儿。肺部啰音较多者效果较好。

2. 操作方法

（1）方法：患儿取卧位，暴露背部；局部消毒后，用止血钳夹住酒精棉球，点燃棉球后迅速插入竹罐或玻璃罐中，使之空气膨胀并消耗其中的氧气，造成负压将罐吸附于穴位上，停留3～5分钟后取下；再次消毒拔罐处皮肤。

（2）常用穴位：大椎、天突、肺俞、风门、膈俞。

（3）留罐时间2～5分钟，每日1次，3～5天为1个疗程。

3. 疗法特点 拔罐疗法古称"角法"，是一种以杯罐作工具，借热力排去其中的空气产生负压，使之吸着于皮肤，造成淤血现象的一种疗法。古代医家最先在治疗疮疡脓肿时用它来吸血排脓，后来又扩大应用于肺痨、风湿等内科疾病。利用拔罐时罐口捂在患处，可以慢慢吸出病灶处的湿气，同时促进局部血液循环，能行气活血、祛风散寒。

4. 注意事项

（1）高热患儿禁用，燥咳者慎用，有血液系统疾病者及拔罐处有皮肤破损者禁用，过于瘦弱的人也不宜用火罐。

（2）拔火罐后洗澡容易着凉，故不能马上洗澡。

（3）拔火罐时间要掌控好，不宜过长。因拔火罐的主要原理在于负压而不在于时间，如果负压很大的情况下拔罐时间过长易拔出水疱，这样不但会伤害到皮肤，还可能会引起皮肤感染。

八、冬病夏治贴敷

1. 适应证 反复咳嗽尤以秋冬季加重者；年龄 >1 岁；伴有过敏性鼻炎、哮喘者。

2. 操作方法 （引自南京市中西医结合医院儿科协定方）

（1）常用方剂：细辛、延胡索、半夏、甘遂、生芥子、肉桂。

（2）方法：等分研磨成末待用，每次取上方适量，用生姜汁调和成膏状待用。患儿脱去衣服，暴露所取穴位，注意保暖；用棉签蘸取温开水（必要时用生理盐水或 75% 酒精）清洁穴位及穴位周围皮肤，将调好的适量药膏涂敷于穴位，以纱布覆盖并用胶布固定。

（3）常用穴位：定喘、肺俞、脾俞、膏肓、肾俞、膻中、天突等。

（4）治疗疗程：每年入伏后选头伏、中伏、末伏第 1 天进行贴敷，连做 3 年。每次选 1 ~ 3 穴，贴敷时间 3 ~ 6 小时，每日 1 次。

近年来部分医院进入夏至即开始贴敷治疗；也有医院进入三伏后每隔 2 ~ 3 天进行穴位贴敷 1 次，共做 12 ~ 15 次，每次的贴敷时间也不尽相同；有在贴敷前使用红外线仪在相关的穴位照射 15 分钟后贴敷 20 分钟，取下贴片；有在贴敷的同时使用离子导入仪、中药理疗仪等辅助贴敷，每次治疗时间 20 分钟。

3. 疗法特点 "冬病"指某些好发于冬季，或在冬季加重的病变。小儿慢性咳嗽，尤其是支气管哮喘，在冬季里发作尤甚。中医认为这是因为这类病患体内原有宿痰，遇冷后引发所致。"冬病夏治"的原理归结起来有两条：一是针对寒邪；二是针对虚寒体质。具有这两点的病患采用冬病夏治效果良好。中医治疗中讲究"天人合一""春夏养阳，秋冬养阴"，利用夏季阳旺阳升，人体阳气在夏季有随之欲升欲旺的趋势，体内凝寒之气易解的状态，运用补虚助阳药或温里散寒药物，天人合击，最易把冬病之邪消灭在蛰伏状态，这也是中医强调"春夏养阳"的原因。夏季人体阳气充盛，气血流通旺盛，药物最容易吸收，而夏季三伏期间是一年中阳气最旺盛的时候，在三伏天进行贴敷治疗，最易恢复扶助人体的阳气，加强卫外功能，提高机体免疫的效果。

4. 注意事项

（1）对年龄过小，或年长体虚者要慎用。

（2）发热患者，或处于疾病的急性期或发作期，治疗可顺延。

（3）对贴敷药物或敷料成分过敏者及贴敷部位皮肤有创伤、皮肤溃疡、皮肤感染者，瘢痕体质者，或其他情况属医生认为不宜使用的患者一定要谨慎施用。

（4）此方法属于中药发泡法，局部可出现潮红、灼热感、异物感、小水泡等反应，一般不进行处理或者予湿润烧伤膏外涂。皮肤过敏严重者可外涂抗过敏药膏。

（5）贴敷治疗后要慎用辛燥之品，以防伤阴。治疗期间应慎食肉桂、花椒、小茴香、大茴香、狗肉、羊肉和新鲜桂圆或荔枝等；忌大量服用寒凉之品，如冷饮、冰激凌等；慎食大量肥甘滋腻之品。

（6）忌过量运动，以免汗出过多导致气阴两虚。

（7）治疗后最好不要去空调房。治疗当晚可以洗澡，但不要搓背，淋浴后用毛巾轻轻吸干穴位上的水即可。

5. 临床应用

潘中良等治疗 40 例咳嗽变异性哮喘患儿，对照组 18 例在发作时予平喘、止咳化痰等对症治疗，治疗组22例予中药内服加冬病夏治穴位贴敷（药物：延胡索、白芥子、甘遂、细辛等。穴位：膻中、天突、肺俞、膈俞、肾俞）。结果：治疗组有效率高于对照组，差异有统计学意义。结论：穴位贴敷配合中药治疗小儿咳嗽变异性哮喘有效。

郭亦男等研究冬病夏治穴位贴敷治疗小儿咳嗽变异性哮喘，对照组予常规中医辨证治疗，治疗组在此基础上，将白芥子、细辛、甘遂、延胡索打粉调糊，贴于天突、膻中、肺俞、膈俞，分别在初伏、中伏、末伏的第一天贴敷，两组均随访1年。结果显示，与对照组相比，治疗组的复发次数减少，每次复发症状持续时间短，感冒次数减少。

九、耳穴压豆疗法

1. 适应证 适用于各证型咳嗽患儿，尤其适用于燥咳、夜咳的患儿。

2. 操作方法

（1）使用王不留行籽或决明子，贴于小块胶布中央，然后对准耳穴贴紧并稍加压力，每天按压数次，每次1~2分钟。每次贴压后保持3~7天。

（2）常用穴位：耳部支气管、肺、肾上腺、内分泌等穴。

3. 疗法特点 中医认为人的五脏六腑均可以在耳朵上找到相应的位置。当身体患病时，往往在耳郭上出现压痛点，而这些压痛点，大多是压豆刺激所应选用的穴位。方法：用火柴棍以适当的压力在耳郭上探查，当压迫痛点时，病人会呼痛、皱眉或出现躲闪动作。耳穴压豆疗法，即为刺激这些相应的反应点及穴位，可起到治病的作用。

4. 注意事项

（1）对于较小儿童注意不要脱落，防止误吸。

（2）夏天易出汗，贴压耳穴不宜过多，时间不宜过长，以防胶布潮湿或皮肤感染。

（3）如对胶布过敏者，可以用防过敏胶带或粘合纸代替。

（4）耳郭皮肤有炎症或冻伤者不宜采用本法。

参考文献

［1］张晓燕，吕桂凤，南云蓉．中药内服联合中药穴位贴敷治疗小儿咳嗽变异性哮喘 50 例临床观察［J］．河北中医，2014，36（6）：820-821.

［2］李维军，雷颖，米宏图，等．清肺贴穴位贴敷治疗小儿急性支气管炎疗效观察［J］．新中医，2011，43（8）：119-120.

［3］杨天化，江俊珊，黄桃，等．射干麻黄汤联合穴位贴敷治疗感染后咳嗽的临床研究［J］．广州中医药大学学报，2013，30（2）：181-184.

［4］张章，王宏才．中药离子导入辅助治疗小儿急性咳嗽病痰热壅肺证临床观察［D］．北京：中国中医科学院，2014.

［5］吴杰，虞坚尔，薛征，等．黄芩咳喘敷贴散经穴导入治疗小儿过敏性咳嗽临床观察［J］．辽宁中医杂志，2014，41（8）：1661-1662.

［6］王英，王小军，邵湘宁．刘氏小儿推拿治疗小儿风寒咳嗽 40 例临床观察［J］．湖南中医杂志，2014，30（5）：85-86.

［7］郑艳华，王昊晟，李维靖．廖品东教授推拿法治疗小儿咳嗽临床经验总结［J］．中医外治杂志，2015，24（6）：61-62.

［8］李娜，胡波．推拿联合中药治疗小儿外感咳嗽 30 例临床观察［J］．中医儿科杂志，2015，11（7）：64-66.

［9］张雪荣，刘晓鹰，向希雄．中药保留灌肠治疗小儿咳喘病痰热壅肺证疗效观察［J］．中医药通报，2009，8（5）：49-51.

［10］丁梦南，马乐宜，刘建忠，等．中药灌肠疗法在儿科的应用［J］．中国

中医药现代远程教育，2015，13（10）：152–154.

　　[11] 高幼琴，陈中明，徐婕.清肺泄痰猴枣汤灌肠治疗小儿咳喘症98例[J].浙江中医杂志，2001，3（15）：19–20.

　　[12] 潘中良，张念志，谢勤.穴位贴敷治疗小儿咳嗽变异性哮喘临床观察[J].山西中医，2014，30（1）：32–33.

　　[13] 郭亦男，李源.冬病夏治穴位贴敷治疗小儿咳嗽变异性哮喘临床疗效观察[J].中国实用医药，2016，11（2）：191–192.

（边逊、杨江）

第四节　肺炎喘嗽

　　肺炎喘嗽病是小儿时期常见疾病，以发热、咳嗽、痰壅、气急、鼻煽为主要临床表现，甚者可见张口抬肩、呼吸困难、面色苍白、口唇青紫等重症。一年四季均可发病，尤以冬春季为多，多见于婴幼儿。本病相当于西医学的肺炎、支气管肺炎、急性毛细支气管炎，病原体包括细菌、病毒、支原体等。

　　肺炎喘嗽初起，内因小儿形气未充，肺脏娇嫩，卫外不固，风邪外袭而为病，包括风寒、风热、风温，或由它病如麻疹、丹痧、百日咳等传变而来，内外合邪，卫表郁遏，肺气失宣，闭郁不行而发病。急性期，外邪入里化热，邪热炽盛，灼津炼液成痰，痰热交结，壅阻气道，出现痰热闭肺证、毒热闭肺证，临床以痰热闭肺证最为多见；急性期若感邪较重或正气虚弱，则病情可迅速发展，累及其他脏腑，如肝失条达疏泄，心血瘀阻，血行不畅，可见烦躁不安、面唇爪甲青紫、胁下痞块肿大、舌有瘀斑等气滞血瘀证候；同时心血瘀阻，血行不畅，又会加重肺气郁闭，造成病理上的恶性循环，最终导致心失所养，心气不足，心阳虚衰之咳喘痰壅，出现面白神萎、四肢不温、大汗淋漓、脉微欲绝等危重证候。恢复期因邪气渐退，正气耗伤，出现正虚邪恋的阴虚肺热和肺脾气虚两种证候。

　　肺炎喘嗽病治疗以开肺化痰、止咳平喘为基本原则。初期治疗应遵循"治表不犯里"，治以疏表开闭，止咳化痰。急性期宜清里开闭，涤痰止咳平喘为主；若有血瘀表现者，佐以活血化瘀；出现心阳虚衰者，当温补心阳，重者应中西医药配合治疗，以提高疗效。恢复期治宜扶正益气为主，阴虚肺热者，治以滋阴清热，润肺止咳；肺脾气虚者，治以补肺健脾，益气化痰。除内治疗法外，中医外治疗法在辅助治疗肺炎喘嗽病方面，因其疗效显著、毒副作用小、价格低廉，具有一定的独特优势。如目前临床上常见的贴敷疗法、拔罐疗法、中药保留灌肠疗法、针刺推拿疗法等。

一、涂敷法

1. 适应证 肺炎喘嗽属风热闭肺证、痰热闭肺证、气阴两伤证者。

2. 操作方法

（1）辨证用药：①初期：炙麻黄 1g，黄柏 3g，黄连 3g，黄芩 3g；②急性期：炙麻黄 1g，生大黄 5g，芒硝 3g，虎杖 6g，杏仁 3g；③后期：炙麻黄 1g，丹参 5g，茯苓 3g，法半夏 3g，杏仁 3g，沙参 5g。（引自南京市中西医结合医院儿科协定方）

（2）选取相应药物等量打成细末 60～80 目混合均匀，装瓶备用；每次 6g，用鲜姜汁 3g，醋 3g 或适量的凡士林、甘油调和成糊状（泥状、饼状），以不渗出液体为佳；患儿取俯卧位，暴露所取穴位（取肺俞及双侧肺底或啰音明显处），注意保暖，用棉签蘸取温开水（必要时用生理盐水或 75% 酒精）清洁穴位及穴位周围皮肤，将调好的适量药糊（药泥、药饼）涂敷于穴位，以纱布覆盖并用胶布固定。

（3）疗程：每次涂敷保留 2～4 小时，每天换 2 次，3 天为 1 个疗程。

3. 疗法特点 小儿肌肤嫩薄，将药物直接贴敷于穴位或病变相对应的体表部位，不仅可以通过经络传导，使药力直达病所，同时药物更容易渗透皮肤，进入血脉运行至全身。

4. 注意事项 最好用塑料薄膜或油纸等覆盖，减少其蒸发，并可防止污染衣物。对皮肤敏感者敷药时间不宜过长，用药注意观察局部及小儿反应，以免刺激时间过久导致不良后果。

5. 临床应用

许晓莉报道，在王烈教授止咳膏、治哮膏的基础上自拟肺炎宁贴 1～4 号方穴位（于神阙、天突、膻中、肺俞或定喘）敷贴配合西药佐治小儿肺炎 63 例，对照组 46 例采用西药治疗。治疗 5 天后发现，观察组疗效优于对照组。

修婵采用敷胸散（大黄：芒硝：大蒜泥按 4∶1∶4 比例）外敷于胸部啰音明

显处，配合常规西药治疗小儿肺炎 50 例。治疗 7 天后，治疗组体征缓解时间明显短于对照组，表明中药外敷能够有效促进肺部炎症恢复。

二、沐足法

1. 适应证　肺炎喘嗽属风热闭肺证、痰热闭肺证、气阴两伤证者。

2. 操作方法

（1）辨证选方：中药煎剂主选炙麻黄 3g，杏仁 5g，生石膏 15g，黄芩 10g，虎杖 15g，僵蚕 6g，甘草 5g。再根据肺炎各期辨证加减，风热初期加蝉蜕 6g，桑叶 10g，菊花 10g，薄荷（后下）10g；痰热闭肺急性期，加金银花 10g，胆南星 6g，浙贝母 10g，白芥子 6g；恢复期去石膏、虎杖，加远志 6g，沙参 10g，麦冬 10g，百合 10g。（引自南京市中西医结合医院儿科协定方）

（2）将中药煎熬好后，弃去药渣，待药液温度适宜（39～40℃），令患儿双足浸泡药液中，使药液没过脚踝，同时轻轻按摩患儿双足涌泉及三阴交穴，以促进药物吸收。

（3）疗程：每天 2 次，5 天为 1 个疗程。

3. 注意事项　沐足时间不宜过长，以 15～20 分钟为宜，注意水温不能过烫，以防灼伤皮肤；避免汗出过多而脱水，沐足后应适当饮水。

三、保留灌肠法

1. 适应证　肺炎喘嗽属风热闭肺证、痰热闭肺证、气阴两伤证者。

2. 操作方法

（1）分期辨证用药：风热闭肺证：炙麻黄 3g，法半夏 10g，款冬花 10g，杏仁 6g，连翘 10g，金银花 10g，黄芩 10g，桑白皮 10g，桑叶 10g，甘草 3g；痰热闭肺证：炙麻黄 3g，杏仁 6g，生石膏 15g，甘草 3g，葶苈子 10g，桑白皮 10g，地龙 6g，炙百部 10g，黄芩 10g，枳壳 6g，浙贝母 6g，虎杖 10g，热重便秘者加大黄5g，口唇紫绀者加丹参10g；气阴两伤证：南北沙参各10g，麦门冬10g，元参10g，连翘10g，远志6g，款冬花6g，炙紫菀6g，百合10g，太子参10g，甘草3g。[引自《中医杂志》，1991，(2)：39-40]

（2）选取相应中药清水浸泡20分钟，水煎取汁200mL，共煎2次，将两次药液混匀，大火浓缩煎至100mL，用细纱布过滤，装瓶放冰箱冷藏，用时水加温至35～37℃，每次取药液5mL/kg，一般不超过50mL保留灌肠。一般在患儿便后，取左侧卧位，去枕屈膝，液体石蜡油润滑后肛周及儿童专用一次性肛管后，插入肛门7～10cm，用针管抽取药液缓慢注入肛门，拔出肛管，嘱家长捏住肛门避免药液流出，持续20分钟即可。

（3）疗程：每天1次，3～5天为1个疗程。

3. 疗法特点　根据肺与大肠的表里关系，通过保留灌肠法治疗小儿肺炎喘嗽病，不仅体现了表里同治、上病下治的原则，同时应用直肠给药的方法可避过肝脏的首过效应，大大提高了中药的生物利用度，增加疗效。

4. 注意事项

（1）灌肠药物温度要适中，过高易损伤肠黏膜，过低则降低药效。

（2）有肛周湿疹、久泄、大便失禁、心脏疾患的患儿不宜做保留灌肠。

5. 临床应用　中药直肠给药最早见于《伤寒论》，根据中医"肺与大肠相表里""上病下取"理论，通过直肠给药，不仅提高了中药的生物利用度，同时可以荡涤积滞，通腑泄热，提高临床疗效。

朱开敏运用加味麻杏石甘汤保留灌肠治疗小儿痰热闭肺型肺炎116例，最长用药2周，最短4天，结果：痊愈（临床症状消失，两肺听诊无异常，白细胞及全胸片均正常）57例，好转（临床症状基本消失、两肺呼吸音粗、全胸片检查基本吸收）51例，无效（临床症状及体征均无改善）8例。

吴海燕在常规西药治疗基础上加用自制肺炎合剂（生麻黄6g，杏仁6g，黄芩10g，川贝母10g，生石膏20g，鱼腥草10g，葶苈子5g，桑白皮10g，制南星 10g，瓜蒌 10g，广地龙 10g，丹参 10g，生甘草 5g。食欲不振者加神曲、麦芽；大便稀伴腹胀者去瓜蒌，加厚朴；热重者生石膏可加至 30g ），经直肠滴灌治疗小儿肺炎 103 例，与 100 例纯西医治疗组相比，结果显示治疗组疗效明显优于对照组，可有效缩短咳嗽、喘息缓解时间及干啰音、水泡音消失时间。提示中药直肠滴灌能治疗小儿肺炎，同时直肠滴灌克服了患儿口服汤药困难的难题，值得临床推广使用。

四、刮痧法

1. 适应证 肺炎喘嗽属风热闭肺证、风寒闭肺证、痰热闭肺证、毒热闭肺证、阴虚肺热证者。

2. 操作方法 患儿取卧位，选天突、膻中、肺俞、脾俞、心俞、阿是穴（患儿背部啰音明显处），热甚者加大椎，暴露选择的穴位，并注意保暖；在患儿皮肤上涂以凡士林等介质后，术者持刮痧板在患儿体表皮肤由上而下、由内而外、单方向地刮拭 1 ~ 2 道，以皮肤刮出带状痧点为度。（引自南京市中西医结合医院儿科经验）

3. 疗法特点 刮痧具有调血行气、疏通经络、活血祛瘀，把有阻滞经络的病源呈现于体表，使病变器官细胞得到营养和活化的作用，从而恢复人体的抗病能力，达到治病的目的。取任脉天突、膻中，足太阳膀胱经的肺俞、心俞与手臂阴经与足阳明胃经的络穴列缺等这些经脉与穴位刮拭，通过刺激这些外在的经脉与穴位，以点带面，促使邪气散发，使与之相关联的肺脏功能恢复和增强，从而达到治疗小儿支气管肺炎的目的。

4. 注意事项 小儿皮肤薄嫩，刮具常用八棱麻、棉纱线等软质工具。使用硬质刮具时，施力要适当，以见到痧点为度；如刮时患儿呼痛难忍，年幼而不能配合者，或有出血倾向者，均不用此法。动作宜轻柔，治疗次数不宜过多，一般 1 ~ 2 次刮痧即可。

5. 临床应用

刘文英观察刮痧疗法对小儿支气管肺炎 30 例，所有患儿都采用刮痧疗法并配合平喘止咳类中西药的治疗。先将刮拭部位涂以甘油以润滑皮肤，手握水牛角，以 45° 角斜度平面朝下，按血液循环方向（由上而下，由内到外）顺次刮拭，以疏筋活血。先刮拭颈椎，再依次刮拭前胸，手臂阴经，脊柱背俞穴。前胸：从胸骨中线开始由内向外角刮天突至膻中；手臂阴经，整个手臂内侧；脊柱：以脊柱为中心，宽 6 ~ 8cm，由上至下从大椎穴刮至肾俞。结果显效 28 例，有效 2 例，总有效率 100%。提示：刮痧疗法治疗小儿支气管肺炎疗程短，疗效好。

五、拔罐法

1. 适应证 一般适用于年龄大于 4 月的肺炎喘嗽患儿，肺部啰音明显或啰音吸收不良者。

2. 操作方法

（1）穴位：双侧大椎、大杼、肺俞、脾俞、阿是穴（肺部啰音明显处）。

（2）方法：患儿取俯卧位，选取直径 3 ~ 5cm 玻璃罐或竹罐，用闪罐法，置于穴上，左右齐拔，反复至皮肤潮红。

（3）疗程：每天 1 次，3 ~ 5 天为 1 个疗程。

3. 疗法特点 腧穴拔罐疗法是以罐子为医疗用具，利用罐内燃烧排除罐内空气，使之造成负压，将罐吸附于腧穴，局部产生瘀血，使瘀滞凝结之气血负而吸达、动拥通畅，改善局部及全身脏腑经络之营养，调整机体阴阳，疏通气血，从而达到治疗疾病的目的。大杼、肺俞，能祛风散寒、宣肺化痰止咳；脾俞，健脾化痰；肺底部阿是穴，可宣散局部郁结之肺气；大椎具有通阳解表、退热祛邪和振奋人身阳气的作用。小儿闪罐法对局部皮肤及皮下组织发生温热刺激作用，促进血液和淋巴液的循环，帮助炎症的吸收，能提高机体抵抗能力，促进肺部啰音消失。

4. 注意事项 拔罐动作宜轻柔快速，皮肤有感染、溃疡、皮疹或有出血倾向及高度水肿等禁用。

5. 临床应用

小儿闪罐法是以竹罐或玻璃罐为工具，借助热力机械刺激作用，形成局部充血或瘀血现象，调整机体阴阳平衡，达到增强体质、扶正祛邪的功效，促进炎症的吸收。南京市中西医结合医院治疗小儿肺炎，对肺部啰音吸收较慢的患儿，加用闪罐法辅助治疗 200 多例，可明显缩短疗程。

陈婉姬将拔罐疗法运用于小儿肺炎有啰音者，经过 40 例的拔罐组与 42 例常规治疗组对照，小儿肺炎啰音不消者经拔罐治疗后 24 小时啰音即明显减少，3 ~ 5 天啰音消失，比常规治疗缩短 2 ~ 3 天，缩短住院时间 2 天左右。表明拔罐疗法可有效促进小儿肺炎啰音吸收。

六、耳穴压豆法

1. 适应证 肺炎喘嗽属风热闭肺证、风寒闭肺证、痰热闭肺证、毒热闭肺证者。

2. 操作方法

（1）主穴：肺、气管；配穴：咽喉、神门、肾上腺、内分泌、脑干。（引自南京市中西医结合医院儿科经验用穴）

（2）方法：每次选 4 ~ 5 穴，耳郭皮肤常规消毒后，将王不留行籽或白芥子粘附在 0.6cm×0.6cm 大小胶布中央，用镊子夹住或用手捏住，贴敷在选用的耳穴上，用手指轻轻揉压，以耳郭略红而小儿不哭闹为度。

（3）疗程：每日家长给患儿按压 3 ~ 4 次，每次每穴按压 30 ~ 60 秒，3 日更换 1 次，双耳交替，2 ~ 3 次为 1 个疗程。

3. 疗法特点 耳穴压豆疗法目的是刺激耳郭上穴位或反应点，通过经络传导，调整脏腑气血功能，解除或缓解临床症状，而发挥治疗作用。

4. 注意事项　贴压耳穴应注意防水，以免脱落；夏天易出汗，贴压穴位不宜过多、时间不宜过长，以防胶布潮湿或皮肤感染；如对胶布过敏者，可改用粘合纸代之；左右耳交替进行，耳郭冻疮或炎症时禁用。

5. 临床应用

耳与脏腑经络有着密切关联性，各脏腑组织在耳郭均有相应的反应区即耳穴，耳穴疗法就是通过刺激这些反应点来防治疾病的一种方法。目前临床常采用胶布将王不留行籽贴在相应耳穴上以便用手按揉耳穴产生酸、麻、胀、痛等感觉，操作方便，疗效明显。

宋美芹等采用耳穴（咽喉、气管、肺、脾、肾、神门、皮质下、内分泌、脑干）贴压王不留行籽，并配合超声短波，治疗使用抗生素效果不理想的肺炎患儿160例，结果显示疗效确切。

七、推拿疗法

1. 适应证　肺炎喘嗽属风热闭肺证、风寒闭肺证、痰热闭肺证、毒热闭肺证者。

2. 操作方法

（1）手法：一般采用推法、揉法、摩法、掐法、按法。

（2）辨证推拿：①风寒闭肺证：揉小天心3分钟、揉一窝风3分钟、补肾3分钟、清板门3分钟、分阴阳2分钟、清肺3分钟、逆运内八卦2分钟、揉小横纹2分钟、清补脾2分钟、清天河水1分钟。②风热闭肺证：分阴阳2分钟、清天河水2分钟、揉小天心3分钟、揉一窝风3分钟、逆运内八卦3分钟、平肝肺3分钟、退六腑3分钟，配以揉小横纹3分钟、清四横纹2分钟、揉肾经2分钟、清补脾经3分钟。③阴虚肺热证：补肾经3分钟、揉二马3分钟、补脾3分钟、推上三关2分钟、清板门2分钟、补肺3分钟、揉小横纹2分钟、揉外劳宫2分钟、掐揉足三里8次、揉肾顶2分钟、揉肾纹2分钟、逆运内八卦2分钟、清四横纹2分钟、清天河水1分钟。④肺脾气虚证：补脾3分钟、补肺2分钟、揉外劳宫2分钟、揉小天心2分钟、揉小横纹2分钟、逆运内八卦3分钟、清板门3分钟、清四横纹2分钟、清天河水2分钟、推上三关2分钟。

（3）捏脊：适用于各证型肺炎喘嗽病。具体方法：患儿俯卧，术者双手两指同时提捏患儿龟尾穴处皮肤及皮下组织，拇指端前按，双手交替，用力，自下而上，一紧一松缓慢挤压向前至大椎穴处，如此反复3～5次。注意重提两侧肺俞、脾俞。

（4）疗程：每日1次，较重时可每日2次，5～7天为1个疗程。

3. 疗法特点　推拿治疗小儿肺炎喘嗽，通过对体表穴位的刺激，可调节小儿的各脏腑功能。不同的证候可采用不同的手法和穴位，可获得不同的作用。如清肺经、清肝经、清大肠、退六腑，具有清肺泻热、止咳化痰的作用；运内八卦、清脾经、分推膻中、揉天突等，具有理气化痰、清热利湿、平衡阴阳的作用。推拿中，强而快的手法可使神经肌肉兴奋性加强；轻而慢的手法可使大脑皮质兴奋性提高，毛细血管开放，血循环加快，血清补体效价在推拿后1小时增加，尿中儿茶酚胺及多巴胺等物质升高者可恢复正常，达到扶正祛邪的作用。

4. 注意事项　操作时手法要轻快柔和、平稳着实而不飘浮，手法的轻重快慢，应根据病儿的体质强弱、病情的寒热虚实辨证论治，切忌操之过急。局部皮肤有破损的患儿禁忌推拿。

5. 临床应用　小儿推拿是通过各种手法刺激特殊的经络腧穴，以疏通经络，调整脏腑气血，达到扶正祛邪、治病防病的作用。

佘曼瑜报道采用推拿（取穴：补脾经、退六腑、清大肠、清肺经、捏大椎、按揉肺俞、拿风池、揉掌小横纹、运内八卦、清天河水等）联合穴位贴敷治疗小儿肺炎喘嗽病痰热壅肺证50例，与常规西医治疗对照组50例相比，结果显示：两组临床有效率无明显差异，但观察组胸片复常率为48.00%，对照组胸片复常率为14.00%，两组比较，差异有统计学意义（$P<0.05$）；观察组气喘持

续时间、痰壅消失时间及咳嗽消失时间分别为（4.96±1.10）天、（5.30±1.11）天、（6.10±1.17）天，对照组分别为（7.81±1.33）天、（8.93±1.51）天、（12.03±1.66）天，两组比较，差异均有统计学意义（$P<0.05$）。

王彦平等在中医辨证口服中药汤剂的基础上联合应用小儿推拿（取穴：清肺经、清肝经、推揉膻中、运内八卦、分推坎宫；风寒闭肺者，加开天门、掐揉二扇门；风热闭肺者，加清天河水、退六腑、推脊；痰热闭肺者，加揉天突、搓摩胁、清天河水；痰浊闭肺者，加揉天突、搓摩胁、补脾经；阴虚肺热证，加揉二马、补肾经；肺脾气虚证，加补脾经、补肺经）治疗小儿肺炎39例，与纯中药治疗组相比，治疗组总有效例数为38例，总有效率为97.44%；对照组有效例数为30例，总有效率为76.92%，治疗组明显高于对照组（$P<0.01$）。综合以上，推拿是临床辅助治疗小儿肺炎的一种有效手段，值得广泛推广应用。

八、针法

1. 适应证　肺炎喘嗽属风热闭肺证、风寒闭肺证、痰热闭肺证、毒热闭肺证者。

2. 操作方法

（1）主穴：尺泽、孔最、合谷、肺俞、足三里。配穴：少商、丰隆、曲池、中脘，用于痰热闭肺证；气海、关元、百会，用于心阳虚衰证。（引自《中医儿科学》，高等教育出版社，第1版）

（2）方法：选择1.0寸毫针，进针约0.5寸，快进，得气取针。

（3）疗程：每日1次，病情轻者可隔日1次，5～7天为1个疗程。

3. 疗法特点　针刺治疗通过刺激穴位，刺激迷走神经和兴奋机体机能，达到清热化痰、扶正祛邪作用．

4. 注意事项　小儿宜手法轻柔，浅刺快进，得气取针，不宜留针。

5. 研究进展

安英俊等运用针刺（取穴：风寒犯肺型，取风门、肺俞、膈俞、列缺、合谷；风热犯肺型，取肺俞、风门、肝俞、列缺、合谷、少商；痰浊阻肺型，取肺俞、脾俞、太渊、太白、丰隆、合谷、列缺；痰热壅肺型，取肺俞、脾俞、丰隆、足三里、列缺、合谷；肺阴虚型，取肺俞、膏肓、肾俞、太渊、太溪、经渠；肺气虚型，取肺俞、膏肓、足三里、列缺、照海）加拔罐疗法治疗小儿支气管肺炎60例，结果显示经2次治疗后痊愈5例，3次治愈14例，4次治愈20例，5次治愈13例，6次以上治愈8例。提示针刺疗法是小儿肺炎的有效外治疗法。

九、穴位注射法

1. 适应证 肺炎喘嗽病各证型。

2. 操作方法

（1）穴位：双侧丰隆。药物：当归注射液。[引自《天津中医药》，1996，13（3）：13]

（2）方法：常规消毒局部穴位，每个穴位注射0.5～1.0mL当归注射液。

（3）疗程：每日1次，病情轻者可隔日1次，5天为1个疗程。

3. 疗法特点

穴位注射又称"水针"，以中医经络理论为指导，以中西医药理为基础，经穴位给药，直达病所，吸收起效快；且穴位注射用药量小，药物的毒副作用小，安全性较高；临床穴位注射后，药物留滞穴位的时间较长，药物起效和穴位刺激时间延长，但不影响患儿活动，故较针刺的留针，更易为患儿家长接受。

4. 注意事项

（1）选穴宜少而精，一般选穴2～5穴，注射时不宜过快、过猛。

（2）局部有破溃、损伤者、凝血功能障碍者或对注射药物过敏者禁用。

（3）严格按照无菌操作技术进行，防止感染。

（4）注射后可出现酸胀感的轻度不适，但一般不超过 24 小时，如出现局部红肿、疼痛加剧、发热等不适，应及时就诊。

（5）注意所选药物的性能、药理作用、剂量、配伍禁忌、副作用、过敏反应等情况，尽量避免使用易过敏药物，如出现过敏现象，轻者出现药疹，停药后可自行消退；出现严重过敏者，应立即停药并及时对症处理。

5. 临床应用

邓健报道采用口服宣肺化痰汤配合穴位（双侧丰隆穴）注射维生素 D_2 果糖酸钙注射液治疗小儿肺炎喘嗽 52 例患儿，结果显示治愈 40 例，好转 9 例，无效 3 例。

高有明等在无热的情况下联用定喘穴（首次）、鸠尾（第二次）穴位交替注射阿托品、异丙嗪治疗 62 例小儿肺炎患儿，对照组仅常规应用抗感染等治疗，结果显示：治疗组显效 40 例、有效 20 例、无效 2 例；对照组显效 30 例、有效 20 例、无效 12 例，两组总有效率比较有显著差异（$P<0.01$）。提示局部穴位注射治疗可有效佐治小儿肺炎，值得临床借鉴使用。

参考文献

［1］许晓莉.自拟肺炎宁贴穴位敷贴佐治小儿肺炎 63 例疗效观察［J］.中国中西医结合儿科学，2010，2（5）：437-438.

［2］修婵.大黄、芒硝外敷佐治小儿肺炎 50 例疗效观察［J］.中医儿科杂志，2009，5（4）：13-15.

［3］朱开敏.中药保留灌肠治疗小儿肺炎 116 例观察［J］.四川中医，2003，21（4）：61-62.

［4］吴海燕.中药直肠滴灌治疗小儿肺炎疗效观察［J］.中国中医急症，

2010, 19 (4): 570–571.

[5] 刘文英, 张淑芳. 刮痧疗法治疗小儿支气管肺炎 30 例, 陕西中医, 2001, 22 (12): 750.

[6] 陈婉姬. 拔罐疗法促进小儿肺炎啰音吸收的作用评价 [J]. 中国中医药科技, 2013, 20 (5): 509.

[7] 宋美芹, 王丽华. 耳穴贴压并超短波治疗小儿肺炎 160 例 [J]. 医学理论与实践, 2004, 17 (4): 444.

[8] 佘曼瑜. 推拿联合穴位贴敷治疗小儿肺炎喘嗽痰热壅肺证临床研究 [J]. 中医学报, 2015, (5): 633–635.

[9] 王彦平, 贺涛. 推拿配合辨证治疗小儿肺炎 39 例 [J]. 陕西中医, 2012, 33 (7): 801–802.

[10] 安英俊, 赵桂兰. 针刺加拔罐疗法治疗小儿支气管肺炎 60 例 [J]. 新中医, 1997, 29 (1): 22–23.

[11] 邓健. 宣肺化痰汤配合穴位注射治疗小儿肺炎喘嗽 52 例 [J]. 新中医, 2009, 41 (3): 69.

[12] 高有明, 李永超. 阿托品及异丙嗪穴位注射治疗小儿肺炎疗效观察 [J]. 中国民康医学, 2010, 22 (2): 140.

（崔倪、杨江）

第五节 哮 喘

　　哮喘是小儿时期临床常见的一种以发作性的痰鸣气促、呼气延长为特征的肺系疾病。哮指声响，喘指气息，哮必兼喘，俗称"齁喘"。常在季节交替的夜间、清晨或气候骤变时发生。本病相当于西医学的支气管哮喘、喘息性支气管炎，大多数为多基因遗传性疾病，约20%哮喘患儿有家族史，发病诱因包括接触或吸入过敏原、呼吸道感染、强烈情绪波动、运动和过度通气、冷空气及药物等，主要发病机制为慢性气道炎症、气流受限、气道高反应性。

　　中医学认为小儿哮喘的发生，分为内因和外因两大类。内因主要责之于"伏痰"，与肺、脾、肾三脏功能不足有关。外因主要有：①外感非时之邪；②饮食不节，嗜食生冷咸寒、肥甘之品或鱼腥发物等；③居处环境骤变，接触异物，如吸入粉尘、异味等。此外，活动过度、情绪激动等也是引起哮喘的诱因。病变部位在肺、脾、肾，病机关键为痰饮内伏，遇外邪触发，反复不已，迁延难愈，最终形成寒热、虚实夹杂的复杂证候。

　　哮喘治疗应遵照《内经》"急则治其标""缓则治其本"的原则，发作期治以攻邪气，寒性哮喘者，治宜温肺散寒，化痰定喘；热性哮喘者，治宜清热涤痰，降逆平喘。若发时寒温并存，外寒内热者，治宜解表清里，定喘止咳；虚实夹杂，上实下虚者，治以泻肺涤痰、补肾纳气，标本兼顾。临床应注意攻邪勿用之太过，以免伤正；如遇哮喘重症如喘脱者（哮喘持续状态），需结合现代医学积极抢救治疗，或发作期经治疗12小时仍未有效控制者，易导致缺氧、酸碱失衡及电解质紊乱，出现呼吸、循环衰竭，应采取中西医结合、内外治综合等治疗措施。缓解期以扶正为主，根据肺、脾、肾三脏，分辨气、阴、阳之虚，分别予以补肺益气固表，健脾温肾纳气，养阴清热。久病者佐以活血，以调肺脾肾三脏功能，去除伏痰之根。

贴敷、推拿等中医特色外治法使用方便，尤其对哮喘缓解期有较好效果，对重症发作期患儿则应与内服药同用。难治性哮喘及重危患儿，还应中西医配合治疗，以提高疗效。

一、涂敷法

1. 适应证　哮喘发作期、缓解期。

2. 操作方法

（1）辨证用药：①发作期：麻黄、杏仁、甘草等量，葱白3根（引自《武简候中医儿科外治备要》，中国中医药出版社，2014）；②缓解期：白芥子、延胡索、甘遂、细辛（2∶2∶1∶1）（引自《张氏医通》）。

（2）选取相应药物打成细末60～80目混合均匀，装瓶备用；每次取上方6g，用鲜姜汁3g，醋3g或适量的凡士林、甘油调和成糊状（泥状、饼状），以不渗出液体为佳，敷药中或可加入氮酮等介质，有助于提高经皮吸收的效果；患儿取平卧位，暴露所取穴位（发作期单取神阙穴，缓解期取定喘、肺俞、脾俞、肾俞、心俞、膈俞、膻中穴），注意保暖，用棉签蘸取温开水（必要时用生理盐水或75%酒精）清洁穴位及穴位周围皮肤，将调好的适量药糊或药泥涂敷于穴位，以纱布覆盖并用胶布固定。

（3）疗程：每次涂敷保留2～4小时，发作期每天换1次，3天为1个疗程；缓解期敷药时间为每年的头伏、中伏、末伏的第一天，连用3年。

3. 疗法特点　中药涂敷疗法将中药理论与中医脏腑经络理论相结合，通过药物外用直接刺激穴位，同时药物经皮渗透，不经肝肠循环，避开首过效应，不仅可以较长时间作用于人体，而且操作简便，方便患者自己掌握，可随时撤药，避免不适，药物副作用小。

4. 注意事项　因小儿皮肤娇嫩，贴敷时间不宜过长，每次以2～4小时为宜，个别小儿皮肤非常敏感，时间也可适当缩短。有严重湿疹者要慎用此法，贴敷部位皮肤有皮疹、破损、溃疡等，忌用此法。如出现皮肤过敏现象，轻则停止涂敷，重则在医生指导下外用药物处理。

5. 临床应用

陆建中将110例哮喘发作期患儿，按照随机数字表法将其分为观察组和对照组，各55例。对照组患儿实施单纯西医方法治疗；观察组患儿用10%的鲜姜汁调和中药药末（白芥子100g，延胡索100g，细辛50g，甘遂10g，麝香1g），制成饼状，外敷于天突、肺俞、膈俞、定喘、膻中穴等穴位，并配合穴位按摩，结果显示观察组疗效优于对照组。提示在小儿哮喘治疗中中药穴位涂敷能有效缓解临床症状，值得推广应用。

二、穴位贴敷法

1. 适应证　哮喘发作期、缓解期均可。

2. 操作方法

（1）取穴：发作期，取定喘、天突穴、肺俞、膏肓、背部双侧肺底部；缓解期，取定喘、肺俞、脾俞、肾俞、心俞、膈俞、膻中穴。每次取3～4穴，根据证型选取相应中药熬制成浓缩液，浸湿于中药贴片上，敷贴于所选穴位，贴片上接中频电离子治疗仪的电极，根据患儿年龄及耐受度调节电压大小。（图3-6）

（2）辨证用药：发作期：寒哮证，茯苓、法半夏、全瓜蒌、麻黄、细辛、甘草（3:3:3:2:1:2）；热哮证，虎杖、桑白皮、法半夏、茯苓、麻黄、甘草（4:4:3:3:2:1）（南京市中西医结合医院儿科协定方）。缓解期：白芥子、延胡索、甘遂、细辛（2:2:1:1）（引自《张氏医通》）。药物可选用中药打粉，制作同上；也可运用中药颗粒剂，加适量醋和甘油直接调成糊状。

（3）疗程：发作期，每次20分钟，每日1～2次，3～5天为1个疗程；缓解期，每次20分钟，敷药时间为每年的头伏第一天开始至夏伏末，2～3日1次，连用3年，又称为"冬病夏治"。

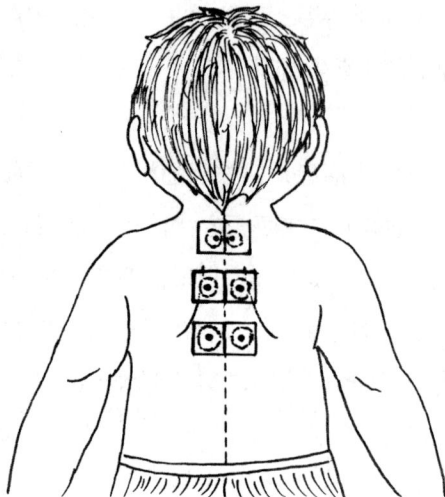

图 3-6　三伏贴示意图

3. 疗法特点　中医学认为本病属于哮、喘证、痰饮范畴。《证治汇补》中说:"因内有壅塞之气、外有非时之感,膈有胶固之痰,三者相合,闭拒气道,搏击有声,发为哮病。""冬病夏治"法能起到祛除伏邪、消退痰饮作用。如《普济方》中说:"背为胸中之府,诸阳受气于胸中而转行于背。"反复哮喘,必伤阳气,阳气不足,无力温散痰瘀,瘀不消必重伤阳气的恶性循环。三伏贴敷,能调和营卫,疏通经脉,改善微循环,调畅气机,振奋诸阳,清肃胸中伏邪。

4. 注意事项　贴敷部位的皮肤有创伤、溃疡、感染者,对敷贴药物或敷料成分过敏者不宜用此方法。

5. 临床应用

王友恒等观察 54 例哮喘缓解期患儿,根据中医"冬病夏治"理论,于每年夏季头伏、二伏、三伏当天贴压在患儿两侧肺俞、肾俞、定喘、膻中等穴位,贴敷自制中药饼(白芥子、白芷、细辛、甘遂、麻黄、麝香、冰片),连续 3 年。研究结果显示疗效确切。现代研究显示中药贴敷通过刺激穴位和药物吸收,可以改善机体下丘脑 – 垂体 – 肾上腺轴的内分泌功能,调节机体细胞免疫、体液免疫功能，提高机体的抗病能力。

王叶芳采用超声脉冲电导治疗仪及中药颗粒剂（麻黄、细辛、白芥子、瓜蒌、茯苓、法半夏，按6:3:6:10:10:6比例）三伏天穴位贴敷相结合的方法，治疗小儿哮喘缓解期90例患儿，结果显示治疗组能有效控制和减轻气道炎症，预防哮喘的反复发作。

三、沐足法

1. 适应证 寒哮证、热哮证。

2. 操作方法

（1）辨证选方：中药煎剂主选麻黄3g，桑白皮10g，葶苈子10g，紫菀6g，僵蚕6g，远志6g，苏子6g，甘草5g，再根据辨证加减。寒哮者，加细辛3g，桂枝5g，干姜6g，白芷10g等；热哮者，加黄芩10g，生石膏20g，薄荷10g，虎杖15g等。（引自南京市中西医结合医院儿科协定方）

（2）将中药煎熬好后，弃去药渣，待药液温度适宜时令患儿双足浸泡其中，使药液没过脚踝，家长同时轻轻按摩患儿双足涌泉穴，以促进药物吸收。

（3）疗程：每天1次，3天为1个疗程。

3. 疗法特点 药浴疗法的作用机理，一方面主要根据脏腑经络理论，据此以浴的方式使药物入腠理，由经络达病所，发挥其效；另一方面，浴法所用药物芳香辛散，具有通经走络、开窍透骨、开结行滞之功，可使药效直达病所。通过中药沐足和穴位按摩，使止咳化痰药物可经皮肤表层及穴位吸收、渗透，进入经络，从而起到温经止咳、清热化痰的作用。

4. 注意事项

（1）对患儿及家长进行心理调护，详细解释足浴的作用及方法，并告知足浴后可能出现的正常反应，如尿量、汗出、睡眠等的增加，以取得患儿及家长的配合。

（2）病室环境宜安静舒适，室温适中，不要直接吹风；冬天应在膝盖上加盖大毛巾保暖，并备用暖炉。

（3）治疗一般在晨起洗漱完毕，排尽大小便后，或早餐 30 分钟后，或者在晚餐 30 分钟后，或临睡前。

（4）药液的温度：先将药液加热至 38 ~ 40℃，再放双足，保持温热，以舒适为宜。

（5）局部皮肤有破溃或感染者禁做沐足。若沐足过程出现皮肤红肿等表现，须立即停止。

（6）坚持"一人一桶"原则，每次沐足完毕后应将沐足桶清洗干净，有效防止交叉感染发生。

四、刮痧法

1. 适应证　寒哮证、热哮证。

2. 操作方法　患儿取俯卧位，选大椎、肺俞、肾俞、脾俞，暴露穴位，并注意保暖；用热毛巾擦洗皮肤，在患儿皮肤上涂以凡士林等介质后，术者持刮痧板在患儿体表皮肤由上而下、由内而外、单方向地刮拭 1 ~ 2 道，以皮肤刮出带状痧点为度。

3. 疗法特点　刮痧是以中医经络理论为指导，借助牛角、玉石等刮痧器具在皮肤相关部位刮拭经络穴位，通过良性刺激，改善局部微循环，从而达到调和营卫之气，增强机体自身潜在的抗病能力和免疫机能，以祛除邪气，防病治病。中医认为，春夏养阳，秋冬养阴；三伏天为至阳，大椎为"三阳之会"，故治宜调理一身之阳气，兼顾调节肺、脾、肾三脏为要，既可泻阳经风热，又可补诸阳之虚，诸穴配伍，补虚泻实、攻补兼施，共奏益气祛痰、润肺止哮平喘之效。膀胱经的肺俞是肺脏精气输注之处，肺主呼吸，主皮毛，司一身之表；肾俞为主治疾患的要穴，以培土固本扶正。刮拭及刺激肺俞、脾俞等穴位，所过经络，均可行气活血，益气健脾，标本同治，安全可靠。

4. 注意事项　皮肤有创伤、溃疡、感染者禁忌。

五、拔罐法

1. 适应证　适用于年龄较大哮喘儿童。

2. 操作方法

（1）患儿取卧位，选取肺俞、脾俞、肾俞、关元穴、气海穴、背部两侧肺部湿啰音明显处，取直径 3 ～ 5cm 玻璃罐或竹罐，用闪罐法，置于穴上，左右齐拔，反复至皮肤潮红。

（2）疗程：每天 1 次，3 ～ 5 天为 1 个疗程。

3. 疗法特点　拔罐是以罐为工具，利用物理作用，造成局部瘀血，以达到温经散寒、通经活络、行气活血的作用。

4. 注意事项　本方法适用于年龄较大儿童，或可以配合治疗的幼儿。以闪罐法为主，动作宜轻宜快，不宜破损皮肤。

5. 临床应用　拔火罐疗法是借助热力作用排去罐内空气，一方面通过罐内负压产生机械刺激，另一方面通过热源对拔罐局部穴位产生温热作用，达到活血温经通络等功效。

张源临床研究报道，在采用西医对症治疗和口服中药辨证施治的同时，辅以拔罐疗法，治疗 60 例哮喘发作期（热哮证）患儿，3 天 1 次，3 次为 1 个疗程。结果治疗组临床控制率、总有效率，明显高于对照组；哮鸣音消失时间明显短于对照组，具有显著差异性。

应春等在采用中西药治疗的基础上加用中医拔罐治疗哮喘发作期患儿 50 例，提示中医拔罐外治疗法辅助治疗发作期的小儿哮喘，能够有效改善患儿临床症状，缩短患儿哮鸣音消失时间，且操作简单、痛苦小、无明显不良反应等。

六、耳穴压豆法

1. 适应证 哮喘发作期。

2. 操作方法

（1）主穴：平喘、喘点；配穴：肺、气管、神门、肾上腺。（引自《武简候中医儿科外治备要》，中国中医药出版社，2014）

（2）方法：每次选2～3穴，耳郭皮肤常规消毒后，将王不留行或白芥子粘附在0.6cm×0.6cm大小胶布中央，用镊子夹住或用手捏住，贴敷在选用的耳穴上，用手指轻轻揉压，以耳郭略红而小儿不哭闹为度。

（3）疗程：每日家长给患儿按压3～4次，每次每穴按压30～60秒（哮喘发作严重者可延长至10分钟），3日更换1次，双耳交替，2～3次为1个疗程。

3. 疗法特点 耳穴压豆疗法，即为刺激疾病相应的反应点及穴位，疏通经络达病所，发挥扶正祛病的治病作用。

4. 注意事项 对于较小儿童注意不要脱落，防止误吸；耳郭皮肤有炎症、冻伤者或过敏者不宜采用本法。

七、推拿疗法

1. 适应证 哮喘发作期（寒性哮喘证、热性哮喘证）、缓解期（肺气虚弱证、脾虚气弱证、肾不纳气证）。

2. 操作方法

（1）治疗原则：清肺化痰定喘。

（2）手法：一般采用推法、揉法、摩法、掐法、按法。

（3）辨证推拿：①热性哮喘证：主穴：清脾6分钟、平推肝肺3分钟、清板门5分钟、退六腑3分钟、补肾5分钟、揉小天心3分钟、逆运内八卦3分钟、揉小横纹2分钟、泻大肠5分钟、开璇玑2分钟、按弦走搓摩2分钟、清天河水1分钟；配穴：揉一窝风3分钟、利小肠2分钟。②寒性哮喘证：揉小天心3分钟、揉一窝风3分钟、补肾5分钟、清板门5分钟、分推阴阳2分钟、平推肝肺2分钟、补脾4分钟、揉小横纹3分钟、揉二马2分钟、逆运内八卦3分钟、清四横纹2分钟、开璇玑2分钟、清天河水1分钟。③肺气虚弱证：主穴：补脾5分钟、补肺3分钟、揉外劳宫3分钟、推上三关2分钟、补肾5分钟、揉二马2分钟、逆运内八卦3分钟、清四横纹2分钟、揉小横纹3分钟、清肺2分钟、清天河水1分钟；配穴：揉肾顶2分钟。④脾虚气弱证：补脾5分钟、补肺3分钟、揉外劳宫3分钟、掐揉足三里3~7次、推上三关2分钟、补肾5分钟、揉二马3分钟、清肺3分钟、逆运内八卦3分钟、清四横纹2分钟、揉小横纹2分钟、清天河水1分钟。⑤肾不纳气证：补肾8分钟、揉二马3分钟、补脾5分钟、推上三关2分钟、逆运内八卦3分钟、清四横纹2分钟、揉外劳宫3分钟、拿列缺3~5次、清天河水2分钟。（引自《小儿推拿实用技法》，人民卫生出版社，2016）（图3-7）

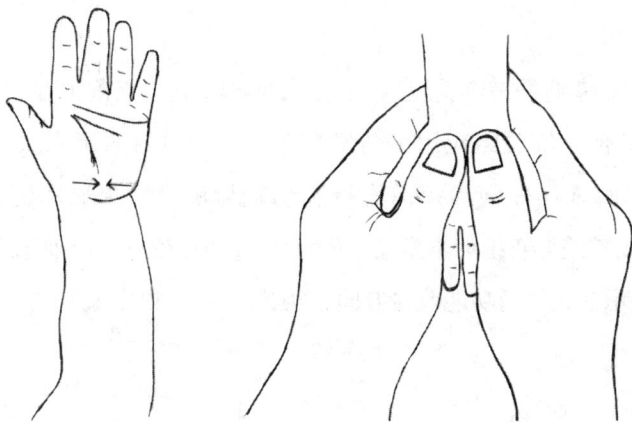

图3-7 小儿合阴阳推法示意图

（4）捏脊：适用于各证型哮喘。具体方法：患儿俯卧，术者双手两指同时提捏患儿龟尾穴处皮肤及皮下组织，拇指端前按，双手交替，用力，自下而上，一紧一松缓慢挤压向前至大椎穴处，如此反复3~5次。本法自下而上挤捏推进为补法，自上而下挤捏推进为泻法。发作期宜补泻并施，缓解期宜补法为主。

（5）每日1次，较重时可每日2次，3～5天为1个疗程；虚证患儿可连续2～3个疗程。

3. 疗法特点 循经推拿是在小儿体表的特定腧穴、经络触摸产生能量，改善患儿机体的内能和环境，调节各脏腑器官的生理功能，达到提高免疫力、增强抗病能力、保健身体、防治疾病的目的。推拿疗法没有药物的毒副作用，不损伤机体组织，可提高患儿治疗舒适感。根据症状采取辨证取穴治疗，起到清肺涤痰、止咳平喘、补肾纳气的作用。

4. 注意事项

（1）推拿手法宜轻柔，推拿前要与家长充分沟通，取得同意并配合。如果小儿抗拒明显，勿勉强操作。

（2）推拿时要使用润滑剂保护皮肤；推后要注意避风，以免复感。

5. 临床应用

田福玲等将哮喘缓解期患儿100例，遵循随机分组的原则分为实验组50例和对照组50例。实验组应用小儿推拿手法治疗，对照组未做任何治疗。待患儿急性发作时未作任何治疗前进行肺功能检测，结果显示两组患儿FVC、FEV1、PEF比较差异有统计学意义（$P<0.05$），FEF25～75比较无统计学意义（$P>0.05$），显示在大气道功能改善方面，实验组优于对照组。

八、针法

1. 体针

（1）适应证：哮喘发作期、缓解期。

（2）分期选穴：发作期：取定喘、天突、内关；咳嗽痰多者，加膻中、丰隆。缓解期：取大椎、肺俞、足三里、肾俞、关元、脾俞。（引自《中医儿科

学》，高等教育出版社，2008）

（3）方法：选择 1.0 寸毫针，进针约 0.5 寸，急性期，以泻法为主；缓解期，以补法为主，可配合灸法。

（4）疗程：病情急者每日 1～2 次，病情缓者隔日 1 次；7 天为 1 个疗程，虚证患儿可连续 2～3 个疗程。

（5）注意事项：①患儿不宜在空腹状态进行针刺治疗，以防晕针；②因患儿年幼，易躁动，尽量以手法进行补泻操作，减少留针时间；③注意和家长及患儿沟通，尽力争取配合。

2. 头针

（1）适应证：适用于哮喘发作期各证型。

（2）选穴及手法：取额旁一线，定位于额中线外两旁，直对目内眦角，发际上下各 0.5 寸，自眉冲穴向沿经下针 1 寸；不留针，急刺捻转 10～15 秒。（引自《图解小儿病中医外治法》，中国医药科技出版社，2013）

（3）疗程：病情急者每日 1 次，病情缓者隔日 1 次；7 天为 1 个疗程，虚证患儿可连续 2～3 个疗程。

（4）注意事项：同体针法。

3. 梅花针法

（1）适应证：适用于哮喘发作期。

（2）操作方法：取鱼际、前臂手太阴经循行部两侧胸锁乳突肌部，以梅花针叩击，以皮肤微红为度。（引自《实用中医儿科学》，上海科学技术出版社，1995）

（3）疗程：一般隔日 1 次。

（4）注意事项：①对急性传染病、皮肤破溃、凝血功能障碍者禁用；②局部要常规消毒，注意无菌操作，防止感染；③针尖起落要呈垂直方向，注意用量均匀，防止针尖斜着刺入和向后拖拉着起针，增加患儿的疼痛。

（5）疗效特点：梅花针又称皮肤针，是通过腕部弹力使梅花针叩刺人体一定部位或穴位来治疗疾病的一种疗法。以中医理论"有诸内者必形诸外"为指导，即脏腑有病，可通过经络反映至体表，本疗法即通过梅花针叩刺机体体表某一部位，疏通经络气血，调整气机，从而达到治疗效果。

4. 临床应用

张玲运用中药内服联合穴位针灸治疗 150 例哮喘缓解期儿童，对照组 150 例采用布地奈德常规治疗，长期随访比较 2 组患儿。结果显示治疗组哮喘急性发作次数和呼吸道感染发生率明显低于对照组，发作程度改善情况明显优于对照组，均具统计学意义。

别传军等联合运用针刺攒竹配合中药（延胡索、皂角刺各 10g，甘遂、细辛、胡椒等各 5g，白芥子、肉桂各 2.5g）贴敷天突穴治疗小儿哮喘 35 例，治疗 3 疗程后观察临床疗效，总有效率达 97.14%。

九、灸法

1. 适应证　适用于寒哮证和哮喘缓解期。

2. 操作方法

（1）主穴：发作期，选璇玑、定喘、肺俞；缓解期，选肺俞、膻中、膏肓。配穴：气海、期门、足三里。

（2）方法：将艾条点燃靠近穴位 2 ~ 3cm 处灸，直至皮肤发红，时间 5 ~ 8 分钟，以皮肤微微发红为度。

（3）疗程：每日 2 次，3 ~ 5 天为 1 个疗程，可连续 2 ~ 3 个疗程。

3. 注意事项　防止烫伤小儿皮肤。

4. 临床应用

现代科学研究证实，灸法具有非特异性免疫作用，能调节脏腑功能，提高机体免疫功能，抑制平滑肌收缩与气道的炎症反应。艾灸不仅取其热力作用以温阳化痰，再配合以肺俞、膻中、定喘、膏肓等化痰要穴，更是达到温化"夙根"

功效。

祁鹏将小儿哮喘 58 例患儿随机分为对照组和治疗组各 29 例，对照组采用常规的糖皮质激素吸入疗法及药物治疗，且在哮喘发作时均使用常规平喘和抗炎治疗。治疗组在对照组基础上加灯火灸治疗，虚喘者予压灯指温熨法，每天施灸 1次；实喘者采用明灯爆灸法，每 2 日施灸 1 次，均每穴 1 壮，10 次为 1 个疗程。结果显示治疗组总有效率为 96.5%，对照组总有效率为 65.5%，治疗组明显优于对照组，具有统计学差异。

林舟佩临床研究报道显示使用艾灸疗法、穴位敷贴及中药内服综合治疗哮喘缓解期患儿，可有效减少呼吸道感染次数及哮喘发作次数，提高血清 CD_3、CD_4及 CD_4/CD_8 的表达水平。

十、保留灌肠法

1. 适应证　哮喘发作期。

2. 操作方法　根据证型选取相应中药清水浸泡 20 分钟，水煎取汁 200mL，共煎 2 次，将两次药液混匀，大火浓缩煎至 100mL，用细纱布过滤，装瓶放冰箱冷藏，用时加水温至 35 ~ 37℃，取药液 30 ~ 50mL 保留灌肠。一般在患儿便后，取侧卧位或俯卧位，将儿童专用一次性肛管插入肛门 7 ~ 10cm，用针管抽取药液缓慢注入肛门，拔出肛管，嘱家长捏住肛门避免药液流出，持续 20 分钟即可。

（1）辨证用药：麻黄 3g，白果 3g，黄芪 12g，半夏 9g，杏仁 9g，款冬花12g，桑白皮 12g，苏子 12g，甘草 6g。热性哮喘，酌加黄芩、葶苈子等；寒性哮喘，酌加桂枝、芍药等。[引自《现代中西医结合杂志》，2016，（25）：6]

（2）疗程：每天 1 次，3 ~ 5 天为 1 个疗程。

3. 疗法特点　保留灌肠法治疗小儿哮喘以中医"肺与大肠相表里"理论为指导，体现了表里同治、上病下治的原则；同时应用直肠给药的方法可避过肝脏的首过效应，避免了胃肠道酸、碱、消化酶等对药物的影响和破坏作用，加大生物利用度，有效提高疗效。

4. 注意事项 插入肛门的肛管要煮沸消毒；插入肛管时动作宜轻缓，以免损伤黏膜；灌肠的药液药温适宜，避免烫伤肠道黏膜。

5. 临床应用

杨红新等采用定喘汤加减保留灌肠法联合妥洛特罗贴局部敷贴，治疗 60 例儿童哮喘发作期患儿，对照组 60 例采用静脉给药及吸入万托林和雾化吸入普米克令舒治疗，结果显示研究组肺功能各项指标均明显优于对照组（$P<0.05$），哮喘发作次数明显少于对照组（$P<0.05$）。

王乐平等采用经验方喘息平（麻黄、杏仁、鱼腥草、白芥子、洋金花等）灌肠液治疗小儿哮喘 104 例，对照组 45 例采用 654-2 保留灌肠。结果显示治疗组无论在起效时间、哮鸣音消失时间、药效持续时间和显效、有效率等方面均明显优于对照组（$P<0.01$）。同时实验研究表明，喘息平灌肠液具有明显的镇咳祛痰和解痉平喘作用。

此外，还有穴位埋线、电磁波疗法等外治方法，但临床使用不多或不单独使用。各个外治法之间相互联合治疗哮喘病证，可增加临床疗效。

参考文献

［1］陆建中.中医综合外治法治疗小儿哮喘临床观察［J］.中外医学研究，2014，12（23）：114-115.

［2］王友恒，胡荣，孟继民.中药饼穴位敷贴防治小儿哮喘远期疗效观察［J］.湖北中医杂志，2013，35（8）：26.

［3］孙婷婷.伏九贴敷干预儿童哮喘缓解期临床疗效及理论研究［D］.沈阳：

辽宁中医药大学，2009.

［4］王叶芳.穴位敷贴法干预90例哮喘缓解期患儿的临床观察［J］.浙江中医药大学学报，2012，36（1）：79.

［5］张源.拔罐辅助治疗小儿哮喘发作期（热哮）60例临床观察［J］.中医儿科杂志，2013，9（6）：51-54.

［6］应春，詹建华，吴慧芬.中医拔罐辅助治疗小儿哮喘发作期的效果［J］.中华现代护理杂志，2015，21（11）：1306-1308.

［7］田福玲，李旗，崔建美，等.小儿推拿对小儿哮喘急性期肺功能损害预防作用的研究［J］.针灸临床杂志，2014，30（9）：47-49.

［8］张玲.中药内服联合穴位针灸治疗小儿哮喘缓解期的效果研究［J］.中国中医基础医学杂志，2013，19（8）：934-935.

［9］别传军，张晓晖.针刺攒竹配合中药贴敷天突穴治疗小儿哮喘35例［J］.光明中医，2015，30（5）：1029-1030.

［10］祁鹏，徐涛，祁运敏.灯火灸疗法治疗小儿哮喘临床观察［J］.湖北中医杂志，2011，33（9）：28-29.

［11］林舟佩.中医综合调治小儿哮喘缓解期的临床疗效及T细胞亚群的影响［J］.新中医，2014，46（3）：120-122.

［12］杨红新，唐敏，付秀英.定喘汤保留灌肠联合局部敷贴治疗儿童哮喘疗效观察［J］.现代中西医结合杂志，2016，25（8）：840-842.

［13］王乐平，许桂英.喘息平保留灌肠液定喘的临床和实验研究［J］.中国中医急症，1998，7（3）：102-104.

（崔倪、杨江）

第六节 反复呼吸道感染

小儿1年内上呼吸道感染和下呼吸道感染次数频繁，超过了一定的范围，即称为反复呼吸道感染。反复呼吸道感染的判断条件如下：一年内0～2岁儿童反复上呼吸道感染次数大于等于7次，或下呼吸道感染次数大于等于3次；一年内2～5岁儿童反复上呼吸道感染次数大于等于6次，或下呼吸道感染次数大于等于2次；一年内5～14岁儿童反复上呼吸道感染次数大于等于5次，或下呼吸道感染次数大于等于2次。

需注意：①反复呼吸道感染2次感染间隔至少7天以上；②若上呼吸道感染次数不够，可以将上下呼吸道感染次数相加，反之则不能；但反复感染是以下呼吸道为主，则应定义为反复下呼吸道感染；③确定次数须连续观察1年。

小儿反复呼吸道感染，内因是禀赋虚弱，肺脾肾三脏功能不足，卫外不固。外因是喂养不当，精微摄取不足；调护失宜，外邪乘虚侵袭；用药不当，损伤正气；疾病所伤，正气未复。内因是根本，外因是条件。本病病机主要在于正虚易感，或正虚邪伏；其病位主要在肺，常涉及脾、肾。小儿反复呼吸道感染的辨证重在辨识邪正消长变化及不同的病程特点。急性感染期应注意分辨表里寒热；迁延期邪毒渐平虚象显露，应辨正邪消长之势；感染间歇期以正虚为主，当辨肺脾肾何脏虚损以及气血阴阳的偏衰。

急性感染期间，应根据不同病证病机特点拟定不同的治疗原则，同时应注意反复呼吸道感染小儿体质多虚，加上久病缠绵，故用药不能发散太过，以防汗出过多，伤精耗气。迁延期在扶正祛邪的同时，注意祛邪务尽，不宜过早使用补益或酸涩的药物，以免造成邪气留恋。

本节所述为感染间歇期的治疗，多属病后正虚，以肺脾功能失调为多，故应确立扶正固本为其基本治疗原则，根据肺脾气虚、气阴两虚、营卫失调的不同证型，分别采用健脾补肺、益气养阴、调和营卫等治法进行治疗。但须注意此期的治疗不宜过于温阳或滋补，以防产生内热或碍脾生痰之弊。小儿反复呼吸道感染可内服药配合外治疗法，外治法中包括伏九贴敷法、捏脊疗法、推拿疗法、刮痧疗法、针灸疗法、拔罐疗法等。各种外治疗法可单用，也可选择多种疗法综合使用。

一、伏九贴敷法

1. 适应证 本病属肺脾气虚证、气阴两虚证、营卫失调证者。

2. 操作方法

（1）常用药：炒白芥子、元胡、甘遂、细辛、干姜（或生姜汁）为基本方，可结合临床经验进行适当加减。（引自《张氏医通》，中国医药科技出版社，2011）

（2）治疗方法：选取相应药物打成细末 120 目混合均匀，装瓶备用；每次取药适量，加凡士林、甘油调和成糊状（泥状、饼状），以不渗出液体为佳；患儿取平卧位，暴露所取穴位（肺俞、膈俞、脾俞、肾俞、定喘等），注意保暖，用棉签蘸取温开水（必要时用生理盐水或 75% 酒精）清洁穴位及穴位周围皮肤，将调好的适量药糊（药泥、药饼）涂敷于穴位，以纱布覆盖并用胶布固定。也可使用离子导入仪或微波理疗仪辅助促进药物透入。

（3）治疗时间：贴敷时间的长短，要根据患者的皮肤反应、个人体质和耐受能力而定，一般以患者能够耐受为度。因贴敷的药物（如白芥子等）对皮肤有较强的刺激性，因此药物在皮肤留置的时间不宜过长。儿童 1～4 小时为宜。伏天贴敷一般 3 次（如有闰伏则 4 次），10 天 1 次，九天贴敷从"一九"开始，9 天 1 次，贴满"三伏三九"为 1 个疗程，连续 3 年，治疗满 3 年为佳。3 年后可以继续贴敷，以巩固或提高疗效。

3. 疗法特点 伏九贴敷是在继承中医学天人相应理论基础上，在盛夏三伏之际用中药外敷特定的穴位来治疗和预防冬季发作的肺系疾病的一种传统治疗手段。因三伏时阳光最盛，温度最高，机体腠理开泄，三伏贴敷可以顺时就势，一方面借助夏季阳气升发、人体阳气随之旺盛之趋势，使体内凝寒之气疏解；另一方面又可以摄取阳气，为秋冬储备阳气，以祛除阴霾之邪，从而达到扶正固本之效。三九天天气最冷，但日照时间逐渐变长，人体内阳气也渐上升，采用补气壮阳、祛湿化痰药物对穴位予以适当刺激，是对人体阳气的补充及促进，从而达到预防疾病的目的。

4. 注意事项　禁忌证：①贴敷部位的皮肤有创伤、溃疡、感染者；②对敷贴药物或敷料成分过敏者；③过敏体质、瘢痕体质者；④急性发热性疾病及多种感染性疾病的发热期；⑤咯黄色脓痰、咯血、衄血者，或易出现口腔溃疡等内火较重者。

5. 临床应用

张雯等将242例反复呼吸道患儿分为肺脾气虚型、营卫不和型、肾虚骨弱型，均采用芥子咳喘膏于三伏天、三九天进行穴位贴敷，并随诊观察3年，共完成187例。所有患儿治疗后反复呼吸道感染月均发作次数均明显减少，发作程度减轻，其中肺脾气虚证的总有效率高于营卫不和证及肾虚骨弱证。

刘卫红等选取855例反复呼吸道感染患儿，采用随机对照方法，其中干预组427例，给予温肺化痰穴位贴敷；对照组428例，给予穴位贴敷模拟贴，两组均贴敷大椎、膻中、肺俞、膏肓。从每伏第1日开始，隔2日1贴，每次4小时，连续3年，并随访观察。结果显示贴敷第1年，两组患儿的年均上呼吸道感染发病次数比较差异无统计学意义，贴敷第2年和第3年，干预组患儿的年均上呼吸道感染发病次数显著少于对照组。而两组在贴敷的第1年及第2年下呼吸道感染（包括支气管炎和肺炎）的发病次数未见显著差异，贴敷第3年时，干预组较对照组下呼吸道感染的发病次数明显减少，提示三伏贴对反复呼吸道感染患儿有显著疗效，且干预疗程以连续3年为宜。

霍莉莉等采用治疗前后自身对照法，多中心收集120例反复呼吸道感染患儿，使用冬夏伏九离子仪导入中药穴位贴敷，随访 1 年，治疗后中医证候积分明显下降，上呼吸道感染、支气管炎和肺炎的全年发病次数减少，感染期平均治疗天数明显缩短，唾液中 SIgA 明显升高。

霍莉莉等采用多中心、随机对照、重复测量、单盲设计，比较三伏贴、冬夏伏九贴两种贴敷方案连续 3 年防治小儿反复呼吸道感染的疗效，结果连续治疗 3 年，两组均可减少发病次数，缩短发作期病程。而治疗 2～3 年时，伏九组疗效优于三伏组，且伏九组 sIgA 的上升较三伏组更稳定持续。建议使用伏九穴位贴敷治疗小儿反复呼吸道感染，并以 3 年为疗程。

二、捏脊疗法

1. 适应证 本病属肺脾气虚证、气阴两虚证、营卫失调证。

2. 操作方法

（1）手法：选用二指捏法，双手腕关节略向尺侧偏斜，食指中节桡侧横抵于皮肤，拇指置于食指前方的皮肤处，以拇指、食指捏拿皮肤，两手交替向前捻动，从上至下，龟尾至大椎穴为一遍，如此反复。从第五遍开始，重提肺俞、脾俞、三焦俞、肾俞。同时可根据证型配合推拿：①先天不足：推坎宫 1 分钟、揉太阳 3 分钟、清肺经 100～200 次、运内八卦 100 次、捏外劳宫 3 分钟；②肺脾气虚：补脾经 100 次、运内八卦 100 次、点揉肺俞 1 分钟、推四横纹 50～100 次、点揉外劳宫 3 分钟；③正气损伤：清肺经 100～200 次、点揉肺俞 1 分钟、点揉外劳宫 3 分钟。（引自《冯氏捏积派小儿推拿》，青岛出版社，2015）

（2）疗程：每日或隔日 1 次，1 月为 1 个疗程，可长期坚持使用。

3. 疗法特点 捏脊疗法，可刺激背部膀胱经及脊柱两侧夹脊穴，其中对肺俞、脾俞、三焦俞及肾俞的刺激可健脾益气、补肾固表，肺脾健则营卫和谐，肾气足则元气充实，抵御病邪的能力增强。

4. 注意事项 提拉患儿腧穴时要因人而异，酌情而定。年龄较大、体质强壮的患儿力量可重一点；年龄较小、体质较弱的患儿力量可轻一点。

5. 临床应用

曾华将小儿反复呼吸道感染患儿88例分为西医治疗组及推拿捏脊疗法组，推拿捏脊手法如下：患儿由大人扶抱，或取坐位，医者用左手扶患儿的手，右手用拇指蘸姜汁水，先推肺经300次，推脾土500次，推肾经200次，然后推上三关300次以上，摩丹田3分钟，按揉足三里、三阴交各30次。捏脊法：患儿取俯卧位，先在小儿背部抚摩数次，然后术者用双手拇指及食指在脊柱或脊柱两侧捏起皮肤，从骶尾部长强穴处起，双手交替向上捻动，边捏边拿，边拿边放，直至大椎，一般自长强穴至大椎往返7次；并于第4遍每捏3次后提拿1次，同时行至肺俞、脾俞、肾俞穴时重点提拿；捏脊后在肺俞、脾俞、肾俞穴各按揉3分钟，治疗7天为1个疗程，间隔3天进行第2个疗程，共治疗3个疗程，结果取得满意疗效。

马融等提出四时辨体质捏脊疗法。在常规捏脊的基础上，依据季节的不同及小儿体质的差异加用不同的腧穴。其中四时取穴内容主要为：立春，加揉按肝俞、肺俞；立夏，加揉按心俞、小肠俞、脾俞、胃俞；立秋，加揉按肺俞、大肠俞；立冬，加揉按肾俞、膀胱俞。在不同季节并进行相应腧穴的揉按，拇指向外侧揉按，每个穴位操作3分钟。体质取穴法依据小儿不同的体质特点，选取不同的腧穴调理体质，防治疾病。正常质，采用常规捏脊法及四时取穴法；痰湿质，加三焦俞、脾俞以健脾化痰；内热质，加肝俞、心俞、大椎以清热；气虚质，加脾俞以健脾益气；气阴两虚质，加肝俞、脾俞以益气养阴。

三、灸法

1. 适应证 本病属肺脾气虚证、气阴两虚证、营卫失调证者。

2. 操作方法

（1）手法：患儿取仰卧位，选取足三里，温和灸，每次20分钟，每天1次。（引自《中医儿科学》，高等教育出版社，2008）

（2）疗程：一般每次灸5～10分钟，开始时隔日1次，10次以后改为每周灸2次；15次为1个疗程。

3. 疗法特点 艾灸对机体是一种温热的良性刺激，借助艾火的穿透力和辐射作用，通过穴位、经络的传导来调整小儿机体功能，促进新陈代谢及血液循环，调整内分泌功能，提高机体免疫能力和防病能力，从而达到"通十二经，入三阴，理气血，治百病"的作用。

4. 注意事项 小儿皮肤娇嫩，使用温和灸时，施灸者须将食指、中指分开置于施灸部位的两侧，通过医者手指的感觉来测知患儿局部受热的程度，以便及时调节施灸的距离。施灸时注意避免烫伤。施灸后，局部皮肤出现微红灼热，属正常现象，无需处理。若出现水泡，可涂以消炎药膏，并以消毒纱布保护。

5. 临床应用

李慧璟等选取30例反复呼吸道感染患儿，使用艾条温和灸身柱穴的方法，偏于肺气不足者，益气固表，补肺实卫，加灸肺俞；偏于脾气不足者，宜健脾益气，加灸中脘；偏于肾气不足者，宜补肾纳气，加灸关元，疗效确切。

典迎彬等采用隔姜灸的方法治疗小儿反复呼吸道感染，基础选穴为大椎、风门、肺俞，气阴两虚型，加气海；肺脾气虚型，加脾俞；脾肾两虚型，加脾俞、肾俞。每周2～3次，4周为1个疗程。可有效预防小儿反复呼吸道感染。

四、拔罐疗法

1. 适应证 本病属肺脾气虚证、气阴两虚证、营卫失调证者。

2. 操作方法

（1）选穴：肺俞、肾俞、脾俞。

（2）方法：用直径4cm的玻璃火罐，罐内加温后即叩于穴位上，留罐5～10分钟。

（3）疗程：每周1次，3个月为1个疗程。

3. 疗法特点 拔罐疗法是中医疗法的独特优势之一，通过经络腧穴对脏腑进行调节。刺激背部经穴可增加网状内皮系统功能活动，使体内各种特异性和非特异性免疫抗体增加，从而提高机体免疫功能，增强人体防病能力。

4. 注意事项 本方法以闪罐法为主，动作宜轻宜快，不宜破损皮肤。

5. 临床应用

张一炼将58例患儿分为治疗组30例及对照组28例，在对照组口服玉屏风口服液的基础上，治疗组加用留、走罐治疗。先在背部督脉及膀胱经循行部位涂抹润滑剂，用5号玻璃火罐以闪火法将罐吸附于腰俞穴，沿督脉推行至大椎穴，往返5～6次，至督脉皮肤发红；再以同样方法在膀胱经从大穴穴推至白环俞，附分穴推至秩边穴，往返5～6次，至背部膀胱经皮肤发红；然后用闪火法在督脉的命门穴、至阳穴、身柱穴、大椎穴及膀胱经的肺俞穴、脾俞穴、肾俞穴留罐5～8分钟，每周1次，12周为1个疗程。结果治疗组明显优于对照组。

朱南方将60例复感儿分为治疗组及对照组，治疗组采用拔火罐及穴位治疗，对照组采用转移因子口服液治疗，观察两组患儿sIL-2R的水平。结果治疗组疗效优于对照组，两组患儿治疗前sIL-2R明显升高，经治疗对照组虽下降但仍明显高于正常，而治疗组sIL-2R水平显著下降，与正常患儿差异无显著性意义。

五、香佩（药衣）疗法

1. 适应证 本病属肺脾气虚证、气阴两虚证、营卫失调证者。

2. 操作方法 干姜、苍术、白芷、川芎、防风、丁香、细辛按6:6:10:6:4:3比例（南京市中西医结合医院儿科临床经验方），可根据患儿证型加减用药。将上述药物研末混合装袋，装入纯棉布缝制的薄棉背心，自10月起可开始穿戴。

3. 疗法特点 药衣使用方便，便于保存，无刺激性，药袋取出后还可以洗涤；且药衣覆盖前胸后背，具有施药面积大、敷穴多、不易错位、药性透发力强等特点。通过药物较长时间持续不断地作用于人体经络和穴位，或通过其挥发性被肌肤皮毛吸收，或通过呼吸吸收，而后输布全身，增强免疫功能，以达扶正祛邪、防病治病的目的。

4. 注意事项 如果有哮喘、过敏性鼻炎等疾病，对药物气味敏感者，不宜佩戴。

5. 临床应用

纪战尚等将 106 例患儿随机分为 2 组，治疗组 58 例，佩戴防感香袋（由黄芪 125g，苍术 62.5g，防风 41.6g，辛夷 62.5g，白芷 62.5g，蝉蜕 62.5g，柴胡 21g，桑叶 62.5g，野菊花 62.5g，鱼腥草 41.6g，花椒 41.6g，川芎 41.6g，桂枝 62.5g，麦芽 62.5g，砂仁 62.5g，苏叶 62.5g，桔梗 41.6g 组成。上述药材净选、烘干、粉碎、过 60 目筛，加入冰片细研混匀，灭菌分装即得），每次取药 30g，置于 10cm×8cm 棉布袋中即为 1 个防感香袋，日间佩戴特制肚兜贴身置于肚脐之上，夜间放置枕边，每 30 天更换 1 次，连续使用 3 个月。对照组 48 例，口服玉屏风颗粒。结果治疗组疗效明显优于对照组。

陈丽芸等采用佩戴自制香囊（苍术 100g，薄荷 100g，白芷 100g，艾叶 100g，荷叶 100g，贯众 100g，甘松 100g，冰片 15g，除冰片研细外，余药烘烤后粉碎，与冰片粉混匀，每次取 20g 放于棉布袋中密封后放于彩色小袋中挂于胸前，夜间放置枕边）结合小儿捏脊每次 8 遍，治疗小儿反复呼吸道感染，结果疗效明显优于西医常规治疗对照组。

六、刮痧疗法

1. 适应证 本病属肺脾气虚证、气阴两虚证、营卫失调证者。

2. 操作方法

（1）刮痧穴位：头面部，太阳、印堂、天门；背部，大椎、脊柱两侧膀胱经、颈部夹脊穴；上肢，三关、六腑、天河水。

（2）操作方法：取水牛角刮痧板、凡士林油；选择合适体位，运用腕力，刮板与皮肤呈45°角，用刮板后1/2刮；刮前先涂润滑剂，用刮板拉匀；刮时刮拭面尽量拉长，采用单向反复刮动，由上而下，由内而外（胸部、腹部、肩部），力量均匀、适中。视病情轻重，可见轻者皮肤鲜红，痧点散在分布；重者，皮肤暗红，痧点密集成团、块状，甚至呈现紫色肿疱。

3. 疗法特点　中医认为小儿反复呼吸道感染是由于先天不足，后天失调，造成肺脾气虚、气阴两虚、营卫失调。刮痧是刮痧器具在皮肤相关部位刮拭经络穴位，以经络学说为理论基础，注重整体调理，通过经络穴位来调节脏腑、疏通经络、畅达气血、平衡阴阳，从而增强机体的生理功能和抗病能力。

4. 注意事项　头面部穴位以皮肤鲜红为度，其他穴位由于患儿的反应和刮拭部位的不同，刮后未出痧的切不可强求出痧，可在重点穴位和压痛点用刮板棱角按压。刮时必须遵循"刮前刮后，阴阳对刮""宁失一穴，不丢一经"的原则。

5. 临床应用

李香玉等将240例积滞内热所致复感儿分为两组，对照组给予匹多莫德口服，治疗组给予督脉、膀胱经、六腑、天河水等部位刮痧治疗，每个穴位5分钟，7天1次，4次为1个疗程，连用2个疗程。治疗组疗效明显优于对照组，且治疗组患儿IgA、IgG上升方面优于对照组。

庞军等采用随机、双盲、平行对照、多中心临床试验设计方法，将100例反复呼吸道感染患儿分为枢经刮痧治疗组和假刮痧对照组，分别比较两组治疗临床疗效、免疫指标。结果枢经刮痧治疗组均明显优于对照组。

七、推拿疗法

1. 适应证　本病属肺脾气虚证、气阴两虚证、营卫失调证者。

2. 操作方法

（1）选穴：开天门、推坎宫、揉太阳、开玄机，按揉天突、膻中、足三里、丰隆、肺俞、脾俞、肾俞。（图3-8）

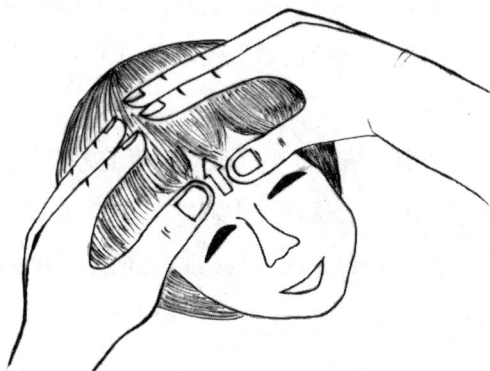

图 3-8　推天门示意图

（2）辨证加减：①肺脾气虚证，补脾经、清补肺经、清肝经、运内八卦、揉小横纹、揉外劳宫、推三关、捏脊；②肺胃伏热证，清肺经、清胃经、清大肠、揉四横纹、运板门、退六腑、分推腹阴阳、推下七节；③肺脾阴虚证，清补肺经、清补脾经、清肝经、补肾经、揉掌小横纹、揉内劳宫、揉二马、分阴阳、清天河水。[引自《实用中西医结合临床》，2014，14（4）：61-62]

（3）疗程：每日1次，7天为1个疗程，可隔日1次，1月为1个疗程。

3. 疗法特点　"不在邪多，而在正虚"是小儿反复呼吸道感染的发病机制，其中又以卫气不固为关键。小儿推拿特定穴是根据儿童生理病理特点而创立，不同于传统针灸的点状穴位，具有点线面状等多种形态穴位。小儿推拿特定穴与针灸十四经穴结合，又能加强先后天之本，体现出着重调补肺、脾、肾三脏的治则；同时可调节免疫功能，激发经气，鼓舞正气，防治一体，符合中医"治未病"的思想。

4. 注意事项 应先准备好推拿介质，一般用滑石粉、爽身粉或润肤油，亦可使用自制膏剂，效果更佳。

5. 临床应用

邢鑫鑫将120例反复呼吸道感染患儿分为治疗组和对照组，治疗组应用推拿疗法合脾氨肽口服冻干粉，对照组口服脾氨肽口服冻干粉，共3个疗程。结果治疗组疗效优于对照组，且两组治疗前后免疫球蛋白（IgA、IgG，IgM）比较，治疗组改善明显优于对照组。

陈秀珍采用调肺健脾推拿法治疗小儿反复呼吸道感染肺脾气虚证。

具体手法：揉膻中100次、揉迎香100次、揉二马100次、推脾经200次、推肺经100次、捏脊3遍，每日1次。与口服玉屏风口服液患儿相比较，结果推拿组患儿疗效优于对照组。

参考文献

［1］张雯，王素梅，金洪，等.冬病夏治穴位贴敷防治小儿反复呼吸道感染疗效观察［J］.河北中医，2013，35（3）：395-397.

［2］刘卫红，胡晶，张会娜，等.三伏贴防治小儿反复呼吸道感染的随机对照研究［J］.中医杂志，2015，56（8）：667-671.

［3］霍莉莉，宜小平，虞坚尔，等.伏九贴敷防治小儿反复呼吸道感染临床观察及免疫功能分析［J］.辽宁中医杂志，2014，41（4）：701-705.

［4］霍莉莉，虞坚尔，夏以琳，等.穴位贴敷防治小儿反复呼吸道感染方案优化［J］.中国妇幼保健，2014，29（2）：218-222.

［5］曾华.推拿捏脊为主治疗小儿反复呼吸道感染45例临床观察［J］.四川

中医，2007，25（9）：92-93.

［6］马融，杜春雁，杨常泉，等.四时辨体捏脊疗法预防小儿反复呼吸道感染的临床运用［J］.中华中医药杂志，2012，27（5）：1315-1317.

［7］李慧璟，王誉燃，丁号旋，等.艾灸身柱穴治疗小儿反复呼吸道感染临床研究［J］.吉林中医药，2014，34（5）：483-486.

［8］典迎彬，典栋彬.隔姜灸治疗小儿反复呼吸道感染73例［J］.中医研究，2015，28（11）：54-55.

［9］张一烁.背部走、留罐治疗小儿反复呼吸道感染30例［J］.中医外治杂志，2005，14（6）：40-41.

［10］朱南方，刘云峰，余惠华.拔火罐、穴位注射对反复下呼吸道感染患儿sIL-2R变化的影响［J］.新中医，2003，35（10）：42-43.

［11］纪战尚，徐建涛，徐涛，等.防感香袋防治脾虚小儿反复呼吸道感染58例［J］.中国中西医结合消化杂志，2010，18（1）：51-52.

［12］陈丽芸，王恩杰.佩戴自制香囊结合小儿捏脊治疗小儿反复呼吸道感染60例临床观察［J］.光明中医，2013，28（11）：2314-2315.

［13］李香玉，原晓风.无痛点压刮痧法治疗小儿反复呼吸道感染临床研究［J］.光明中医，2012，27（12）：2480-2481.

［14］庞军，刘振威，唐宏亮，等.枢经刮痧疗法防治小儿反复呼吸道感染的随机双盲多中心临床试验［J］.中国临床新医学，2010，3（8）：701-703.

［15］邢鑫鑫，张伟.推拿疗法治疗小儿反复呼吸道感染60例临床观察［J］.中医临床研究，2013，5（23）：28-29.

［16］陈秀珍.推拿疗法治疗小儿反复呼吸道感染68例临床观察［J］.河北中医，2009，31（9）：1355-1356.

（崔倪、杨江）

第四章　脾系疾病

4

第一节 口 疮

口疮是指小儿口颊黏膜、唇、齿龈等处出现红肿、溃疡面，或舌出现少量淡黄色或白色大小不等的小疮或溃疡面的口腔疾患，溃疡可单发或多发，甚者可连成片状，可伴见发热、流涎等临床表现，多发于 1 ~ 4 岁小儿。本病西医学称口炎，包括疱疹性口炎、溃疡性口炎、卡他性口炎、龈口炎、口角炎等口腔疾病，多由细菌、病毒、螺旋体等感染所致。

小儿口疮的发生，内因多由禀赋不足，或热病、久病耗伤阴液，水不制火，虚火上浮；外因由于感受风热之邪，可夹毒夹湿，或恣食肥甘厚味，致邪热内蕴脾胃，或口腔不洁，秽毒内侵等原因，致内外合邪，火热蕴积心脾，循经上炎，熏灼口舌则生口疮。病变脏腑主要在心、脾、肾。临诊需辨明火热之虚实，一般起病急、平素体质好者多为实热证，疮面红赤、满口溃烂，多见于风热乘脾证、脾胃积热证、心火上炎证；口腔溃疡反复发作，或迁延难愈者，多为虚证，疮缘淡红、溃烂不重者，多见于虚火上浮证。

口疮治疗以清热降火为原则。根据中医"热者寒之、实则泻之"原则，实火口疮宜清热解毒泻火为主，根据不同证型分别治以疏风清热解毒、通腑泻火解毒、清心凉血解毒；虚证治以滋阴降火，引火归元。

目前临床研究显示中药外用涂敷、推拿等外治法使用方便，对小儿口疮病有良好效果。本病治疗得当，一般预后良好。若感染严重，出现败血症、中毒性脑病等严重合并症者，应中西医药配合治疗，以提高临床疗效。

一、涂口法

1. 适应证 口疮属风热乘脾证、脾胃积热证、心火上炎证、虚火上浮证者。

2. 操作方法

（1）选取相应药物打成细末 60 ~ 80 目混合均匀，装瓶收藏备用；每次用时取以下药末 1g，用少许蜂蜜调，涂于患处，具有清热解毒、祛腐生肌之效。

（2）药物：犀牛角 15g，青黛 9g，西瓜霜 9g，丹皮 15g，梅片 15g，寒水石 15g，川连 6g（引自《实用中医儿科学》，浙江科学技术出版社，2005）。实热者，可选用中成药如冰硼散、青黛散、西瓜霜、珠黄散适量外涂；虚火上浮者，可选用锡类散或养阴生肌散。

（3）疗程：1 日 3 ~ 4 次，外涂口腔患处，3 天为 1 个疗程。

3. 疗法特点　因婴幼儿口服汤药困难，涂口法不仅可以将中药散剂直接外涂于口腔疮疡表面，杀灭或抑制致病菌繁殖，促进疮面愈合，而且具有易被患儿及家长接受等优点，临床应用广泛。

4. 注意事项　药物外涂前予淡盐水漱口以清洁口腔。

二、贴敷法

1. 适应证　口疮属风热乘脾证、脾胃积热证、心火上炎证、虚火上浮证者。

2. 操作方法

（1）敷脐法

①选取细辛适量打成细末 60 ~ 80 目混合均匀，装瓶备用；每次取 1.5g，用冷开水或适量的凡士林、甘油调和成糊状（泥状、饼状），以不渗出液体为佳，敷药中或可加入氮酮等介质，有助于提高经皮吸收的效果。患儿取平卧位，暴露神阙穴，注意保暖，用棉签蘸取温开水（必要时用生理盐水或 75% 酒精）清洁穴位及穴位周围皮肤，将调好的适量药糊（药泥、药饼）敷于脐部，以纱布覆盖并用胶布固定。

②辨证加减：实热证，加黄柏等量；虚热证，加黄连、桂心等量。（引自《百病外治 3000 方》，江西科学技术出版社，1999）

③疗程：每次涂敷保留 6～8 小时，每天换 1 次，3～4 天为 1 个疗程。

（2）敷涌泉法

①穴取双侧涌泉穴，余具体操作方法同上敷脐法。

②辨证选药：实热证，选用黄柏、生地、生大黄等量（引自《中医外治法集要》，陕西科学技术出版社，1989）；虚热证，吴茱萸适量（引自《常用中草药手册》，福建科技出版社，2005）。

③疗程：每次涂敷保留 12～24 小时，每天 1 次，3～4 天为 1 个疗程。

3. 疗法特点 口疮患儿多有口腔疼痛，口服药不易接受，而外用中药贴敷取穴少，药物精炼，便于操作，且易于被患儿及家长接受。细辛味辛，性温归肺、肾经，其挥发油对动物和人体黏膜浸润及传导均有局部麻醉和消炎镇痛的作用，借醋调敷神阙穴通过皮肤吸收、经络传导循经直达病所而发挥作用。

4. 注意事项 口疮小儿贴敷选方用药 1～4 味即可，不必过于繁杂；一般应随制随用，不宜久置，以免变质。

5. 临床应用

周盈等自制小儿口疮散治疗小儿口疮 100 例，结果显示中药外涂对改善临床症状，促进局部疮面的愈合，减轻口腔黏膜疼痛效果显著。叶玉珍应用中药吴茱萸、胆南星各等份，研末，白醋调成糊状，外敷两足心涌泉穴，3 天为 1 个疗程，治疗小儿口疮 98 例，2 个疗程后治愈 23 例，占 85%；好转 9 例，占 15%；未愈 0 例，总有效率 100%。

裘燕飞根据中医"引火归原"理论，采用鲜姜汁调吴茱萸贴敷治疗双侧涌泉穴法，治疗小儿复发性口疮 43 例，临床痊愈率达 58.1%，总有效率 93.3%。

乔学军采用巴豆外敷印堂穴治疗疱疹性口炎 23 例，临床取得较好疗效。

中药外用涂敷，不仅易于被患儿及家长接受，而且临床可减轻口腔不适症状，促进疮面修复，有效缩短病程。

三、含漱法

1. 适应证　口疮属风热乘脾证、脾胃积热证、心火上炎证等实热证患儿。

2. 操作方法

（1）选取相应药物加水煎煮 2 次，去渣收取 2 次药汁，装瓶备含漱用。

（2）药物：黄连、黄柏、乌梅各 10g，玄明粉 5g。（引自《百病中药外治大全》，华中科技大学出版社，2016）

（3）疗程：每日 10 余次，3 天为 1 个疗程。

3. 疗法特点　药液直接作用于疮面，能够改善患者的局部血液循环，消除炎症，较快缓解疼痛，加快溃疡面愈合。

4. 注意事项

（1）将玄明粉放入 2 次药液中溶化即可。

（2）中药汤剂含漱时间可适当延长，以 3～5 分钟为宜，由于需患儿自身配合，故临床常用于 3 岁以上患儿。

5. 临床应用

现代药理研究显示，中药孩儿茶可抗细菌、病毒等多种病原体，还能保肝抗氧化、增强机体免疫力等，尤其是在治疗肝炎、胃肠道消化系统疾病及疮疡肿伤方面，治愈率高、用药安全。

尹思阳等采用孩儿茶研为细粉，兑水漱口治疗口疮患者 100 余例，轻者 3 天即愈，重症 7 天亦能痊愈，临床取得了满意的疗效。因其经济简便，深受患儿家长欢迎。

四、沐足法

1. 适应证　口疮属风热乘脾证、脾胃积热证、心火上炎证等实热证者。

2. 操作方法

（1）辨证选方：中药煎剂主选黄芩 10g，北柴胡 6g，连翘 6g，青黛 6g，山栀 10g，薄荷 10g，生芦根 10g，生石膏 15g，甘草 5g，再根据辨证加减。风热乘脾证加金银花 10g，牛蒡子 10g，荆芥 6g；脾胃积热证，可加用大黄 3g，藿香 6g，蒲公英 15g，枳实 6g；心火上炎证，去柴胡、石膏，加用黄连 3g，生地黄 10g，滑石 10g，灯心草 6g；虚火上浮者，去石膏，加生地黄 10g，吴茱萸 6g，知母 6g，丹皮 6g 等。（引自江苏省中医院儿科协定方）

（2）根据辨证选择处方；将药物煎熬好后，弃去药渣，待药液温度适宜时令患儿双足浸泡其中，使药液没过脚踝，家长同时轻轻按摩患儿双足，以促进药物吸收。

（3）疗程：每天 1 次，3 天为 1 个疗程。

3. 疗法特点 沐足法是中药熏洗法的一种，运用该法治疗小儿口疮病，除经药液蒸汽直接熏蒸皮肤，增加经皮肤渗透吸收的有效成分，还可借助热力作用，促进发汗，有助临床退热，并配合按摩足踝部三阴交、涌泉等穴位，疏通经络，可促进机体恢复，提高疗效。

4. 注意事项 沐足时间不宜过长，以 10 ~ 15 分钟为宜；脚踝以下有皮疹、破溃者不适宜泡脚。

五、保留灌肠法

1. 适应证 口疮属风热乘脾证、脾胃积热证、心火上炎证、虚火上浮证者。

2. 操作方法 根据辨证论治原则，选取相应中药，水煎至 100mL，加温至 35℃，取灌肠液 30 ~ 50mL 保留灌肠。

（1）辨证用药：①风热乘脾证，银翘散加减：金银花 6g，连翘 10g，薄荷 6g（后下），生石膏 15g（先煎），北柴胡 6g，黄芩 6g，玄参 6g，葛根 10g 等；②脾胃积热证，凉膈散加减：黄芩 6g，黄连 2g，薄荷 6g（后下），生石膏 20g（先煎），生栀子 6g，淡竹叶 10g，滑石 10g（包煎），大黄 5g，枳实 6g，生甘草 3g 等；③心火上炎证，泻心导赤散加减：黄连 3g，淡竹叶 10g，黄芩 6g，生栀子 10g，生地黄 10g，芦根 10g，滑石 10g（包煎），天花粉 10g，生甘草 3g 等；④虚火上浮证，熟地黄 10g，白术 10g，茯苓 10g，山药 10g，炙甘草 3g，丹皮 10g，肉桂 3g，泽泻 6g 等。（以上引自南京市中西医结合医院儿科协定方）

（2）疗程：每天 1 次，3 ~ 5 天为 1 个疗程。

3. 疗法特点　中药保留灌肠法治疗小儿口疮病，不仅体现了中医"通腑泻热"、"上病下取"的治疗理念，同时，现代医学研究认为，保留灌肠可经直肠直接吸收，避免了药物的肝脏首过效应，可通过人体循环直接发挥其药效，还可避免患儿口服中药汤剂的痛苦，易于被患儿及家长接受。

4. 注意事项

（1）一般取俯卧位，以防药液流出；动作宜轻柔，操作要准确，防止直肠局部黏膜损伤。

（2）肛门或结肠、直肠术后，或疑有肠坏死、肠穿孔及有心肝肾严重并发症等禁用。

六、放血疗法

1. 适应证　口疮属风热乘脾证、脾胃积热证、心火上炎证等实热证者。

2. 操作方法

（1）患儿取俯卧位，局部常规消毒后，用三棱针点刺放血，以挤出 1 ~ 2 滴为宜。

（2）取穴：足跟后横纹正中点。（引自《百病中药外治大全》，华中科技大学出版社，2016）

（3）疗程：3 天后不愈者，再次取上穴点刺放血，如此反复，一般 1 ~ 3 次即可治愈。

3. 疗法特点　放血疗法是运用针刺工具刺破病人的络脉或穴位，放出少量的血液，以达到防治疾病的一种疗法。本病实热证者，通过点刺放血，可以泻热。

4. 注意事项

（1）动作宜轻快，定位需准确，严格消毒，防止局部感染。

（2）身体虚弱、凝血功能障碍者禁用。

5. 临床应用

放血疗法又称刺络放血疗法，"血气不和，百病乃变化而生"为其治疗基础。临床通过特定穴位点刺放血以泻热解毒、祛瘀活血通络、调和气血。

赵君平运用跟腱旁放血治疗小儿口疮病 200 例，结果显示 200 例患儿全部治愈，其中 1 次治愈者 98 例，2 次治愈者 60 例，3 次治愈者 32 例。

七、刮痧法

1. 适应证　口疮属风热乘脾证、脾胃积热证、心火上炎证等实热证者。

2. 操作方法　患儿取俯卧位，选大椎、肺俞、脾俞、大肠俞、小肠俞，暴露选择的穴位，并注意保暖；用热毛巾擦洗皮肤，在患儿皮肤上涂以凡士林等介质后，术者持刮痧板在患儿体表皮肤由上而下、由内而外、单方向地刮拭 1～2 道，以皮肤刮出带状痧点为度。（图 4-1）

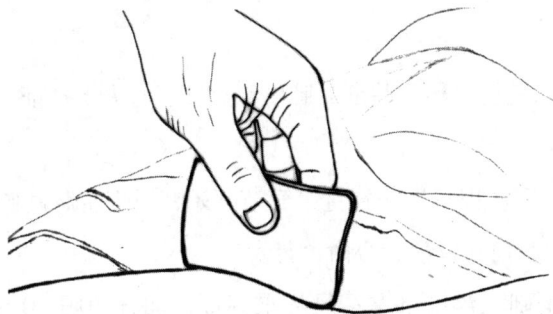

图 4-1　刮痧

3. 疗法特点　借助刮痧板使皮肤大面积受力，通过刺激经络腧穴，皮下毛细血管扩张，改善局部微循环，祛除邪气，疏通经络，舒筋理气，祛风散寒，清热除湿，消肿止痛，增强机体自身潜在的抗病能力和免疫机能，从而起到扶正祛邪、防病治病的作用。

4. 注意事项

（1）操作前需要和家长充分沟通，取得理解和配合，如小儿抗拒明显，可停止治疗。

（2）刮痧时手法、时间、力度上以小儿可耐受、局部皮肤发红、略有出痧为度，一般不超过5分钟。

（3）刮痧后不宜马上洗澡，如出汗多用干毛巾擦拭即可。

（4）小婴幼儿禁用，有凝血机制障碍者禁用。

（5）局部皮肤有湿疹、破损、感染者禁用。

5. 临床应用

刮痧是采用特制器具，以中医经络理论为指导，在体表进行相应的手法刮拭，使局部出痧，达到补益气血、疏经活络、活血化瘀、排毒解毒等功效。

李香玉采用泻黄散配合刮痧疗法治疗小儿时期由于脾胃积热引起的口疮、反复呼吸道感染、麦粒肿等疾病，在临床取得较好疗效。

八、推拿疗法

1. 适应证 口疮属风热乘脾证、脾胃积热证、心火上炎证、虚火上浮证者。

2. 操作方法

（1）基本手法：从捏拿患儿脊背第五节开始，重提督脉两侧膀胱经的脏腑腧穴，尤其注意重提脾俞、胃俞、心俞、肾俞。

（2）在捏脊基础上辨证推拿：风热乘脾证，加分阴阳30～50次、揉板门300次、清肺经100～200次、清心经100次；脾胃积热证，加分阴阳30～50次、揉板门300次、清大肠100次、清心经100次、运内八卦100次、清天河水50次；虚火上浮证，加补脾经100次、清心经100次、清肝经100次、运内

八卦 100 次、揉小天心 30 ~ 50 次。（引自《冯氏捏脊派小儿推拿》，青岛出版社，2016）

（3）疗程：每日 1 次，较重时可每日 2 次，3 ~ 5 天为 1 个疗程。

3. 疗法特点 小儿为稚阴稚阳之体，本病病机主要由脾胃郁热，蕴久化火，循经上行，熏蒸口舌，或口腔不洁，邪毒入侵，复因内蕴积热熏灼口舌，致溃疡作痛。故本病多为实证，治宜清热解毒、消肿止痛。处方以揉板门，清胃凉膈、补肾壮水制火；清肺经、清心经，泻邪热清口疮；清天河水，除脾胃积热；清大肠，泻热通便。推拿治疗小儿口疮，一方面可清解心脾积热、滋补肾阴、退虚热，另一方面可扶助正气、祛除病邪，从而达到治疗效果。

4. 注意事项 操作时手法的轻重快慢，应根据病儿的体质强弱、病情的寒热虚实辨证论治，切忌操之过急。局部皮肤有破损的患儿禁忌推拿。

5. 临床应用

小儿推拿疗法是中医推拿疗法中的一部分，因小儿与成人的生理、病理特点不同，故其推拿也自成体系。小儿推拿操作简便，不需服药打针，痛苦小，无损伤，无污染，临床疗效确切，近年来被家长称为中医"绿色疗法"，易于被小儿和患儿家长接受。

陈秀珍采用揉掌小横纹、掐揉总筋、揉涌泉、揉按肺俞、揉大椎穴、提拿肩井等推拿手法治疗小儿口疮 28 例，3 天为 1 个疗程，经 2 个疗程治疗治愈 10 例，占 35.7%；好转 18 例，占 64.3%；总有效率为 100%。

杜幼蕊等采用推补肾水、推清天河水、揉总筋穴、揉小天心穴、揉小横纹穴、推四横纹穴、推清板门穴、推清肺金穴、揉二人上马穴等小儿推拿手法，治疗小儿口疮 50 例，轻者每日 2 次，疼痛明显者每日 3 ~ 4 次，结果痊愈 43 例，占 94%；好转 7 例，占 6%，总有效率为 100%。

此外，临床尚有药枕法等外治方法，这些外治法可相互联合使用，并可与内治法配合使用，可明显减轻临床症状，缩短病程。

参考文献

［1］周盈，马建萍.小儿口疮散治疗小儿口疮疗效观察［J］.新疆中医药，2005，23（5）：17.

［2］叶玉珍.中药外敷涌泉穴治疗小儿口疮200例临床观察［J］.北方药学，2013，10（1）：111.

［3］裘燕飞.穴位敷贴治疗小儿复发性口疮43例［J］.实用中医药杂志，2008，24（9）：591.

［4］乔学军.巴豆外敷印堂穴治疗小儿疱疹性口炎24例［J］.新中医，2008，40（10）：86.

［5］井玥，赵余庆，倪春雷.儿茶的化学、药理与临床研究［J］.中草药，2005，36（5）：790-792.

［6］尹思阳，单连霞.孩儿茶治疗口疮［J］.中国民间疗法，2001，9（6）：62.

［7］赵君平.跟腱旁放血治疗小儿口疮［J］.中国针灸，2011，31（12）：1100.

［8］李香玉.泻黄散配合刮痧治疗儿科疾病体会［J］.中国实用医药，2010，05（36）：160.

［9］陈秀珍.推拿治疗小儿口疮28例［J］.河北中医，2001，23（6）：456.

［10］杜幼蕊，樊景美.小儿推拿治疗口疮50例［J］.实用医技杂志，2005，12（10b）：2942.

（陈超、杨江）

第二节　鹅口疮

鹅口疮又称"雪口"，是因小儿口腔及舌面上满布白屑，状如鹅口而得名。一年四季均可发病，多见于新生儿、久病体弱及长期使用抗生素或激素的婴幼儿。西医学也称本病为"鹅口疮"，病原菌为白色念珠菌，多在产时感染，或喂奶器具、乳品污染，或长期大量使用广谱抗生素或激素导致机体菌群失调所致。

本病内因主要责之先天胎热内蕴，或早产先天禀赋不足，或久病体弱，或过用药物攻伐，导致患儿正气亏虚；外因多由于孕母产道不洁，胎儿经产道受染秽毒，或口腔不洁，感受秽毒之邪所致。病机不外虚实两类，实者，秽毒积热蕴于心脾；虚者，阴虚水不制火，循经上炎，熏灼口舌出现口舌白屑。临证治疗当分虚实，实火证，应清泄心脾积热；虚火证，宜滋阴降火。本病一般全身症状较轻，治疗及时预后良好；若邪盛正虚，白屑可迅速蔓延至鼻腔、咽喉及气道、胃肠，出现呼吸道、消化道症状，严重者可危及生命。因此，重症患儿应中西医结合、内外合治，提高疗效。

一、涂口法

1. 适应证　鹅口疮属心脾积热证、虚火上浮证者。

2. 操作方法

（1）选取相应中药打成细末 60 ~ 80 目混合均匀，装瓶收藏备用；每次用时取上方药末适量，涂于患处。

（2）中药：生石膏 2.5g，硼砂 2.5g，青黛 1g，黄连 1g，乳香 1g，没药 1g，冰片 0.3g。实热者，亦可选用成药，如冰硼散、青黛散、西瓜霜、珠黄散适量外涂；虚火上浮者，可选用锡类散或养阴生肌散。（引自《中医儿科学》，高等教育出版社，2008）

（3）西药：用2%碳酸氢钠溶液于每次喂奶前后清洗口腔，病变广泛者取制霉菌素溶液（10万～20万U/mL）涂于患处。（引自《中医儿科学》，高等教育出版社，2008）

（4）疗程：1日3～4次，外涂口腔患处，3天为1个疗程。

3. 疗法特点　因婴幼儿口服汤药困难，涂口法可以将药物直接外涂作用于口腔疮面，具有清热解毒、生肌定痛之效。临床操作简单，依从性高，便于临床推广应用。

4. 注意事项　中药外涂前予2%碳酸氢钠溶液涂口以清洁口腔，提高疗效。

5. 临床应用

涂口法是将药物通过相应处理后，直接作用于疮面，一方面可直接杀伤致病菌，另一方面可调整口腔内酸碱环境，抑制有害菌的繁殖。鹅口疮轻证，单独使用口腔局部病灶外治一般多可治愈，重证需口腔局部外治和药物内治联合治疗。

聂文利等自制鹅口疮散（五倍子60g，孩儿茶40g，银朱3g）外涂治疗鹅口疮，对照组采用20万U/mL的制霉菌素涂口。结果显示：观察组治愈率达83.33%，未愈0例；对照组治愈率为50.00%，未愈24例（占18.18%）。观察组疗效明显优于对照组（$P<0.01$）。

宋红艳等临床采用10%（每毫升含1g大黄）的大黄煎剂轻轻擦拭口腔黏膜患处，"白矾3份＋黄连2份＋冰片1份"研成粉末涂布患处，对照组先用1%～2%碳酸氢钠溶液轻轻擦拭口腔黏膜患处，再将每毫升含5～10万单位的制霉菌素甘油涂布患处，4～6次/天，按随机双盲法分组治疗82例鹅口疮患儿，结果显示：观察组总有效率为95.12%，对照组总有效率为75.61%，提示中药外涂能有效治疗鹅口疮，具有高效、安全、无残留等优点，患儿家属易接受，适合临床推广应用。

二、贴敷法

1. 适应证 敷脐法适用于鹅口疮属心脾积热证、虚火上浮证者；涌泉贴敷法适用于鹅口疮属虚火上浮证者。

2. 操作方法

（1）敷脐法

①辨证处方：心脾积热证用细辛、大黄等量，虚火上浮证者单用细辛。（引自《敷脐妙法治百病》，人民军医出版社，第5版，2015）

②选取相应药物打成细末60～80目混合均匀，装瓶收藏备用；每次适量，用米醋或适量的凡士林、甘油调成糊状；患儿取平卧位，暴露神阙穴，注意保暖，用棉签蘸取淡盐水或75%酒精，清洁穴位及穴位周围皮肤，将调好的适量药糊（药泥、药饼）涂敷于穴位，以纱布覆盖并固定。（图4-2）

③疗程：每日1次，3～5天为1个疗程。

图 4-2 涂敷神阙穴示意图

（2）涌泉贴敷法

①选取相应药物打成细末60～80目混合均匀，装瓶收藏备用；每次用时取6g，用米醋3g或适量的凡士林、甘油调成糊状；患儿取平卧位，暴露双侧涌泉穴，用棉签蘸取温开水清洁穴位及穴位周围皮肤，将调好的适量药糊（药泥、药饼）涂敷于穴位，以纱布覆盖并固定。

②中药：吴茱萸、附子等量。（引自《中医内病外治》，人民卫生出版社，第2版，2016）

③疗程：每晚临睡前贴敷，次日晨起揭去，5天为1个疗程。

3. 疗法特点 神阙又名脐中、气舍、命蒂、前命门等，中医学认为脐通百脉，为人体先天之本源，具有"上至泥丸，下到涌泉"之功。中药脐疗、外敷涌

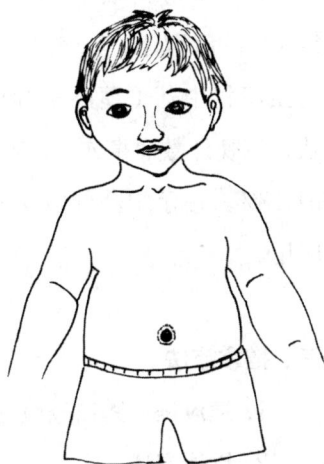

泉穴，临床取穴单一，用药简单，便于操作，无痛苦，易于被患儿及家长接受。

4. 注意事项 贴敷部位的皮肤有创伤、溃疡、感染者禁用；对敷贴药物或敷料成分过敏者慎用。

5. 临床应用

孙爱丽等将细辛3g研为细末，置于脐眼内，以填平为度，并胶布覆盖固定，2日后取下，一般2～3次，可消除鹅口疮患儿口腔症状。杨迎民采用鸡蛋清将中药（蓖麻子30g，吴茱萸30g，大黄6g，制南星6g）细末调成糊状，每晚外敷涌泉穴，晨起取下，治疗小儿鹅口疮25例，连用5次，总有效率91.18%。提示中药外敷法简便安全，无痛苦，患儿及家长易接受，临床可推广应用。

三、推拿疗法

1. 适应证 鹅口疮属心脾积热证、虚火上浮证者。

2. 操作方法

（1）选穴：脾经、心经。

（2）手法：一般采用推法、揉法。

（3）辨证推拿处方：①心脾积热证：揉小天心2分钟、清天河水2分钟、揉总筋2分钟、利小肠2分钟、清四横纹2分钟、清心经3分钟、清脾经3分钟、清板门2分钟、清肺2分钟、摩腹2分钟。②虚火上浮证：补肾3分钟、揉二马2分钟、揉小天心2分钟、清板门2分钟、揉小横纹2分钟、逆运内八卦2分钟、清四横纹2分钟、揉总筋1分钟、清天河水2分钟。（引自《小儿推拿实用技法》，人民卫生出版社，2015）

（4）疗程：每日1次，较重时可每日2次，3～5天为1个疗程。

3. 疗法特点 小儿口腔黏膜嫩薄，不耐邪热熏灼，若火热上熏，易生此病。病机多为心脾积热，循经上炎，熏灼口舌而发，或兼阴液亏耗，水不制火，虚火上浮而成。现代医学认为，此系口腔黏膜白色念珠菌感染引起。推拿疗法治疗鹅口疮取穴中，清心经、清脾经、清天河水可清解心脾积热；摩腹可调节胃肠蠕动，顺时针为泻，泻大便使热有出路；揉二马、补肾、揉小天心以滋补肾阴、退虚热，引火归元；捏脊能直接刺激神经根，使交感和副交感神经功能协调，改善机体生理功能，提高机体免疫功能。推拿治疗婴幼儿鹅口疮，一方面可清解心脾积热，滋补肾阴、退虚热；另一方面可扶助正气、祛除病邪，从而达到治疗效果。

4. 注意事项 应先准备好推拿介质，一般用滑石粉、爽身粉或润肤油。

5. 临床应用

李敏等以清心脾积热、滋补肾阴、退虚热为治疗原则，采用推拿（清心经、清脾经、顺时针摩腹各 100 次，清天河水、揉二马各 200 次，揉涌泉、水底捞明月各 30 次，捏脊 8 次）手法治疗鹅口疮婴幼儿 30 例。结果显示：痊愈 26 例，显效 3 例，无效 1 例。由于推拿操作简单，患儿痛苦小，且无药物毒副作用，疗效可靠，临床受到患儿家长的欢迎。

参考文献

［1］聂文利，王凤娟. 鹅口疮散治疗鹅口疮 132 例［J］. 中医外治杂志，2013，22（5）：62.

［2］宋红艳，王瑜，何荣荣. 中药外用治疗婴幼儿鹅口疮的疗效观察［J］. 实用口腔医学杂志，2015，31（1）：125-126.

［3］孙爱丽，李霞. 细辛粉敷脐治疗鹅口疮［J］. 中国民间疗法，2002，10（2）：33.

［4］杨迎民.蓖麻散外贴涌泉穴治疗鹅口疮34例［J］.中国民间疗法，2001，9（6）：33-34.

［5］李敏，郝淑文.推拿治疗婴幼儿鹅口疮30例［J］.中医外治杂志，2002，11（2）：38-39.

（陈超、杨江）

第三节　呕　吐

呕吐是因胃失和降，气逆于上，以致乳食由胃中上逆经口而出的一种病症。古人谓有声有物谓之呕，有物无声谓之吐，有声无物谓之哕。由于呕与吐常同时发生，故合称为呕吐。本病以婴幼儿及夏季易于发生。

小儿呕吐发生的原因，有外因和内因之分，外因责之于喂养不当或寒暖失宜，内因多责之于乳食积滞、脾胃虚寒或肝气犯胃。基本病机为胃失和降，胃气上逆。其主要病位在胃，和肝脾密切相关。本病辨证应根据病史、病程、呕吐特点及伴随症状，以分清寒、热、虚、实、食积、气郁、外感、内伤等，具体可分为外邪犯胃证、乳食积滞证、胃热气逆证、脾胃虚寒证、肝气犯胃证。

和胃降逆止吐为本病的治标主法。同时，应辨明病因，审因论治以治本。食积呕吐者，宜消食导滞；胃热呕吐者，宜清热和胃；胃寒呕吐者，宜温中散寒；肝气犯胃者，宜疏肝降气，各证均须治以和胃降逆，标本兼顾。同时注意饮食调护，伴有阴竭阳脱之变证者，应及时给予液体疗法救治。若因误食毒物、药物引起呕吐者，切忌盲目止吐，应立即采用洗胃等方法帮助患儿将有毒之物尽快排出。

本病可采用内治法与外治法结合治疗，有助于快速止呕，贴敷、热熨、推拿等外治法使用方便，对各型呕吐患儿均有较好疗效。呕吐严重者，应中西医药配合治疗。

一、贴敷法

1. 适应证　呕吐属外邪犯胃证、乳食积滞证、胃热气逆证、脾胃虚寒证、肝气犯胃证者。

2. 操作方法

（1）辨证用药：①脾胃虚寒：方一：生姜10g，白酒20mL，面粉30g，醋30mL；方二：吴茱萸6g，绿豆9g；方三：吴茱萸5g，生大黄3g，胆南星2g，醋适量；（引自《新编偏方秘方汇海》，延边大学出版社，2002）方四：大蒜5片、吴茱萸10g。（引自《中医儿科学》，中国中医药出版社，第9版，2012）②各类呕吐：明矾30g，面粉、醋少许。（引自《亲献民间验方与特色疗法》，中国中医药出版社，2016）

（2）选取相应药物打成细末120目混合均匀，装瓶备用，敷药中可加入氮酮等，有助于提高经皮吸收的效果。患儿取平卧位，暴露中脘、神阙穴，注意保暖，用棉签蘸取75%酒精清洁穴位及穴位周围皮肤，将调好的适量药糊（药泥、药饼）涂敷于涌泉穴，以纸贴固定。

（3）疗程：每次涂敷保留2～4小时，每天1次，2～3天为1个疗程。

3. 疗法特点　中脘穴归任脉，有调理脾胃的作用，主治胃痛、腹胀、纳呆、呕吐、吞酸、呃逆、小儿疳积等脾胃病症。神阙穴为任脉之要穴，通过任脉联系周身经脉，沟通表里上下，故有"脐通百脉"之说。脐部之下为肠腑所在，位临中焦，故以药物敷于脐上，可最先作用于脾胃，调整中焦脏腑功能，故中焦脾胃之病以脐疗治之，其效甚佳。脾胃为后天之本，若先天禀赋不足，体质虚弱，可以通过健壮脾胃之气补充精气。故穴位贴敷中脘穴、神阙穴可调理脾胃、温通经络、调和气血，从而治疗呕吐，增强机体功能，达到治病功效。

4. 注意事项　患儿频繁呕吐时，应暂时禁食、禁水。由于小儿皮肤娇嫩，外敷药物保留时间不宜过长，以减少对皮肤的刺激、减少皮肤破溃的发生，从而增加家长和患儿的依从性。

5. 临床应用

宋阿冬将128例小儿呕吐患者分为胃寒型、胃热型、伤食型、虚火型、夹惊型，采用基本方：清半夏15g，厚朴8g，枳壳15g，桔梗8g，陈皮10g，藿香 10g，佩兰 8g，砂仁 10g，白芷 10g，威灵仙 10g，焦三仙 30g。胃寒型，加干姜 15g，丁香 10g，吴茱萸 10g；胃热型，加竹茹 15g，黄连 10g；伤食型，加槟榔 15g，莱菔子 15g；虚火型，加生地黄 20g，沙参 15g；夹惊型，加黄连 10g，竹茹 10g，朱砂 2g。用上药共研细末，白醋调膏，每次取适量敷于双侧内关和神阙，每次敷 4 ~ 10 小时，敷后频繁按摩内关穴。结果治愈 79 例，好转 37 例，无效 12 例。

王倩等认为呕吐病机为胃失和降，胃气上逆，治疗原则为和胃降逆，应选用丁香、生姜、厚朴等药物敷脐。病属乳食积滞者，可加用山楂、神曲、莱菔子等消积导滞；肝气犯胃者，加用吴茱萸、乌药等疏肝行气；病性偏热者，加连翘、黄连等药清热泻火；偏寒者，加用吴茱萸、干姜、党参等药温中散寒。获得良好的治疗效果。

二、热熨法

1. 适应证 呕吐属脾胃虚寒证或外邪犯胃证者。

2. 操作方法

（1）辨证用药：方一：生姜 50g，半夏 50g；（引自《金匮要略》，人民卫生出版社，2005）方二：吴茱萸 60g，精盐 60g。（引自《仁存堂经验方》，中国医药科技出版社，2012）

（2）方法：取相应药物切碎或捣碎，混合炒热，布包后熨胃脘、脐中及脐下等处，冷则再次加热或加用热水袋助熨，通过热力与药力双重作用于肌表，内传脏腑经络。（图 4-3）

（3）疗程：一次 1 ~ 2 小时，1 ~ 2 次／天，2 ~ 3 天为 1 个疗程。

3. 疗法特点 热熨法通过将药物加热后置于体表特定位置，通过热力与药力双重作用于肌表，内传脏腑经络，达到驱邪扶正、疏调气机、调理脏腑之目的。

4. 注意事项 使用热熨法要特别注意防止烫伤。

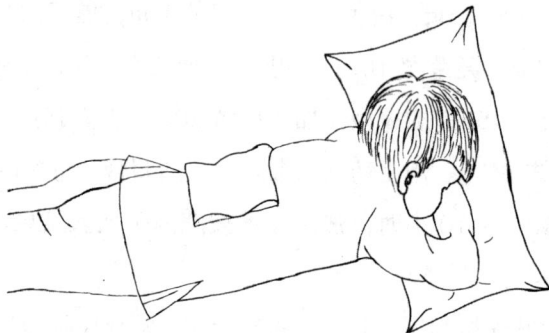

图 4-3　热熨示意图

三、沐足法

1. 适应证　单纯小儿胃肠功能紊乱所引起呕吐。

2. 操作方法　将鬼针草洗净，加水煎煮浓汁，连渣放在盆内，趁热熏洗两足。1~5 岁熏洗足心，6~15 岁熏洗到脚面，严重者熏洗部位可适当上升至小腿。（引自《百病中药外治大全》，华中科技大学出版社，2016）

3. 疗法特点　沐足法是熏洗法的一种，简便易行，利用水液药气使皮肤最外的角质层软化，毛孔、汗腺等扩张，有利于药物有效成分透皮吸收，并借助水的浮力作用，结合手法推、擦、按摩涌泉穴，疏通经络，显著提高疗效。

4. 注意事项　熏洗时间不宜过长，水温 37℃左右，洗后不要立即用清水冲洗，让药效发挥较长时间作用，浴后还要避免风寒。

四、保留灌肠法

1. 适应证　呕吐属外邪犯胃证、乳食积滞证、胃热气逆证、脾胃虚寒证、肝气犯胃证者。

2. 操作方法

（1）辨证用药：外邪犯胃，可选用藿香正气液；胃热气逆，柴胡 24g，黄芩

9g，党参6g，半夏9g，甘草5g，生姜4g，大枣4枚；脾胃虚寒，茯苓9g，泽泻15g，猪苓9g，桂枝6g，白术9g。（引自南京市中西医结合医院儿科协定方）

（2）根据证型选取相应中药水煎至100mL，加温至35～37℃，取灌肠液30～50mL保留灌肠或选用成药。

（3）疗程：每天1次，2～3天为1个疗程。

3. 疗法特点　保留灌肠直肠给药，可克服小儿因呕吐不能服药的困难，药物直达直结肠。直结肠周围有丰富的动脉、静脉、淋巴丛，因而直结肠黏膜具有很强的吸收功能；直肠给药不经过胃和小肠，减轻药物对胃肠道的刺激，有效成分被最大程度地保留，使药物吸收更加完善。

4. 注意事项　插入肛门的肛管要煮沸消毒；插入肛管时动作宜轻缓，以免损伤黏膜；灌肠的药液药温适宜，避免烫伤黏膜。

5. 临床应用

郑玲玲等将有呕吐症状的小儿46例，在病因治疗的基础上，给予藿香正气液保留灌肠，1天呕吐即止的达到33例（71.74%），2天止吐的12例（26.09%）。考虑可能和藿香正气液能改善功能性消化不良的临床症状，恢复正常的胃电节律有关；其作用还可能和血浆胃动素升高有关。

牛景霞等选取以呕吐为主诉的145例患儿，以柴芩汤（柴胡、黄芩、党参、半夏、炙甘草、生姜、大枣）保留灌肠为治疗组，温生理盐水灌肠为对照组，结果治疗组有效率85.5%，对照组为19.6%，有显著差异。

五、按压"火丁"法

1. 适应证　主要用于婴儿吐乳症。

2. 操作方法

（1）医师用消毒后的食指蘸以少量冰硼散，快速的按压舌根部的"火丁"上，立即退出。[引自《中国中西医结合儿科学》2009，1（1）：88-90]

（2）疗程：5天1次，3次为1个疗程，大多患儿1个疗程即可止吐；吐未止者，可再加1个疗程。

3. 疗法特点 "火丁"之部位正是足太阴脾经、足阳明胃经在体内循行所过之处，按压"火丁"可促使脾胃气机调畅，通降复常而奏平逆、降浊、止呕之效。

4. 注意事项

（1）医者手指消毒，手法要准确，视患儿月龄大小掌握适度指力。

（2）患儿进食2小时后施用本法，指压1小时后方可进食。

（3）注意患儿是否有兼证，如有发热、口腔溃疡等可暂停治疗。

（4）治疗过程中可能会出现口腔黏膜损伤，而冰硼散有清热消肿、凉血解毒、止痛、敛疮生肌作用，可防止黏膜损伤。

5. 临床应用

王霞芳等对董廷瑶先生独创而有特效的外治经验"指压法治疗婴儿吐乳症"进行临床及机制研究，共观察上海市中医院1986～1988年及1992～1993年门诊呕吐患儿337例，其中指压组302例，西药配对组20例，安慰剂配对组15例，其中96例完成了X射线钡餐检查，均见有胃食管反流。结果指压组总有效率95.0%，西药对照组总有效率60%，安慰剂组有效率13.3%。而96例胃食管反流患儿中经指压治疗后58例复查X射线，其中17例无反流，17例尚有少量反流，24例反流无改善。

六、推拿疗法

1. 适应证 伤食呕吐、胃热呕吐、胃寒呕吐、惊恐呕吐。

2. 操作方法

（1）取穴辨证加减：①伤食呕吐：运板门、清补脾土、运内八卦、揉中脘、揉小天心、分腹阴阳、揉足三里、横纹推向板门、顺时针方向摩腹。②胃热呕吐：清胃、清大肠、退六腑、清天河水、运内八卦、揉小天心、推天柱骨、推下七节骨。③胃寒呕吐：补脾经、揉外劳宫、揉一窝风、推三关、揉中脘、横纹推向板门、运内八卦、推天柱骨。④惊恐呕吐：揉小天心、清肝经、掐揉五节指、分手阴阳、补脾经、运内八卦、横纹推向板门。（引自《小儿推拿实用技法》，人民卫生出版社，2015）

（2）手法：一般采用推法、揉法、摩法、按法。

（3）疗程：每日 1 次，3 次为 1 个疗程，大多患儿 1 个疗程即可；吐未止者，可再加 1 个疗程。

3. 疗法特点　《幼幼集成》曰："小儿呕吐，有寒有热，有伤食，然寒吐、热吐，未有不因于伤食者，其病总属于胃"。对于此类病，治疗宜消积降逆止呕，取穴推板门、清胃、补脾土、运内八卦、揉中脘、足三里、天枢，摩腹、掐揉五指节、推下七节骨等穴，共奏健脾和胃、调中理气、消食导滞止吐之功，使脾气升、胃气降、运化和、传导得宜，呕吐则自消。

4. 注意事项　应根据患儿病情选用手法，轻病、身体好、新病患儿手法宜快，根据补中有泻的原则每分钟 250 ~ 280 次，每次总时间 15 ~ 20 分钟；重病者手法要轻，速度要慢，每分钟 180 ~ 200 次，每次 30 ~ 40 分钟。

5. 临床应用

对于呕吐患儿，临床中常常使用推拿疗法治疗，以调理气机为治法，疗效甚佳。

临床还常用指掐法治疗急性呕吐者，方法如下：两手按住患儿两手臂，两拇指分别放在患儿两侧内关、合谷穴上，用力均匀掐按，至呕吐停止为止。

孙竞春等用推拿治疗小儿呕吐，外邪犯胃者，揉胃穴、推中脘、推太阳、揉外劳宫、摩腹、按揉足三里；胃热呕吐，取穴清胃、平肝、天河水、运八卦，腹痛加板门，便秘加清大肠；胃寒呕吐，取穴外劳宫、板门、平肝、清胃、运八卦，寒伤脾胃加清补脾；伤食呕吐，清脾胃、清大肠、推扳门、分推腹阴阳、捏脊；夹惊呕吐，取穴平肝、清胃、运八卦、板门、天河水、外劳宫。根据病情的变化，适当增减所需穴位。每日推拿1次，5天为1个疗程，总有效率为100%。

党滨等用推拿治疗小儿呕吐，胃热呕吐，取穴清胃、平肝、天河水、运八卦，腹痛加板门，便秘加清大肠；胃寒呕吐，取穴外劳宫、板门、平肝、清胃、运八卦，有形寒积加清大肠，寒伤脾胃加清补脾；伤食呕吐，取穴板门、运八卦、清胃、清补脾；夹惊呕吐，取穴平肝、清胃、运八卦、板门、天河水、外劳宫。每日推拿1次，5天为1个疗程，总有效率为100%。

七、捏脊疗法

1. 适应证 伤食呕吐、肝逆犯胃呕吐、胃寒呕吐。

2. 操作方法

（1）手法：选用二指捏法，双手腕关节略向尺侧偏斜，食指中节桡侧横抵于皮肤，拇指置于食指前方的皮肤处，以拇指、食指捏拿皮肤，两手交替向前捻动，从上至下，龟尾至大椎穴为一遍，如此反复。从第五遍开始，重提胃俞、脾俞、肝俞。同时可根据证型配合推拿，如：①伤食呕吐：揉板门300次、补脾经100次、运内八卦100次、清大肠100次。②肝逆犯胃呕吐：清肝经100次、补脾经100次、运内八卦100次、揉中脘100次、摩腹200次。③胃寒呕吐：补脾经100次、运内八卦100次、揉板门300次、推四横纹50~100次、摩腹200次。（引自《冯氏捏脊派小儿推拿》，青岛出版社，2015）

（2）疗程：每日1次，3次为1个疗程，大多患儿1个疗程即可；吐未止者，可再加1个疗程。

3. 疗法特点 捏脊疗法，可刺激背部膀胱经及脊柱两侧夹脊穴，其中对脾俞、肝俞、胃俞、大肠俞的刺激可健脾和胃，疏肝理气，缓急止痛；脾胃健，气机运转，升清降浊则腹胀得减，脾运胃健，布散水谷精微，则呕吐止。

4. 注意事项 宜在早晨空腹时捏脊，早晨是人体胃气生发的时机，此时捏脊治疗可以促进小儿的脾胃消化功能。捏脊期间忌食芸豆、醋和螃蟹；忌食黏腻、冷饮、煎炸、寒凉食物。

5. 临床应用

李江采用捏脊治疗小儿呕吐 94 例，让小儿俯卧于家长的双腿上，取头高臀低位，施术者用右手食指、拇指轻轻提捏脊柱皮肤肌肉，从长强到大椎，来回 6 ～ 10 次，使局部皮肤潮红，然后以食指、中指指腹面顺时针揉按脾俞 10 ～ 15 分钟。每日 1 次，均获痊愈。

单杰采用捏脊治疗小儿呕吐 59 例，捏脊操作基本同上，从长强到大椎，治疗 6 次，最后 1 次每捏 2 次提 1 次，有时可听到响声，使局部皮肤潮红，然后以双拇指腹面顺逆时针各揉脾俞、胃俞 400 次。每日 1 次，均获痊愈。

八、针法

1. 适应证　呕吐属外邪犯胃证、乳食积滞证、胃热气逆证、脾胃虚寒证、肝气犯胃证者。

2. 操作方法

（1）选主穴：内关、中脘、足三里。

（2）选配穴：热盛，加合谷；寒盛，加上脘、大椎；食积，加下脘；肝郁，加阳陵泉、太冲。

（3）方法：选择 1 寸毫针，进针约 0.5 寸，不留针，实证用泻法，虚证用补法。（引自《中医儿科学》，中国中医药出版社，第 9 版，2012）

（4）疗程：病情急者每日 1 次，病情缓者隔日 1 次，3 ～ 5 天为 1 个疗程，虚证患儿可连续 2 ～ 3 个疗程。

3. 疗法特点　中医认为呕吐是由于邪气犯胃，胃气上逆而致。针刺拟和胃降逆、理气止呕、安神定志、通便之法，其中内关、足三里、中脘乃止呕要穴。内关穴属手厥阴心包经，可主治胃痛、恶心、呕吐等。针刺内关穴具有理气健脾，和胃降逆止呕之功，能提高机体免疫功能，激活机体的免疫监视系统，可直接抑制延脑呕吐中枢控制恶心、呕吐，且没有药物不良反应，患者易于接受。足三里为足阳明胃经合穴，针刺足三里具有健脾和中、止呕降逆的功能。中脘穴为六腑之会，胃之募穴，主治胃痛、呕吐、腹胀等消化系统疾病。三穴相配可达降逆止呕的疗效。

4. 注意事项 针刺时宜轻柔，快速不留针。对于胃寒呕吐，针法常可配合拔罐（闪罐法）同行。

5. 临床应用

王绍洁等使用针灸配合拔罐治疗再发性呕吐，针刺内关、足三里、天枢、上脘、中脘、下脘、脾俞、胃俞，留针 15 ～ 20 分钟或不留针，在上述穴位（内关除外）行火罐疗法，每日 1 次，3 日为 1 个疗程，有效率为 100%。

九、隔物灸法

1. 适应证 呕吐属脾胃虚寒证、肝气犯胃证。

2. 操作方法 （南京市中西医结合医院儿科协定处方）

（1）患儿取仰卧位，将生姜片放置于患儿的足三里、中脘，点燃灸条，在距离穴位约 5cm 的高度施以温和灸，时间 5 ～ 10 分钟，以皮肤微微发红为度，亦可用灸盒辅助操作。

（2）每日 1 次，2 ～ 5 天为 1 个疗程；虚证患儿可连续 2 ～ 3 个疗程。

3. 疗法特点

因婴幼儿皮肤娇嫩，直接灸容易灼伤，而隔姜艾灸综合了艾叶及生姜的功效，二者发挥协同作用。生姜具有调和营卫，通经活络，温胃止呕之功效。隔物灸足三里（双侧）、中脘穴可以延长温热刺激时间，增强疗效。

4. 注意事项 小儿皮肤娇嫩，施灸时局部皮肤出现微红即可。如因施灸过量，局部出现小水泡，只要不擦破，可任其吸收；若水泡较大，可用消毒消毒毫针刺破水泡，放出水液，再涂以消炎药膏，并以消毒纱布保护。

5. 临床应用

丁振洪等将 120 例呕吐患儿按随机数字表法分为观察组及对照组，对照组给予中医辨证治疗，积滞者，予消乳丸加减；胃热气逆者，予黄连温胆汤加减；脾胃虚寒者，予丁萸理中汤加减；肝气犯胃者，予解肝煎加减，每日 1 剂，分 2 次服用。观察组给予隔姜灸，每日 1 次，两者疗程均为 7 天。结果观察组显效率 91.67%，对照组为 71.67%，有统计学意义。

参考文献

［1］宋阿冬.中药穴位贴敷治疗小儿呕吐 128 例［J］.河北中医，1998，20（4）：200.

［2］王倩，王素梅.中药敷脐治疗小儿脾胃疾病举隅［J］.中国中西医结合儿科学，2010，6（2）：221-222.

［3］郑玲玲，李洪斌，刘敏.藿香正气液灌肠治疗小儿呕吐疗效观察［J］.临床合理用药，2011，4（5B）：11，48.

［4］杨国汉，胡德耀，戴裕光，等.藿香正气液治疗功能性消化不良的临床观察［J］.中国药房，2003，14（4）：230.

［5］牛景霞，卢洪斌.直肠灌注柴苓汤治疗小儿呕吐［J］.华北国防医药，2002，14（6）：455.

［6］王霞芳，封玉琳."董氏指压法"治疗婴儿吐乳症的实验及规范化研究［J］.中国中西医结合儿科学，2009，1（1）：88-90.

［7］孙竞春，赵宇，杨占岭.推拿治疗小儿呕吐 60 例［J］.临床针灸杂志，2006，22（08）：48.

［8］党滨，葛欣.推拿治疗小儿呕吐165例疗效观察［J］.青岛大学医学院学报，2001，37（4）：344.

［9］李江.捏脊治疗小儿呕吐94例［J］.上海中医药杂志，1989，（4）：23.

［10］单杰.捏脊治疗小儿呕吐59例［J］.按摩与导引，1998，14（6）：34.

［11］王绍洁，矫承媛，陈青.针灸配合拔罐治疗小儿再发性呕吐临床观察［J］.辽宁中医药大学学报，2012，14（4）：26-27.

［12］丁振洪，李连发，刘历泉，等.隔姜灸治疗婴幼儿呕吐60例［J］.中国中医药现代远程教育，2014，12（14）：77-78.

（刘坤、杨江）

第四节 腹 痛

腹痛是小儿时期常见的一种病症，临床以胃脘以下、脐周及耻骨以上部位疼痛为主要特征。疼痛部位在胃脘以下、脐部以上者为大腹痛，疼痛部位在脐周者为脐腹痛，疼痛部位在小腹两侧或一侧者为少腹痛，疼痛在脐下腹部正中者为小腹痛。腹痛致病原因复杂，可在多种内、外科疾病中出现。本节讨论的内容是指小儿急腹症除外的各类腹痛。

小儿腹痛发生的原因，以感受寒邪、乳食积滞、热结肠胃、气滞血瘀为多见，尤以腹部中寒腹痛为多。基本病机为脏腑气机不通，经脉涩滞不畅。其主要病位在六腑、经脉，也可累及肝、脾二脏。本病应首辨寒、热、虚、实，再辨气、血、虫、食，具体可分为腹部中寒证、乳食积滞证、胃肠结热证、脾胃虚寒证、气滞血瘀证。

腹痛治疗以调理气机，疏通经脉为基本原则，俟气机疏达，经脉流畅，则腹痛可除。临证可根据病因不同，分别治以温散寒邪、消食导滞、温中补虚、活血化瘀、通腑泄热等法。除内服药物外，针灸、贴敷、推拿等外治法也适用、方便。

一、贴敷法

1. 适应证 腹痛属腹部中寒证、乳食积滞证、脾胃虚寒证、气滞血瘀证。

2. 操作方法

（1）辨证用药：①腹部中寒证、脾胃虚寒证：公丁香 3g，白豆蔻 3g，肉桂 2g，白胡椒 4g，填敷脐中，再外贴万应膏。（引自《中医儿科学》，高等教育出版社，2008）②乳食积滞证：焦三仙（焦山楂、焦神曲、焦麦芽）各 30g，槟榔 10g，生大黄 10g，芒硝 20g，敷于中脘、神阙穴。③气滞血瘀证：木香 12g，丁香 12g，沉香 12g，香附 12g，小茴香 12g，陈皮 12g，芍药 12g，生姜 6g，

敷于神阙、天枢、中脘等穴。(②③引自《小儿常见病中医外治法》，人民军医出版社，2013)

敷脐也可以选用已制成的药贴，如腹舒贴、小儿保脐贴等用于寒性腹痛。

（2）选取相应药物打成细末过120目筛混合均匀，装瓶备用，每次取上方2～3g，用鲜姜汁、醋或适量的凡士林、甘油做介质调和成糊状（泥状、饼状），以不渗出液体为佳，敷药中或可加入氮酮，有助于提高经皮吸收的效果；患儿取平卧位，暴露所取穴位（多为神阙穴或中脘穴），注意保暖，用棉签蘸取温开水（必要时用生理盐水或75%酒精）清洁穴位及穴位周围皮肤，将调好的适量药糊（药泥、药饼）涂敷于穴位，以纱布覆盖并用胶布固定。

3. 疗法特点 神阙为五脏六腑之本，刺激本穴对人体全身尤其是胃肠道起着调节作用，且取穴方便；贴敷疗法使药物气味通过神阙穴入于孙脉、络脉，进而入经脉，随气血运行，内达于脏腑，散布于全身，从而发挥药物的治疗作用，同时可激发经气作用以调和阴阳、扶正祛邪，达到治疗疾病的目的。

4. 注意事项 贴敷疗法治疗小儿腹痛起效较慢，如改善不明显，或腹痛症状加重，需进一步检查治疗，排除急腹症，及时予对症处理，以免延误病情。

5. 临床应用

儿童腹痛常为功能性腹痛，反复发作。发作时采用贴敷疗法常获得满意疗效。南京市中西医结合医院儿科在临床工作中，以丁香、吴茱萸二药研磨调和敷脐，对于寒证腹痛有效率可达95%以上。

胡钰等将56例门急诊腹痛患儿随机分为两组，治疗组予中药（半夏、吴茱萸、丁香、花椒、阿魏）敷脐，对照组予三联活菌散口服，结果显示治疗组腹痛缓解时间早于对照组。

郁晓维等将146例痉挛性肠绞痛患儿随机分为两组，观察组给予止痛灵贴剂（丁香、吴茱萸、肉桂、徐长卿、白胡椒等），对照组用暖脐膏，三天后观察疗效，观察组治疗有效率明显高于对照组。

姜霞等等采用药物敷脐（枳实、陈皮、川楝子、白芍、大黄、山楂、半夏）治疗乳食积滞型腹痛，总有效率达到 91.4%。

二、保留灌肠法

1. 适应证 腹痛属腹部中寒证、乳食积滞证、脾胃虚寒证者。

2. 操作方法

（1）辨证用药：匀气散加减（南京市中西医结合医院儿科协定方）：陈皮 8g，桔梗 8g，炮姜 4g，炙甘草 6g，木香 8g，砂仁 5g。若苔白厚者加苍术 9g，川朴 10g；贪食生冷者加白蔻仁 9g，元胡 8g，细辛 3g；脾虚失运者加白术 9g，茯苓 12g。

（2）上药水煎至 100mL，加温至 35～37℃，取灌肠液保留灌肠。

（3）疗程：每天 1 次，1 周为 1 个疗程。

3. 疗法特点 保留灌肠法治疗小儿腹痛体现了"通因通用"的中医诊疗思想，临床随症加减，运用灵活。

4. 注意事项 注意灌肠液的温度，防止烫伤肠道黏膜。

5. 临床应用

崔华等运用益脾安合剂（白芍 30g，甘草 10g，防风 10g，晒姜 6g，附片 6g，太子参 9g，延胡索 6g，草豆蔻 6g，乌药 6g）直肠滴入治疗小儿功能性再发性腹痛，以口服颠茄片为对照组，观察 3 个月后，结果示益脾安合剂组对于小儿腹痛的改善情况明显优于对照组。

三、热熨法

1. 适应证 腹痛属腹部中寒证、脾胃虚寒证者。

2. 操作方法 淡豆豉、食盐适量，生姜数片，葱白数茎；捣烂，同炒至热，以布包之，温熨脐腹部，同时轻按揉，冷后炒热再用，直至痛止。（引自《中医儿科学》，高等教育出版社，2008）

3. 疗法特点 热熨法通过将药物加热后置于体表特定位置，通过热力与药力双重作用于肌表，内传脏腑经络，达到驱邪扶正、疏调气机、调理脏腑之目的。

4. 注意事项 使用热熨法要特别注意防止烫伤。

5. 临床应用

郭丽燕运用附子吴茱萸热熨，同时配合穴位按摩治疗腹痛，以吴茱萸热敷为对照组，每7天为1个疗程，结果热熨加穴位按摩组在疼痛缓解速度、发作持续时间、发作次数等各方面均优于对照组。

四、推拿疗法

1. 适应证 腹痛属腹部中寒证、乳食积滞证、胃肠结热证、脾胃虚寒证、虫扰证者。

2. 操作方法

（1）选穴：揉中脘3分钟、摩腹5分钟、揉足三里10次、拿合谷10次。（图4-4）

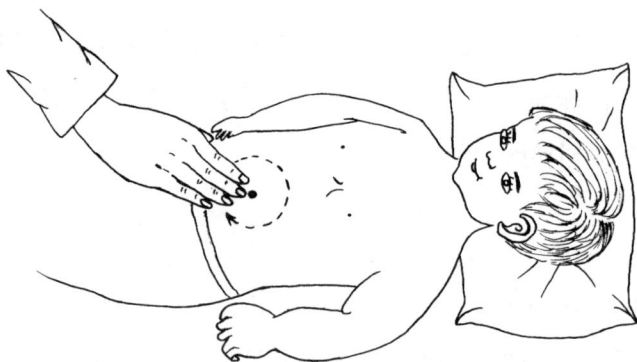

图 4-4 摩腹示意图

（2）辨证加减：①寒病者：加拿肚角5次、揉神阙3分钟、推三关300次、揉外劳宫 30 次、揉一窝风 20 次；②脾胃虚寒者：加摩中脘 10 分钟、推脾土 400 次；③虫扰腹痛者：加揉脐 20 次、拿肚角 30 次、按天枢 10 次；④食积者：加揉板门 50 次、清补脾土各 200 次、清大肠 200 次；⑤胃肠积热者：清胃经 200 次、清大肠 200 次、清板门 200 次、退六腑 100 次、推四横纹 100 次。（引自《小儿推拿学》，中国中医药出版社，2012）

（3）疗程：每日 1 次，较重时可每日 2 次，5 天为 1 个疗程；虚证患儿可连续 2 ~ 3 个疗程。

3. 疗法特点 小儿腹痛症的发生一般多由于乳食不节，过食油腻厚味，或饱食强食，临卧多食，或误食馊腐不洁之物等，影响脏腑经脉的正常功能，导致脏腑经脉气机郁滞不通，气血运行受阻或气血不足失于温养。推拿则能调整脏腑，改善经脉、气血的功能，其中补脾经、揉脾俞、揉中脘、揉板门有调理脾胃、消积导滞、理气止痛之功；揉一窝风、分腹阴阳、清胃经、运内八卦善理气机，诸穴合用能消积、理气、止腹痛。

4. 注意事项 熟练掌握小儿推拿的穴位，对穴位位置、配伍、功效牢记于心，选穴组方时才可得心应手，应用自如。采用推拿治疗疾病，选穴就如同用药，必须正确合理，才能达到预期治疗的效果。

5. 临床应用

田洪英用推拿疗法：揉一窝风 300 次、摩腹 300 次、分腹阴阳 100 次、拿肚角 5 次、揉脐 300 次、捏脊 3 次、按揉足三里 300 次、揉中脘 300 次。腹部中寒者，加推三关 200 次；乳食积滞者，加揉板门 200 次、清大肠 200 次；发热者，推六腑 100 次、清天河水 100 次；脾胃虚寒者，加补脾经 200 次、补肾经 200 次、推三关 200 次。治疗小儿再发性腹痛，6 天为 1 个疗程，每日 1 次，结果取得良好疗效，有效率达 92.86%。

肖素娟等用推拿疗法：分腹阴阳 50 次，以中脘、神阙、天枢、气海及结肠升、横、降顺序摩腹，以脾俞、胃俞、三焦俞、大肠俞、关元俞、八髎等穴位为重点，捏脊 3～5 次，轻揉七节骨。治疗小儿食积腹痛，3 天为 1 个疗程，每日 1 次，最多两个疗程，总有效率达到 95.2%。

张红宏采用推拿背俞穴的方法治疗腹痛，具体方法为病人俯卧，术者站于病人左侧，左右手拇指分按于患者左右侧俞穴，从大杼至小肠俞依次按压，力量由轻渐重，随患者呼吸上下按压，按压 1～3 分钟后，转为拿捏（如捏脊手法），从下至上（从小肠俞至大杼），依次进行，5～10 次之后，沿各穴自下而上用拇指推 5～10 次。若疼痛仍不止，可依此法重复操作数遍，直至痛止，治疗效果良好。

五、针法

1. 适应证 腹痛属腹部中寒证、乳食积滞证、胃肠结热证、脾胃虚寒证、气滞血瘀证者。

2. 操作方法

（1）主穴：足三里、内关、中脘、合谷。寒证，加灸神阙；热结，加上巨虚；食积，加内庭；虚寒证，加脾俞、胃俞；呕吐，加内关。

（2）治疗方法：一般取患侧，亦可取双侧，选择 1 寸毫针，进针约 0.5 寸，快速进针，实热、积滞证用泻法，寒证可用温针灸，虚证用补法，捻转或提插。年龄较大儿童可留针 15 分钟，留至腹痛消失。（引自《中医儿科学》，高等教育出版社，2008）

（3）疗程：病情急者每日 1 次，病情缓者隔日 1 次，3～5 天为 1 个疗程；虚证患儿可连续 2～3 个疗程。

3. 疗法特点 针刺可以提高与增强大脑皮质和内脏机制植物神经系统的调节，通过针刺，使神经中痛觉纤维的传导发生阻滞，还与中枢神经递质的改变及机体内啡肽的作用使镇痛阈提高，从而可以产生显著的镇痛效应。针刺治疗功能性腹痛，临床疗效确切。

4. 注意事项 施术前应与患儿及家长充分沟通，一般在腹痛发作时针刺可迅速缓解疼痛。

5. 临床应用

冯永喜等采用针刺治疗食积腹痛，取穴足三里、天枢、大督穴，大孩子留针10～20分钟，小孩子不合作者针刺用泻法，捻转3～5分钟，取得良好疗效。

王家祥采用针刺中脘穴治疗小儿腹痛，针刺深度1～1.5寸，采用平补平泻法，20例患儿经治疗后腹痛均明显好转，疼痛减轻。

六、灸法

1. 适应证 寒性腹痛。

2. 操作方法

（1）患儿取仰卧位，选取神阙穴或中脘穴，将适量艾绒放入艾灸盒并点燃，再将艾灸盒放于穴位处固定，时间5～10分钟，以皮肤微微发红为度。同时可采用隔姜灸或隔盐灸法，点燃艾柱后，待烧至刚有温热感，用汤匙压灭其火，注意不宜燃烧过度或按压过猛，以防烫伤。（图4-5）

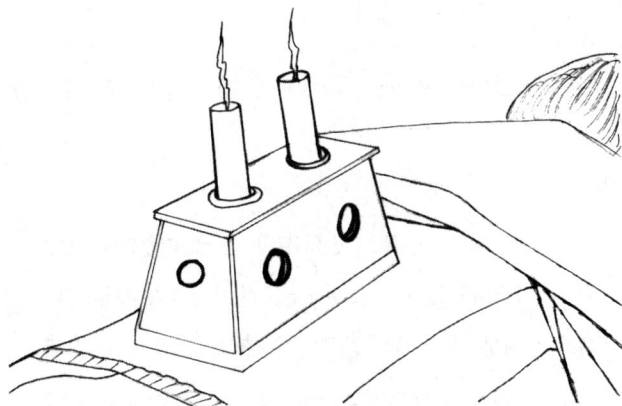

图4-5 艾灸盒灸示意图

（2）疗程：每日1～2次，3～5天为1个疗程；虚证患儿可连续2～3个疗程。

3. 疗法特点　灸法有温中散寒、理气和胃等功效，对小儿腹痛疗效肯定，且操作方便，无毒副作用。

4. 注意事项　注意放置艾灸盒时的平衡性和稳定性，叮嘱孩子不要乱动，并加强看护，防止因放置不稳，艾灸盒倾斜而造成烫伤。

5. 临床应用

对于寒性腹痛患儿，南京市中西医结合医院儿科采用隔姜灸神阙穴，临床取得良好疗效。

杨云芬等对103例肠绞痛患儿采用艾灸神阙穴方法治疗，每日1次，2～3次为1个疗程，结果103例全部治愈，其中发作期37例止痛效果最快，治疗次数最少1次，最多3次。

侯爱风等将桂姜止痛散敷脐后，用伤湿止痛膏固定，再用艾条灸30分钟，每日2次，6天为1个疗程。共治疗240例小儿反复发作性腹痛，治愈162例，有效71例，总有效率达97.1%。

七、膏摩疗法

1. 适应证　腹痛属腹部中寒证、乳食积滞证、胃肠结热证、脾胃虚寒证、气滞血瘀证者。

2. 操作方法

（1）辨证用药：①伤食、气滞、腹部中寒之急性腹痛：大茴香、小茴香、香白芷、香附、乌药、当归各12g，木香6g，上药加入香油720mL，煎汁去渣，再熬沸入黄丹300g搅匀成膏。另兑乳香、没药、沉香、母丁香、肉桂各3g，麝香0.45g，共为细末。（引自《全国中成药处方集》）②湿热积滞：肉果3g，木通12g，泽泻、猪苓、苍术、良姜、川朴、肉桂各6g，上药以香油250mL煎煮去

渣，熬搅成膏。（引自《中国膏药学》，陕西新华出版传媒集团，2011）

（2）操作方法：将药膏敷于脐上，再施以按摩手法。

（3）疗程：每天1次，3～5天为1个疗程。

3. 疗法特点 小儿皮肤比较细腻娇嫩，很容易在按摩过程中被擦伤，而以药膏为介质则可避免损伤，对孩子的皮肤起到保护作用；且在按摩治疗的同时，药膏中的有效成分会随着手法的作用，逐渐地渗透进皮下组织，最大化地发挥药物的治疗作用，提高疗效。

4. 注意事项 皮肤易过敏者慎用，或膏敷时间短一些。

5. 临床应用

邢晓君采用消积膏（将青皮、麸炒枳壳、厚朴、砂仁、芒硝、焦三仙、生姜各10g，研磨成细小粉末，然后浸泡在75%的医用酒精中，浸泡1天后再加入适量的凡士林开始熬制，先用细火加热，待颜色开始慢慢变成微黄时，立即停止加热，再用事先准备好的器具将药渣过滤掉，冷却备用即可）推拿治疗小儿腹痛（乳食积滞证），选穴为补脾经300次、揉板门300次、清大肠经200次、顺运内八卦300次、掐一窝风5次、按揉中脘穴200次、顺时针方向摩腹300次、揉天枢50次、分腹阴阳150次、拿肚角5次，以及按揉两侧脾俞、胃俞、大肠腧各50次，每天1次，3天为1个疗程；对照组以凡士林为介质，其余同治疗组，结果两组对腹痛（乳食积滞证）均有疗效，治疗组明显优于对照组。

八、拔罐疗法

1. 适应证 寒性腹痛。

2. 操作方法

（1）用直径4cm的玻璃火罐，罐内加温后即扣于神阙穴上，留罐5分钟。

（2）每天1次，3天为1个疗程。

3. 疗法特点 拔罐属于机械刺激，可使局部皮肤血管扩张，同时还刺激脐部神经末梢，从而调节内脏神经，促进肠道平滑肌蠕动，使痉挛解除，迅速达到止痛效果。

4. 注意事项　留罐时间不宜过长，避免烫伤皮肤。

5. 临床应用

郭迪选取 60 例门诊腹痛患儿，30 例为治疗组，采用捏脊（长强穴提捏至大椎穴，三捏一提法，6～10 遍）配合神阙穴拔罐；对照组为针刺（中脘、足三里）配合神阙穴隔姜灸，7 天为 1 个疗程，观察 2 疗程，结果治疗组疗效优于对照组。

参考文献

[1] 胡钰，徐仕冲. 中药外治独取神阙穴治疗小儿腹痛 28 例 [J]. 陕西中医学院学报，2014，37（1）：36-37.

[2] 郁晓维，韩新民. 止痛灵贴剂治疗小儿痉挛性肠绞痛临床试验与实验研究 [J]. 南京中医药大学学报（自然科学版），2001，17（2）：87-88.

[3] 姜霞，姚淑娟. 中药贴敷方法治疗小儿食积腹痛 58 例 [J]. 社区中医药，2006，8（22）：68.

[4] 崔华，杨祥正. 益脾安合剂直肠滴注治疗小儿功能性再发性腹痛 [J]. 中国中医药信息杂志，2008，15（11）：63.

[5] 郭丽燕. 附子吴茱萸热熨联合穴位按摩对虚寒性腹痛的临床护理效果观察 [J]. 中国医药导报，2013，10（20）：117-119.

[6] 田洪英. 推拿治疗小儿再发性腹痛 42 例 [J]. 山东中医杂志，1998，17（5）：221.

[7] 肖素娟，孙升，徐臻. 推拿治疗小儿食积腹痛 42 例 [J]. 按摩与导引，2004，20（2）：41.

［8］张红宏.推拿背俞穴治疗腹痛268例体会［J］.光明中医,2007,22（8）:40-41.

［9］冯永喜,高润生.针刺治疗小儿食积腹痛149例临床观察［J］.针灸学报,1992,9（1）:22.

［10］王家祥.针刺中脘穴治疗小儿腹痛20例［C］.中医药学术发展大会论文集,2005.

［11］杨云芬,葛建华,张赋.艾灸神阙穴治疗婴幼儿肠绞痛103例［J］.中国针灸,1998,18（12）:14.

［12］侯爱风,于豪.中药敷脐配合艾灸治疗小儿腹痛240例［J］.实用中医药杂志,2001,17（6）:38-39.

［13］邢晓君.消积膏推拿治疗小儿腹痛（乳食积滞型）的临床研究［D］.济南:山东中医药大学,2014.

［14］郭迪.捏脊配合神阙穴拔罐治疗小儿腹痛60例疗效观察［J］.颈腰痛杂志,2011,32（6）:479.

（刘坤、杨江）

第五节 泄 泻

泄泻是以大便次数增多、粪质稀薄或如水样为特征的一种小儿常见病。西医学称本病为小儿腹泻，分为感染性腹泻和非感染性腹泻两类。感染性腹泻多由病毒（如轮状病毒、柯萨奇病毒、埃可病毒等）、细菌（如致腹泻大肠杆菌、空肠弯曲菌、耶尔森菌等）引起；非感染性腹泻常由饮食不当，肠道功能紊乱引起。根据大便的次数及病程，腹泻可分为轻型、重型、急性、慢性。

小儿泄泻发生的原因，有外因和内因之分。外因责之于感受湿邪，常兼风、寒、暑、热等邪而为病，其中以湿热为多见；内因责之伤于乳食或脾胃虚弱。基本病机为脾虚湿盛，其主要病位在脾胃。本病以八纲辨证为纲，具体可分为湿热泻、风寒泻、伤食泻、脾虚泻、脾肾阳虚泻。

泄泻治疗以运脾化湿为基本原则。实证以祛邪为主，根据不同的证型分别治以清肠化湿、祛风散寒、消食导滞；虚证以扶正为主，分别治以健脾益气、温补脾肾；泄泻迁延，虚实夹杂者，则应扶正与祛邪并用，以期邪祛正复，脾健湿除，泄泻痊愈。贴敷、推拿等外治法使用方便，对轻症，以及病毒或小儿消化不良引起的泄泻，有较好效果；对重症患儿则应与内服药同用；难治及重危患儿，还应中西医药配合治疗，以提高疗效。

一、贴敷法

1. 适应证 伤食泻、风寒泻、湿热泻、脾虚泻、脾肾阳虚泻。

2. 操作方法

（1）辨证用药：①伤食泻：厚朴 6g，焦山楂 9g，焦神曲 9g，莱菔子 9g 等。②湿热泻：苦参 9g，苍术 6g，黄连 3g，黄柏 6g 等。③风寒泻：藿香 9g，艾叶 15g，茯苓 9g，炮姜 6g 等。④脾虚泻：党参 9g，白术 9g，茯苓 9g，砂仁

3g 等。⑤脾肾阳虚泻：肉桂 3g，丁香 3g，五倍子 6g，吴茱萸 9g，茴香 6g 等。（引自江苏省中医院儿科协定方）

（2）选取相应药物打成细末 120 目混合均匀，装瓶备用；每次取上方 6g，用鲜姜汁 3g，醋 3g 或适量的凡士林、甘油调和成糊状（泥状、饼状），以不渗出液体为佳，敷药中或可加入氮酮介质，有助于提高经皮吸收的效果；患儿取平卧位，暴露所取穴位（神阙穴、涌泉穴或命门穴），注意保暖，用棉签蘸取温开水（必要时用生理盐水或 75% 酒精）清洁穴位及穴位周围皮肤，将调好的适量药糊（药泥、药饼）涂敷于穴位，以纱布覆盖并用胶布固定。

敷脐也可以选用已制成的药贴，如丁桂儿脐贴、小儿腹泻贴用于风寒泻；也可用丸药化开，如保和丸用于伤食泻等。

（3）疗程：每次涂敷保留 2 ~ 4 小时，每天 1 次，3 ~ 5 天为 1 个疗程，一般 1 ~ 2 个疗程。

3. 疗法特点 神阙不仅是脾胃之要穴，又为胃肠体表分野所在，故局部外敷，可使药直达病所，收效更捷，将健脾渗湿止泻药物的性味功能与神阙的经络作用有机的结合起来，缓解脾胃功能的障碍，从而可以达到治疗泄泻的目的。

4. 注意事项

（1）中药穴位贴敷前向家属讲述治疗目的、方法及注意事项，观察脐部皮肤有无破损，有破损不能贴敷。

（2）中药贴敷期间禁食生冷、油腻及辛辣等刺激性食物。

（3）中药贴敷期间患儿如有哭闹，需分析原因，注意观察是否与中药贴敷处皮肤刺激有关。

（4）更换中药敷贴时，要用温水拭净贴敷部位，观察皮肤有无破损、皮疹、水疱，如出现点状或片状红疹、患儿痒痛明显则停止使用，停药后症状可自行消除。

5. 临床应用

江苏省中医院儿科根据儿童泄泻的不同证型调配出各种膏药，临床治疗泄泻已有 20 余年，并取得满意疗效，特别是对风寒泻、脾虚泻患儿疗效尤佳。

王明明等采用酚红定量测定法，给小鼠皮下注射新斯的明，造成胃肠排推功能亢进，观察泻克星（含丁香、肉桂、苍术、吴茱萸等）、十香暖脐膏腹部涂敷组与不用药组的不同反应，结果两种药物均有抑制胃排空运动亢进的作用，泻克星抑制亢进肠蠕动的作用强于十香暖脐膏。

梁君妃等将 112 例小儿泄泻患者，按入院顺序分为对照组和观察组各 56 例，对照组采用西医常规治疗，观察组在对照组基础上加温中止泻散神阙穴贴敷，治疗 3 天后评价治疗效果。结果显示观察组疗效高于对照组。

周晨等在常规口服西药思密达的基础上联合使用小儿腹泻贴（丁香、肉桂、荜茇等）治疗小儿风寒泻和寒湿泻，能提高临床疗效，缩短病程，且经济方便，患者方易于接受。

二、沐足法

1. 适应证　伤食泻、风寒泻、湿热泻、脾虚泻、脾肾阳虚泻。

2. 操作方法

（1）方法：根据辨证选择处方，将药物煎熬好后，弃去药渣，待药液温度适宜时令患儿双足浸泡其中，使药液没过脚踝，家长同时轻轻按摩患儿双足，以促进药物吸收。

（2）常用药：苍术 6g，陈皮 6g，厚朴 10g，甘草 5g，藿香 10g，砂仁 10g。

（3）辨证加减：风寒泻去厚朴、砂仁，加连翘 10g，苏叶 10g，白芷 10g等；伤食泻去藿香、砂仁，加焦三仙各 10g，连翘 10g，木香 6g，槟榔 10g等；湿热泻去陈皮、甘草，加黄芩 10g，黄连 3g，葛根 10g，枳实 10g，焦神曲 10g，枳壳 6g 等。（引自《小儿药浴疗法》，中国中医药出版社，2011）

（4）疗程：每天1次，3～5天为1个疗程。

3. 疗法特点 沐足法是熏洗法的一种，上述中药煎剂主方中的苍术、藿香、厚朴及砂仁含有较多脂溶性挥发油，运用该法治疗小儿泄泻，除直接接触足部皮肤外，还可经药液蒸汽熏蒸皮肤，增加经皮肤渗透吸收的有效成分，配合按摩涌泉穴，疏通经络，从而显著提高疗效。

4. 注意事项 熏洗时间不宜过长，以10～15分钟为宜。

5. 临床应用

沙剑虹等将银杏叶20g和银杏枝50g放至3000mL水中，煮沸后熏洗患儿双腿，每次20分钟，隔日1次，效果明显。

杨士珍等在对照组基础上予地锦草合剂（地锦草20g，黄芩15g，黄连15g，葛根20g，诃子12g，肉豆蔻12g）足浴治疗小儿腹泻65例，4天治愈26例，7天治愈62例，与对照组（常规口服补液盐或静脉补液，口服微生态制剂及肠黏膜保护剂）比较有显著性差异。

三、药袋肚兜法

1. 适应证 风寒泻、脾虚泻、脾肾阳虚泻。

2. 操作方法 取艾绒30g，肉桂、小茴香各5g，公丁香、桂丁香、广木香各3g，草果、炒苍术各6g，炒白术15g，共研末，纳入肚兜口袋内，围于小儿腹部。每天换药1次。（引自江苏省中医院儿科协定方，图4-6）

3. 疗法特点 药袋肚兜使用方便，便于保存，无刺激性，肚兜将药袋取出后还可以洗涤。现代研究表明，药物肚兜通过皮肤吸收，有调节胃肠蠕动、促进肠道吸收等作用。本方集辛香散寒、温补脾肾之

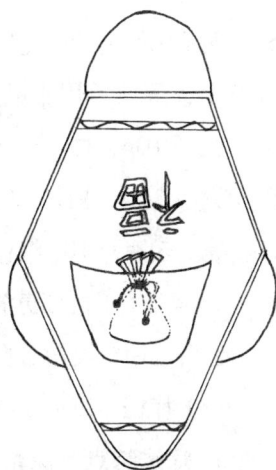

图4-6 药袋肚兜示意图

品于一方，功能散寒止痛、理气止泻，直接作用于腹部任脉、胃、脾、肾诸经穴位，坚持围戴，对脾虚泻、风寒泻、脾肾阳虚泻疗效肯定。

4. 注意事项

（1）药物要经过防霉、防蛀处理，应定期更换，需保持干燥，但不宜暴晒。

（2）缝制所用布料以丝绸或薄棉布为宜，不宜使用尼龙化纤布制作，以免影响疗效。

（3）药袋肚兜法起效较慢，仅适用于泄泻症状轻浅者或后期调理，急性期仅作辅助治疗。

四、保留灌肠法

1. 适应证　伤食泻、风寒泻、湿热泻、脾虚泻、脾肾阳虚泻。

2. 操作方法　根据证型选取相应中药，水煎至100mL，加温至35～37℃，取灌肠液30～50mL保留灌肠。

（1）辨证用药：①伤食泻：丁香6g，焦山楂10g，焦神曲10g，鸡内金10g，陈皮6g，厚朴10g等。②湿热泻：葛根12g，黄芩12g，黄连12g，藿香8g，滑石8g，防风8g，苍术8g，甘草5g，神曲10g，炒麦芽10g，山楂10g，茯苓10g等或单用干品马齿苋50～60g。③风寒泻：藿香6g，紫苏6g，半夏6g，茯苓10g，白术10g，陈皮6g，扁豆10g，山药10g，泽泻10g等。④脾虚泻：党参10g，白术10g，茯苓10g，吴茱萸6g，炙甘草5g，扁豆10g，芡实10g等。⑤脾肾阳虚泻：肉桂10g，丁香6g，五倍子6g，白术10g，吴茱萸6g，诃子6g等。（引自江苏省中医院儿科协定方）

也可选用锡类散、白及粉等中成药加温水50mL保留灌肠法。

（2）疗程：每天1次，3～5天为1个疗程。

3. 疗法特点　保留灌肠法治疗小儿泄泻体现了"通因通用"的中医诊疗思想，适用于各种泄泻证型，对于泄泻伴见恶心呕吐等临床表现的患儿疗效肯定。

4. 注意事项 肛管要注意消毒；插入肛管时动作宜轻缓，以免损伤黏膜；灌肠的药液温度不宜过高，避免烫伤。

5. 临床应用

熊翠莲等用蒙脱石散（思密达）联合黄连素保留灌肠治疗 140 例小儿腹泻，提高了患儿用药依从性，疗效明显，患儿家长满意度高。

程春华在对照组基础上联合葛根芩连汤加减（葛根、黄芩、黄连各 12g，藿香、滑石、防风、苍术各 8g，甘草 5g，神曲、炒麦芽、山楂、茯苓各 10g），保留灌肠治疗小儿 A 群轮状病毒感染性腹泻，结果显示葛根芩连汤加减保留灌肠治疗小儿 A 群轮状病毒感染性腹泻临床疗效显著，值得临床推广。

五、刮痧法

1. 适应证 伤食泻、风寒泻、脾虚泻、脾肾阳虚泻。

2. 操作方法 患儿取相应体位，用热毛巾擦洗皮肤，在患儿皮肤上涂以凡士林等介质后，术者持刮痧板从颈部风府刮至大椎，再到天枢、中脘、脾俞、大肠俞足三里，自上而下，单方向地刮拭 1 ~ 2 道，以皮肤发红为度。[引自《中国民间疗法》，2011，（19）：6]

3. 疗法特点 刮痧就是通过刮拭体表皮肤，刺激皮肤经络穴位，改善和调整脏腑功能，使脏腑阴阳得到平衡。天枢为大肠的募穴，募穴为脏腑之气所汇聚之处，故可调整胃肠之运化与传导功能，主治腹胀、肠鸣和泄泻；足三里是胃经合穴，主要作用为健脾和胃，能够温脾阳而促进脾胃的运化功能，主治呕吐、泄泻；大肠俞主治腹胀、泄泻；气海有强壮作用，能够加强健脾益气的作用，主治腹痛、泄泻；中脘为胃的募穴，主治腹胀、泄泻。故运用刮痧疗法可以温脾阳以健脾益气、燥湿止泻。

4. 注意事项 治疗次数不宜多，小儿泄泻行 1 ~ 2 次刮痧即可。

5. 临床应用

吕菊等对 30 例小儿腹泻的患儿予以刮痧加走罐，方法是在相应部位涂上凡士林后刮痧加走罐，从颈部风府刮至大椎，再到中脘、天枢、胃俞、脾俞、足三里，以皮肤发红无疼痛为度，治疗完成后均服温开水或糖盐水 1 杯。结果临床症状消失，大便性状明显改变者 20 例，余临床症状基本消失。

六、推拿疗法

1. 适应证 伤食泻、风寒泻、湿热泻、脾虚泻、脾肾阳虚泻。

2. 操作方法

（1）选穴：脾经、大肠、脐、腹、龟尾、七节骨。

（2）手法：一般采用推法、揉法、摩法、按法。具体为推脾经约 300 次，推大肠约 300 次，摩腹约 5 分钟，揉脐约 5 分钟，揉龟尾约 100 次，推上七节骨约 100 次。

（3）辨证加减：①湿热泻：推脾经、推大肠用清法，加清小肠 100 次、清胃经 100 次、清天河 100 次、掐揉小天心 50 次、揉足三里 50 次；②风寒泻：推脾经、推大肠用补法，加揉外劳宫 50 次、推三关 300 次、按揉足三里 50 次；③伤食泻：推脾经、推大肠用清法，加揉板门 50 次、逆运内八卦 50 次、揉中脘穴 50 次；④脾虚泻：推脾经、推大肠用补法，加揉足三里 50 次、揉脾俞 50 次、揉肾俞 50 次、捏脊 3 遍；⑤脾肾阳虚泻：推脾经、推大肠用补法，加补肾经 300 次、揉足三里 50 次、揉脾俞 50 次、揉肾俞 50 次、捏脊 3 遍。（引自《小儿推拿学》，中国中医药出版社，第 9 版，2012）

（4）疗程：每日 1 次，较重时可每日 2 次，3 ~ 5 天为 1 个疗程，虚证患儿可连续 2 ~ 3 个疗程。

3. 疗法特点 运用推拿疗法治疗小儿腹泻不仅有悠久的历史，而且操作简便、疗效肯定、经济安全。推拿治疗诸法均注重调整脾胃而达止泻目的，即通过手法对小儿穴位的刺激，起到温阳散寒、健脾化湿、理肠实便之功效，使小儿脾胃功能得到调理，肠腑运化有节而泻止。

4. 注意事项 应先准备好推拿介质，一般用滑石粉、爽身粉或润肤油。对于风寒泻小儿，术者宜蘸葱白汁或生姜汁推，以温中散寒；湿热泻则宜蘸薄荷水推，以加强清热化湿功效。

5. 临床应用

推拿法源远流长，至今又有新的发展。例如，刘氏小儿推拿、三字经流派推拿、孙氏五部推拿法。其中刘氏小儿推拿是以五行学说的相生相克理论和藏象学说为基础，以"推五经"为治疗核心内容的独特治疗方法。三字经流派推拿穴位多分布于上肢肘以下，基础手法即清大肠、平肝、清胃、清天河水、清小肠，在此基础上辨证加减，伴呕吐者，加予运八卦；伴腹痛者，加予揉板门。

徐玲用推拿（清天河水 200 次、清大肠 100 次、摩腹 500 次、揉脐 500 次、揉龟尾 300 次、推上七节骨 300 次、推脾经 300 次、清小肠 100 次，每日 1 次）治疗小儿湿热泻，临床研究显示，推拿治疗小儿泄泻疗效优于对照组思密达联用培菲康的治疗。

李红星通过对伤食泻患儿 140 例研究表明，联用推拿（大肠、小肠隔腹处各推拿 100 次，揉板门 200 次、摩腹 200 次、运内八卦 100 次、揉龟尾 300 次、揉神阙穴 500 次、推脾经 300 次、推上七节骨 300 次、拿肚角 300 次；每日推拿治疗 1 次）治疗有效率为 98.57%，远高于常规治疗的有效率 72.83%。

孙士丹研究观察 60 例湿热型泄泻患儿，得出三字经流派推拿治疗小儿湿热泻比口服蒙脱石散更为有效安全。孙氏五部推拿法是指在头面部、腹部、上肢部、下肢部及背部的穴位进行推拿手法。

郭爱英通过对 60 例脾虚泻患儿的研究表示孙氏五部推拿法疗效优于口服参苓白术散。

七、针法

1. 适应证 伤食泻、风寒泻、湿热泻、脾虚泻、脾肾阳虚泻。

2. 操作方法

（1）主穴：足三里、三阴交、天枢。

（2）辨证加减：伤食泻，加中脘、四缝；湿热泻，去三阴交，加阴陵泉；风寒泻，加鬼尾、神阙；脾虚泻，加气海、关元；脾肾阳虚泻，加脾俞、肾俞。呕吐，加内关、上脘；腹胀，加下脘；发热，加曲池。（引自《中医儿科学》，中国中医药出版社，第9版，2012）

（3）方法：选择1寸毫针，进针约0.5寸，不留针，采用捻转方法平补平泻。

（4）腹针：取脐四边穴（脐旁上下左右各开1寸处），以脐四穴上下为序进针2～3分深，不留针。对虚证者宜缓刺，捻转30秒；实证者，急刺捻转10秒。适用于各种泄泻证型。[引自《中医儿科学》，中国中医药出版社，第9版，2012]

（5）疗程：病情急者每日1次，病情缓者隔日1次，3～5天为1个疗程；虚证患儿可连续2～3个疗程。

3. 疗法特点 脐四边穴虽是经外奇穴，但位置是在正经之内，脐四边穴从解剖位置上看恰恰是小肠密集之处，是治疗腹泻的经验要穴，所以针刺此四穴，可使小肠功能恢复正常而达到止泻的目的。

4. 注意事项

（1）患儿不宜在空腹状态进行针刺治疗。

（2）施术前应与患儿及家长充分沟通，争取理解和配合，以顺利完成治疗。

5. 临床应用

陈淑荣等将166例小儿腹泻患者，随机分为治疗组84例，针刺足三里、阴陵泉、天枢、四缝穴为主；对照组82例，口服思密达。两组治疗3天，结果治疗组显效率为 91.7%，对照组为 76.8%，且治疗组无毒副作用，对照组有 5 例出现腹胀和轻度呕吐。

八、灸法

1. 适应证 风寒泻、脾虚泻及脾肾阳虚泻。

2. 操作方法

（1）患儿取仰卧位，选取足三里、中脘、神阙，将适量艾绒放入艾灸盒并点燃，再将艾灸盒放于穴位处固定，时间 5～10 分钟，以皮肤微微发红为度。（引自《中医儿科学》，中国中医药出版社，第 9 版，2012）

（2）隔物灸：隔姜灸、神阙穴隔盐灸可增强艾灸温中散寒、理气和胃等疗效，并且能防止烫伤小儿皮肤。

（3）疗程：每日 1～2 次。3～5 天为 1 个疗程；虚证患儿可连续 2～3 个疗程。

3. 疗法特点 小儿"脾常不足"，卫外不足，易感受风寒之邪，导致风寒泻，且易迁延致脾虚泄泻及脾肾阳虚泻。灸法有温中散寒、理气和胃等功效，对小儿泄泻疗效肯定，且操作方便，无毒副作用。

4. 注意事项 小儿皮肤娇嫩，用艾条灸时施灸者须将食指、中指分开置于施灸部位的两侧，通过医者手指的感觉来测知患儿局部受热的程度，以便及时调节施灸的距离，防止皮肤烫伤。如因施灸后局部出现小水疱，可不予处理，几日后可自行恢复；若水疱较大，应涂以消炎药膏，并以消毒纱布保护。

5. 临床应用

唐英等观察小儿慢性腹泻住院患者 40 例。采用随机对照单盲设计方法分为治疗组和对照组，治疗组用艾条灸关元、神阙、足三里（双），对照组口服中成药健脾止泻灵颗粒，结果治疗组有效率 95%，对照组有效率 87%。

徐秋菊用艾条灸神阙穴治疗小儿虚寒性腹泻 50 例，其中痊愈 45 例，占

90%；显效 4 例，占 8%；无效 1 例，占 2%。总有效率为 98%。

参考文献

［1］王明明，李江全，姚惠陵，等.外用药泻克星抗腹泻作用和对胃排空、肠推进影响的实验观察［J］.中医药研究，1997，13（5）：57-59.

［2］梁君妃，王亚莲，马立海.温中止泻散贴敷神阙穴佐治小儿泄泻的效果观察［J］.护理与康复，2014，13（3）：274-275.

［3］周晨，韩新民，孙轶秋，等.小儿腹泻贴佐治小儿腹泻临床观察［J］.中国中医急症，2012，20（12）：1916-1917.

［4］沙剑虹，沙剑英.银杏汤剂熏洗治疗小儿腹泻［J］.中国民间疗法，2009，17（3）：66.

［5］杨士珍，郝海英，黄俊敏.地锦草合剂足浴治疗小儿秋季腹泻65例临床观察［J］.河北中医，2008，30（10）：1032-1033.

［6］熊翠莲，沈逍雁.蒙脱石散联合黄连素保留灌肠治疗小儿腹泻的临床研究［J］.儿科药学杂志，2014，20（10）：32-34.

［7］程春华，洪丽君，殷齐辉.葛根芩连汤加减保留灌肠治疗小儿 A 群轮状病毒感染性腹泻［J］.中国中西医结合儿科学，2014，34（6）：547-548.

［8］吕菊，余文军，王云汉，等.刮痧疗法治疗小儿腹泻［J］.中国民间疗法，2011，19（6）：16.

［9］徐玲，李志山，陈光明，等.推拿治疗小儿泄泻（湿热证）临床研究［J］.长春中医药大学学报，2011，27（5）：725-726.

［10］李红星.推拿治疗小儿泄泻伤食症效果观察［J］.亚太传统医药，2013，9（8）：138-139.

［11］孙士丹.三字经流派推拿治疗小儿泄泻（湿热型）的临床疗效观察［D］.福州：福建中医药大学，2012.

［12］郭爱英.孙氏五部推拿法治疗小儿泄泻（脾虚型）的临床疗效观察［D］.合肥：安徽中医药大学，2015.

［13］陈淑荣，王志刚.针灸治疗婴幼儿腹泻临证对比观察［J］.河北中医药学报，2012，27（1）：38-39.

［14］唐英，尚清.艾灸法治疗小儿慢性腹泻20例［J］.中医研究，2011，24（10）：70-72.

［15］徐秋菊.灸法治疗小儿虚寒性腹泻［J］.内蒙古中医药，2013，32（7）：71.

（叶进、边逊）

第六节 便 秘

便秘是儿童时期一种常见的消化系统疾病,是儿童排便功能障碍症候群之一,并且大都属于功能性便秘范畴。临床主要表现为排便时间延长,间隔3天以上,粪便干燥坚硬;重者大便困难,干燥如栗,可伴少腹胀急、神疲乏力、胃纳减退、排便时肛裂出血等症状,长期依赖开塞露等药;病程在3个月以上;排除肠道器质性疾病。

中医对便秘早就有论述,《黄帝内经》首称便秘为"大便难"、"秘涩"等。其病因病机,《诸病源候论·小儿杂病诸候》也早有论述:"小儿大便不通者,脏腑有热,乘于大肠故也。"饮食因素、情志因素、燥热内结及正虚因素均可导致大肠传导功能失职而发生便秘。中医辨证当分虚实,实者当辨热秘、气秘和冷秘,虚者当辨气虚、血虚、阴虚和阳虚。实秘以祛邪为主,给予泻热、温散、通导之法,使邪去便通;虚秘以扶正为先,给予益气温阳、滋阴养血之法,使正盛便通。

便秘外治疗法临床运用广泛,包括穴位敷贴疗法、灌肠疗法、推拿疗法、针刺疗法、耳穴压豆疗法等。

一、穴位敷贴疗法

1. 适应证 热秘、气秘、冷秘、气虚秘、血虚秘、阴虚秘。

2. 操作方法

(1)辨证用药:①热秘:大黄、枳实、厚朴、麻子仁、杏仁、白蜜、芍药,按10∶6∶6∶12∶10∶20∶10的比例;②气秘:木香、乌药、沉香、大黄、槟榔、枳实,按6∶6∶3∶10∶10∶10的比例;③冷秘:附子、大黄、党参、干姜、甘草、当归、肉苁蓉、乌药,按10∶10∶12∶6∶6∶10∶10∶10的比例;④气虚秘:黄芪、麻仁、白蜜、陈皮，按 10:12:20:6 的比例；⑤血虚秘：当归、生地黄、麻仁、桃仁、枳壳，按 5:5:6:6:6 的比例；⑥阴虚秘：玄参、麦冬、生地黄、当归、石斛、沙参，按 5:5:5:6:5:6 的比例。（引自《中医内科学》，中国中医药出版社，第 9 版，2012）

（2）按比例选取相应药物打成细末 120 目混合均匀，装瓶备用；每次取上方适量（一个穴位用药量约 1g），并以醋和甘油 7:3 的比例调和成糊状（泥状、饼状），以不渗出液体为佳；患儿取平卧位，暴露所取穴位，注意保暖，用棉签蘸取温开水（必要时用生理盐水或 75% 酒精）清洁穴位及穴位周围皮肤，将调好的适量药糊（药泥、药饼）敷于穴位，以纱布覆盖并用胶布固定。

（3）取穴：以神阙为主穴，配合天枢、中脘、气海、关元、大肠俞或涌泉等穴，每次取 2~3 个穴。

（4）疗程：每次敷贴保留 2~4 小时，每天 1 次，7 天为 1 个疗程。

3. 疗法特点 中医认为神阙穴内连五脏六腑、十二经脉，为上、中、下三焦之枢，有振奋中阳、温补下元、温通散结的功效，中药贴敷神阙穴及其他配穴，治疗便秘有确切疗效。

4. 注意事项 如患儿出现皮肤过敏症状，可适当缩短贴敷时间或者换其他治疗方法。

5. 临床应用

本法临床报道较多，因婴幼儿服药困难，穴位贴敷法具有经济方便、易于被患儿及家长接受等优点，所以被广泛应用。

郭亦男将 60 例功能性便秘患儿随机分成 2 组，对照组给予健儿清解液口服，观察组在口服健儿清解液的基础上，给予清降膏贴敷涌泉穴治疗。结果显示观察组总有效率为 90.00%，对照组总有效率为 83.33%，差异具有统计学意义（$P<0.05$）。

李燕妮等对 120 例便秘患儿给予神阙穴贴敷中药（大黄 10g，木香 10g，苦杏仁6g），并配合足三里穴位按摩，观察发现120例患儿中治愈89例，显效11例，有效18例，无效2例。治愈率为74.2%，总有效率98.3%。

李燕华等用复方丁香开胃贴（丁香、苍术、白术、豆蔻、砂仁、木香、冰片）贴敷脐部治疗小儿便秘38例，总有效率为94.73%。

二、灌肠疗法

1. 适应证 热秘、气秘、冷秘、气虚秘、血虚秘、阴虚秘。

2. 操作方法

（1）辨证用药：①热秘：大黄10g，枳实10g，厚朴6g，麻子仁10g，杏仁10g；②气秘：木香6g，乌药10g，沉香5g，大黄10g，槟榔10g，枳实10g，郁金10g；③冷秘：附子5g，大黄10g，干姜6g，当归10g，肉苁蓉10g；④气虚秘：黄芪10g，麻仁10g，党参10g，当归10g，陈皮6g；⑤血虚秘：当归10g，生地黄10g，麻仁10g，桃仁6g，枳壳10g；⑥阴虚秘：玄参10g，麦冬10g，生地黄10g，当归10g，沙参10g。（引自《中医内科学》中国中医药出版社，第9版，2012）根据证型选取相应中药，水煎至100mL，加温至35℃，取灌肠液30～50mL保留灌肠。

（2）疗程：每天1次，7天为1个疗程。

3. 疗法特点 临床上因患儿喂药困难，中药口感不佳等原因，导致患儿口服中药依从性较差。中药灌肠作用迅速，直达病所，降低药物对肝肾功能的影响，减少口服时消化酶对药物的破坏，提高药物的生物利用率，并可刺激性排便。应用该法治疗小儿便秘，往往有较好疗效。

4. 注意事项

（1）灌肠时采取左侧卧位，臀部抬高30°左右，有利于插管，避免因直肠弯曲（骶曲和阴曲）而损伤肠黏膜。

（2）插管时注意角度的选择，必须注意人体所固有的肛直肠角及其变化。插管时将肛管顶端从肛门朝肚脐方向插入 3cm 左右，有松落感（通过肛肠环）后停止推进，需将肛管向前偏移与肛直肠偏角相同角度即 68° 后，再插入直肠。插管时顺着人体所固有解剖角度，可减少肛管对肠管的刺激。

（3）灌肠过程中观察患儿有无头晕、恶心、面色苍白、出冷汗等不适反应，一旦发生立即停止操作，卧床休息。对于能进行语言交流的患儿，则应不断询问有无不适，如有不适则应停止操作，查明引起不适的原因，再继续操作。

5. 临床应用

临床上因患儿喂药困难，中药口感不佳等原因，导致患儿口服中药依从性较差。中药灌肠作用迅速，直达病所，降低药物对肝肾功能的影响，减少口服时消化酶对药物的破坏，提高药物的生物利用率，并可刺激性排便，应用该法治疗小儿便秘取得了满意疗效。

王利然以加味增液汤直肠滴入治疗小儿功能性便秘，结果显示总有效率为90.5%，经治疗后排便时间及排便间隔时间明显缩短。

魏伟用大承气汤保留灌肠治疗顽固性便秘 76 例，治愈 60 例，总有效率为98.67%。

三、推拿疗法

1. 适应证 便秘虚、实证。

2. 操作方法

（1）辨证取穴：实秘，清大肠、退六腑、运水入土、推四横纹、推下七节骨，亦可用清大肠独穴 40 分钟；食积，加清胃；气机郁滞，加运八卦。虚秘，清补脾、揉二马、运水入土、清补大肠；腹痛加揉外劳宫；有发热加清天河水。（引自《李德修小儿推拿秘笈》，人民卫生出版社，2010）（图 4-7）

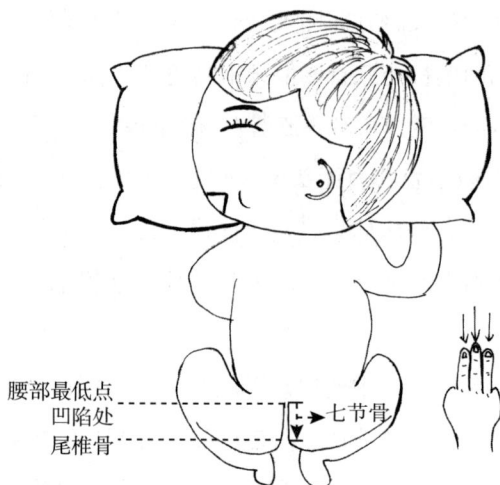

图 4-7 推七节骨示意图

（2）疗程　每天1次，每次推拿约30分钟，5天为1个疗程，一般1～4个疗程。

3. 疗法特点　推拿作为一种纯自然疗法治疗小儿便秘，可以避免因泻药造成的肠黏膜损伤，促进胃肠的自律蠕动，同时调动脏腑的整体功能使大便得以通畅，临床应用广泛。

4. 注意事项　推拿治疗便秘，每次推拿时间宜长，方可达到疗效。

5. 临床应用

推拿疗法临床操作简便，疗效佳，无副作用，较易被患儿及家长接受，应用于临床治疗小儿便秘亦取得了较好的疗效。

李霞等推拿治疗婴幼儿功能性便秘58例。实秘，加推四横纹、清大肠、摩腹、揉天枢、推下七节骨；食积便秘，加补脾经、揉板门；燥热便秘，加清脾经、退六腑、清天河水；气机郁滞便秘，加运八卦、拿肚角；虚秘，加分手阴阳、补脾经、推三关、清大肠、摩腹、补肾经、推下七节骨、捏脊。结果总有效率为93.3%。

何玉华等推拿治疗小儿开塞露依赖性便秘11例，总有效率97%，发现治疗效果和患儿年龄及病程有关。

郝宏文等将72例患儿随机分为两组，治疗组运用健脾疏肝、助运通便的推拿手法。而对照组予妈咪爱口服治疗。结果治疗组总有效率96.5%，对照组72.2%，两组疗效比较，差异有显著意义（P<0.01），并发现小儿便秘以脾虚肝旺型居多。

褚付英采用"三字经"流派推拿治疗小儿便秘79例。取穴：实秘，运八卦、清大肠、退六腑、运水入土、推下七节骨；虚秘，清补脾、大肠、二马，随症加减。结果治愈72例。

四、针灸疗法

1. 适应证 便秘虚、实证。

2. 操作方法

（1）取穴：以大肠的俞、募、下合穴为主，如天枢、大肠俞、上巨虚、支沟、照海、足三里等。（引自《针灸学》，中国中医药出版社，第9版，2012）

（2）辨证加减：热秘，加合谷、曲池清泄腑热；气秘，加中脘、太冲疏调气机；冷秘，加灸神阙、关元通阳散寒；虚秘，加脾俞、气海健脾运气，以助通便。

（3）方法：诸穴均常规针刺；冷秘、虚秘可用温针灸、温和灸、隔姜灸或隔附子饼灸。

（4）疗程：每天1次，每次针灸30～40分钟,7天为1个疗程，一般1～4个疗程。

3. 疗效特点 便秘是由脏腑的功能失调、大肠传导失司所致，属虚实夹杂之证。本研究选穴大肠背俞穴之大肠俞以通降肠腑，大肠募穴之天枢穴以升降气机，募俞相配，调畅大肠气机；大肠经下合穴上巨虚，合治内腑，足三里属于足阳明胃经穴，具调理脾胃、补中益气等功能，诸穴合用可调畅大肠腑气，腑气通畅则传导复常，便秘自愈。四神聪穴施以灸法刺激脑肠肽合成，通过脑肠轴调节胃肠功能。

4. 注意事项　针灸治疗期间患儿宜养成每日排便习惯，多食蔬菜水果、多饮水，加强适当的体育活动，以提高疗效。

5. 临床应用

单纯运用针刺治疗功能性便秘在成人中较为常见，而在儿童中这方面的研究报道较少。但有学者以阳明经穴大肠俞募为主、辅以经验效穴、局部取穴，治疗小儿便秘亦取得较好的临床疗效。

赵研敏等选取年龄在 4 ～ 12 岁，病程 5 ～ 12 天的实证便秘患者 56 例，对其进行针刺治疗。取穴：大肠俞、天枢、支沟、上巨虚、合谷、曲池、丰隆、承山、水道（左）、归来（右）。患儿配合者留针 10 ～ 15 分钟，不配合者捻转后起针。总有效率为 85.7%。对痊愈与有效的 48 例患儿随访 3 个月，大便正常者 41 例，2 个月内复发者 4 例，3 个月内复发者 3 例。

沈氏采用男左女右针刺内关、照海两穴，治疗小儿便秘，留针 1 小时，隔日治疗 1 次，连续 2 次。总有效率 91.8%。

井夫杰等点刺四缝穴治疗胃肠燥热型小儿便秘 60 例，每隔 3 日治疗 1 次，2 次为 1 个疗程。经治疗 1 个疗程后，痊愈 45 例，占 75.0%；显效 8 例，占 13.3%；有效 4 例，占 6.7%；无效 3 例，占 5.0%，总有效率为 95.0%。

五、耳穴压豆疗法

1. 适应证　便秘虚、实证。

2. 操作方法

（1）取穴：大肠、直肠下段、三焦、肝、脾、肾。

（2）方法：耳郭皮肤常规消毒后，将王不留行籽或白芥子粘附在

0.6cm×0.6cm 大小胶布中央，用镊子夹住，贴敷在对应的耳穴上，用手指轻轻揉压。以耳郭略红而小儿不哭闹为度。（引自《针灸学》，中国中医药出版社，第9版，2012）

（3）疗程 每次取 3～5 穴，每日家长给患儿按压 3～5 次，每次每穴按压30～60 秒，3 日更换 1 次，双耳交替，2～3 次为 1 个疗程。

3. 疗法特点 《内经》曰："耳者宗脉之所聚也。"耳穴具有调和气血、疏通经脉的作用。耳穴压豆通过刺激穴位经络作用，达到运行气血、调和脏腑、助运通便功效。该法既安全又经济，而且操作简便，无需特殊设备和技术，疗效可靠。

4. 注意事项 耳穴压豆宜紧实，防止脱落误吸。埋豆期间，指导家长每日按压局部，利用对局部穴位按压，按压程度因人而异，以患儿感觉酸、麻、微痛及热感为宜。

5. 临床应用

刘晓萍等运用耳穴贴压治疗小儿功能性便秘。取穴：便秘点、直肠下段、大肠、脾、皮质下、三焦。方法：以王不留行籽贴压，每日按压 4 次，每次 3～5 分钟。结果：治疗 40 例，其中显效 15 例，总有效率 90.0%。

沈玉君等采用耳穴压豆治疗便秘 33 例。主穴为大肠、腹、直肠、皮质下穴。肠道实热型，加耳尖放血，耳穴加肝、胆、胃、三焦穴；肠道气滞型，加肝、脾、胃、三焦穴；脾虚气弱型，加脾、肺穴；脾肾阳虚型，加脾、肾穴；阴虚肠燥型，加肝、脾、肾穴。治疗方法采用探棒在所选穴区找到敏感点，用胶布将王不留行籽贴于敏感点上，嘱患者每天按压次 4～5 次，每次 5 分钟，每次 1 只耳郭，隔日更换另 1 只，10 次为 1 个疗程。结果：治疗 33 例，好转 26 例，未愈 3 例，总有效率 95.16%。

参考文献

［1］郭亦男.推拿疗法治疗小儿便秘临床观察［J］.中国医药指南，2014，27（12）：259-260.

［2］李燕妮，张承军.神阙穴中药贴敷配合足三里穴位按摩治疗小儿功能性便秘120例疗效观察［J］.中国中西医结合儿科，2013，5（5）：431-432.

［3］李燕华，王乐.复方丁香开胃贴治疗小儿便秘38例［J］.中国中西医结合消化杂志，2010，18（2）：119-120.

［4］王利然.加味增液汤直肠滴入治疗小儿功能性便秘42例疗效观察［J］.中国中医药科技，2013，20（1）：74.

［5］魏伟.大承气汤保留灌肠治疗顽固性便秘76例［J］.实用中医内科杂志，2008，22（3）：53.

［6］李霞，朱姬莲.推拿治疗婴幼儿功能性便秘58例临床观察［J］.中医临床研究，2011，3（14）：34-35.

［7］何玉华，康静.推拿治疗小儿开塞露依赖性便秘［J］.中国针灸，2011，31（3）：258-259.

［8］郝宏文，王素梅，吴力群，等.推拿疗法治疗小儿便秘临床观察［J］.四川中医，2010，28（2）：118-119.

［9］褚付英.推拿治疗小儿便秘［J］.中国民间疗法，2003，11（12）：22.

［10］赵研敏，张颖.针刺治疗小儿实证便秘56例［J］.中国针灸，2007，27（7）：532.

［11］沈海明.针刺治疗习惯性便秘85例［J］.四川中医，2002，20（8）：76.

［12］井夫杰，张静.点刺四缝穴治疗胃肠燥热型小儿便秘［J］.中国针灸，

2013，33（3）：262.

［13］刘晓萍，郑方.耳穴贴压治疗小儿功能性便秘40例［J］.陕西中医，2008，29（9）：1182.

［14］沈玉君，耿芙蓉.耳穴压豆治疗便秘62例［J］.中国民间疗法，2005，13（10）：20-21.

（叶康、杨江）

第七节 厌 食

小儿厌食症是儿科的常见疾病，以长时间出现食欲减退、厌恶进食、甚至拒食为主要临床表现。相当于西医消化不良、神经性厌食等疾病。

中医学认为小儿厌食发生的原因，多和乳食不节、痰湿内生、先天禀赋不足、脾胃虚弱、情志不舒等因素有关。小儿脾常不足，饮食不能自调，食物不知饥饱，饮食不节或喂养不当后，容易损伤脾胃的正常运化功能，从而产生见食不贪，肌肉消瘦，影响正常生长发育。临床上厌食辨证常分为脾失健运、胃阴不足、脾胃气虚三个类型。"脾健不在补贵在运"，故本病治疗，当以运脾开胃为基本法则，宜以轻清之剂解脾胃之困，拨清灵脏气以恢复转运之机，俟脾胃调和，脾运复健，则胃纳自开。属实者，当以运脾和胃为主；属虚者，也须健脾益气、养胃育阴的同时，佐以助运。同时，应注意患儿的饮食调理，纠正不良的饮食习惯，食疗、药治兼施，方能见效。

小儿厌食外治法包括贴敷、推拿、针刺、艾灸、耳穴、刮痧等，通过药物或非药物疗法作用于皮肤、体表的某些特定穴位，能调整内脏的功能，达到治疗的目的。

一、贴敷法

1. 适应证 厌食症属脾失健运证、脾胃气虚证、脾胃阴虚证、肝脾不和证者。

2. 操作方法

（1）辨证用药：①脾失健运证：不换金正气散加减，苍术60g，佩兰100g，陈皮60g，清半夏60g，枳壳60g，藿香100g，焦六神曲100g，炒麦芽100g，焦山楂100g等；②脾胃气虚证：异功散加味，党参100g，白术100g，茯苓 100g，甘草 30g，陈皮 60g，佩兰 100g，砂仁 30g，焦六神曲 100g，鸡内金 60g 等；③脾胃阴虚证：养胃增液汤加减，北沙参 100g，麦冬 100g，玉竹 100g，石斛 60g，乌梅 60g，白芍 100g，炙甘草 30g，焦山楂 100g，炒麦芽 100g 等；④肝脾不和证：逍遥散加减，柴胡 100g，紫苏 100g，当归 100g，白芍 100g，白术 100g，茯苓 100g，焦山楂 100g，焦六神曲 100g，炒麦芽 100g，甘草 30g 等。（引自《中医儿科学》，中国中医药出版社，第 9 版，2012）

（2）选取相应药物打成细末 120 目混合均匀装瓶备用；每次取上方 6g，用鲜姜汁 3g，醋 3g 或适量的凡士林、甘油调和成糊状（泥状、饼状），以不渗出液体为佳，敷药中或可加入二甲基亚砜或氮酮等，有助于提高经皮吸收的效果；患儿取平卧位，暴露所取穴位（神阙、上脘、中脘、下脘或足三里等穴），注意保暖，用棉签蘸取温开水（必要时用生理盐水或 75% 酒精）清洁穴位及穴位周围皮肤，将调好的适量药糊（药泥、药饼）涂敷于穴位，以纱布覆盖并用胶布固定。

（3）疗程：每次贴敷保留 4 小时左右，每天 1 次，3～5 天为 1 个疗程，一般 1～2 个疗程。

3. 疗法特点 小儿厌食症的病位主在脾胃，属中焦之病，故可以敷脐疗之，即取神阙穴。而中脘穴是胃的募穴、八会穴之腑会，是胃肠各腑经气之所聚，治疗脾胃疾病，当取此穴。且神阙穴、中脘穴均位于奇经八脉之任脉上，故有调节全身阴经经气之功效也。脐在胚胎发育过程中为腹壁最后闭合之处，与全身皮肤结构比较，表皮角质层薄，药物最容易穿透弥散而被吸收，其特殊的解剖结构，使之成为贴敷给药的最理想部位。中脘穴处的皮下脂肪较薄，亦有利于贴敷药物的直接渗透和吸收，从而达到治疗厌食症的目的。

4. 注意事项 皮肤破溃、局部皮肤过敏者禁用。用药后观察局部皮肤，如有丘疹、奇痒或局部肿胀等过敏现象时，停止用药，并将药物擦拭或清洗干净。

5. 临床应用

李巧香治疗小儿厌食症在对照组（常规内服沙棘干乳剂）治疗的基础上加用中药穴位敷贴治疗。敷贴药物组成：党参、白术、茯苓、吴茱萸、炒麦芽、神曲、苍术、丁香、肉桂、砂仁、炒莱菔子。将上述药物混合研磨成粉，每次取 15~20g，用米醋和少许凡士林调成不干不湿的药泥，敷贴在神阙、中脘、脾俞、胃俞等穴位上，并用医用胶贴固定，4~6 小时后取下。每天换药 1 次，10 天为 1 个疗程。两组观察 2 个疗程，且治疗结束后随诊 2 周。观察组 41 例中，痊愈 23 例，显效 10 例，有效 6 例，无效 2 例，总有效率为 95.12%。

高世泉等用穴位贴敷治疗小儿厌食症 37 例，治疗组用喜食散（党参、白术、炒麦芽、木香、肉桂、神曲、山楂、黄芩、怀山药，各药按等量称取，碾成粉末）贴敷神阙穴、中脘穴、气海穴、关元穴。于睡前敷药，3 天后取下，间隔 4 天再敷，连敷 3 次为 1 个疗程。结果治愈 13 例，显效 15 例，有效 8 例，无效 1 例，总有效率 97.30%。

二、推拿疗法

1. 适应证 厌食症属脾失健运证、脾胃气虚证、脾胃阴虚证、肝脾不和证者。

2. 操作方法

（1）选穴：脾经、大肠经、板门、八卦、四横纹、腹部、中脘、足三里、脊。

（2）手法：一般采用推法、揉法、摩法、按法。每个穴位推拿 3 分钟左右，每分钟约 200 次，手法以轻快为主。捏脊一般捏 6~12 遍，以患儿背部皮肤发红为度。

（3）辨证加减：恶心呕吐，加清板门；腹痛，加揉外劳宫；若病后伤阴或胃阴不足，出现口干多饮，不思进食，大便干结，五心烦热，舌红少苔或舌苔花

剥，脉细数者，加揉二马、清天河水、清胃。（引自《李德修小儿推拿秘笈》，人民卫生出版社，2010）

（4）疗程：每天1次，每次推拿约30分钟，5天为1个疗程，一般1～4个疗程。

3. 疗法特点 通过推、拿、提、捏等手法对小儿脾胃经络走行穴位进行刺激，具有调阴阳、理气血、和脏腑、通经络、培元气等功效。捏脊、摩腹还能刺激各脏腑的体表腧穴，既能使脏腑气血阴阳和胃肠功能得以调节，又能使胃肠内的积食排出体外，对改善小儿食欲疗效确切，临床应用广泛。

4. 注意事项 应先准备好推拿介质，一般用滑石粉、爽身粉或润肤油；厌食症患儿推拿治疗应坚持疗程，有效后应继续巩固，以避免出现反复。

5. 临床应用

吴红莲应用捏脊疗法治疗小儿厌食症60例，操作：按照推、捏、捻、放的顺序自长强穴沿督脉自下而上捏至大推穴，从第4遍起加用提法，共治疗6遍。捏拿结束后，按揉大肠俞、脾俞、胃俞10次。6天为1个疗程，休息1周后再捏第2疗程，连续治疗4个疗程。4个疗程结束后观察总有效率91.67%。

张巨明采用冯氏捏脊疗法治疗小儿厌食症320例，操作：双手自长强穴沿督脉自下而上捏拿至大推，从第4遍开始采用重提手法作用于脾俞、肾俞，共治疗6遍，捏脊结束后按揉肾俞穴；捏脊第4天服用消积散，第5天贴敷化痞膏，连续治疗2个疗程后观察总有效率97.8%。肖玉玲捏脊治疗小儿厌食症56例，总有效率达94.6%。

三、针刺法

1. 适应证 厌食症属脾失健运证、脾胃气虚证、脾胃阴虚证、肝脾不和证者。

2. 操作方法

（1）四缝穴放血，配合点刺中脘、双侧天枢、脾俞、胃俞、肝俞及足三里等穴。（引自《中医儿科学》，高等教育出版社，第 1 版，2008）

（2）疗程：四缝穴放血可每周 1 次，其他穴位可每日点刺 1 次，1 周为 1 个疗程，一般 1～3 个疗程。（图 4-8、图 4-9）

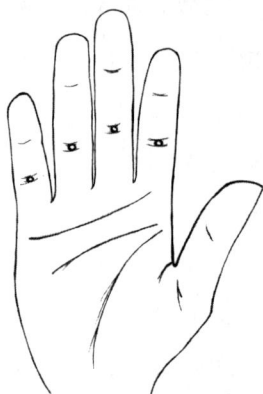

图 4-8　四缝穴定位示意图　　　　图 4-9　刺四缝穴示意图

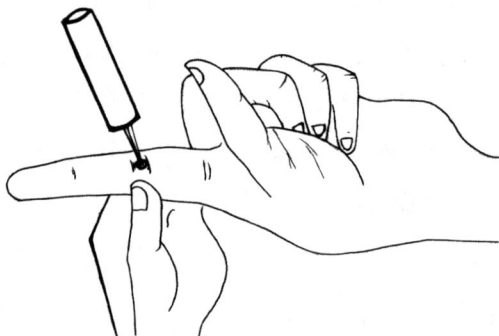

3. 疗法特点
针刺疗法一般选择四缝穴为主，针刺取血，或挤出少许黄白色透明黏液即可。四缝穴是经外奇穴、手之三阴经所过之处，针刺四缝可以解热除烦，通畅百脉，调和脏腑，起到健脾助运开胃的功效。

4. 注意事项

（1）针刺放血时操作者动作宜轻巧，婴幼儿应浅刺。

（2）施术前应与患儿及家长充分沟通，争取理解和配合，以顺利完成治疗。

（3）操作结束后，患儿 2 小时内不要洗手或弄湿手指，以免感染。

5. 临床应用

四缝穴放血治疗厌食症最为临床常用，林昱等单用针刺四缝穴治疗本病患儿 80 例，每隔 7 天针 1 次，2 次为 1 个疗程，结果痊愈 62 例，好转 16 例，无效 2 例，总有效率 97.50%。

姚光潮针刺四缝穴配合叩刺双侧脾俞、胃俞、肝俞及双侧足三里，治疗厌食30例。结果治愈25例，显效3例，有效1例，无效1例，总有效率96.6%。一些学者还采用针刺四缝穴配合药物治疗小儿厌食症，效果显著。

方潜针刺四缝穴加药物治疗小儿厌食症60例，药物选择为口服醒脾养儿颗粒或枯草杆菌二联活菌颗粒。治疗15天后，治疗组显效36例，有效15例，无效9例，总有效率为85%。

四、艾灸法

1. 适应证 厌食症属脾失健运证、脾胃气虚证、脾胃阴虚证、肝脾不和证者。

2. 操作方法 患儿取仰卧位，选取上脘、中脘、下脘、神阙，将适量艾绒放入艾灸盒并点燃，再将艾灸盒放于穴位处固定，时间20分钟左右，以皮肤微微发红为度。（引自《针灸学》，中国中医药出版社，第9版，2012）

疗程：每日1次，5天为1个疗程；脾虚证患儿可连续2～3个疗程。

3. 疗法特点 艾灸法是一种融经络、穴位、药物为一体的复合性治疗方法，是无痛性经穴疗法治疗疾病的一种新思路，也是中医外治疗法的一个特色。艾灸治疗小儿厌食，选取穴位集中在胃脘部，采用艾灸盒较传统艾灸更为方便，温度更好控制，避免了灸条灰掉落、烫伤皮肤等缺点。

4. 注意事项 艾灸适用于依从性较强的2岁以上患儿，且艾灸时间不宜过长，防止烫伤。

5. 临床应用

鲍氏等艾灸足三里治疗小儿厌食症35例，用艾条缓慢在足三里穴上、下移动，以不灼伤皮肤为准，灸至皮肤稍见红晕为度，约15～20分钟，每天1次，连续1周，以后每周2～3次，直至恢复正常食欲。35例1周后均有明显效果，坚持2～3个月后，患儿食欲皆恢复正常，治愈率100%。

林绍琼等用改良艾灸法（将灸条置于艾灸盒内，调节好灸条的高度，然后将艾盒固定于穴位处）治疗小儿厌食症50例，灸神阙穴、中脘穴、足三里穴，每天1次，每次一个穴位灸20分钟，1个月为1个疗程。结果治愈10例，显效22例，有效13例，无效5例，总有效率90%。

五、耳穴压豆法

1. 适应证　厌食症属脾失健运证、脾胃气虚证、脾胃阴虚证、肝脾不和证者。

2. 操作方法

（1）选耳穴脾、胃、饥点、交感、皮质下、神门、大肠等，耳郭皮肤常规消毒后，将王不留行籽或白芥子粘附在0.6cm×0.6cm大小胶布中央，用镊子夹住，贴敷在对应的耳穴上，用手指轻轻揉压，以耳郭略红而小儿不哭闹为度。（引自《中医儿科学》，高等教育出版社，2008）

（2）疗程：每次取3～5穴，每日家长给患儿按压3～5次，每次每穴按压30～60秒，3日更换1次，双耳交替，2～3次为1个疗程。

3. 疗法特点　厌食主要由脾胃功能失调所致，选择相应的耳穴可以增强相应组织、器官的功能，起到和胃、运脾、益气等功效。脾得运化升清，胃得受纳腐熟，大、小肠能分清泌浊，而使顽疾得愈。

4. 注意事项　耳穴压豆宜紧实，防止脱落误吸。针对小儿特殊情况，掌握好按压的力度，以儿童耐受为度。

5. 临床应用

高氏用耳穴贴压王不留行籽的方法治疗小儿厌食症68例，取穴：双侧脾、胃、饥点、交感、皮质下、神门、大肠。把王不留行籽用直径0.5cm的伤湿止痛膏固定在所选穴位上。每次按压2～3分钟，嘱其家属每日自行按压3～4次。3～4天更换一次，两耳交替施治。其中显效25例，有效28例，无效15例，总有效率 77.8%。

六、刮痧法

1. 适应证 厌食症属脾失健运证、脾胃气虚证、脾胃阴虚证、肝脾不和证。

2. 操作方法 患儿取相应体位，用热毛巾擦洗皮肤，在患儿皮肤上涂以凡士林等介质后，术者持刮痧板从督脉大椎刮至七节骨，再到两侧膀胱经，再刮中脘、天枢、胃俞、脾俞、足三里等穴，自上而下、单方向地刮拭，以皮肤发红出痧为度。（引自《针灸学》，中国中医药出版社，第9版，2012）

3. 疗法特点 刮痧能调整机体的激素平衡，有利于机体体质的调理，通过刺激脾俞、胃俞、中脘、天枢、足三里等健脾助运，改善患儿食欲。

4. 注意事项 动作宜轻柔，避免刮破患儿皮肤；治疗次数不宜多，小儿厌食行1～2次刮痧即可。

5. 临床应用

邢跃萍等在给予儿康宁糖浆口服（每次10mL，每天3次）的基础上联合应用刮痧疗法，20～30天为1个疗程。结果25例患儿中，治愈20例，好转3例，未愈2例，总有效率92.0%。

参考文献

［1］李巧香.中药穴位敷贴治疗小儿厌食症41例疗效观察［J］.湖南中医杂志，2009，25（2）：39-40.

［2］高世泉，殷旭，刘贵云.穴位贴敷治疗小儿厌食症70例［J］.中医外治杂志，2005，14（5）：16-17.

［3］吴红莲.捏脊治疗小儿厌食症60例［J］.甘肃中医，2010，23（7）：43.

［4］张巨明.冯氏捏脊疗法治疗小儿厌食320例临床观察［J］.辽宁中医杂志，2009，36（11）：1967-1968.

［5］肖玉玲.捏脊治疗小儿厌食症56例［J］.江西中医药，2007，3（8）：24.

［6］林昱，佟秀梅.刺四缝疗法治疗小儿厌食症80例［J］.中医研究，2008，21（5）：47.

［7］姚光潮.针刺配合叩刺治疗厌食30例［J］.上海针灸杂志，2006，25（5）：30.

［8］方潜.针刺四缝加药物治疗小儿厌食症60例［J］.江西中医药，2009，40（3）：50-51.

［9］鲍连凤，颜景红.艾灸足三里治疗小儿厌食［J］.山东中医杂志，2004，23（5）：278.

［10］林绍琼，刘艳.改良艾灸法治疗小儿厌食症临床疗效观察［J］.医学信息（中旬刊），2010，5（10）：2765-2766.

［11］高继新.耳穴贴压王不留行治疗小儿厌食68例［J］.现代中医药，2006，26（5）：49.

［12］邢跃萍，张淳珂，高海妮.刮痧疗法治疗小儿厌食症疗效观察［J］.现代中西医结合杂志，2011，20（20）：2530-2531.

（叶康、杨江）

第八节 积 滞

积滞是指小儿由于饮食不节或恣食甘肥、不洁之物，内伤乳食，停聚中焦，积而不消，气滞不行所形成的一种胃肠疾病。临床上以纳呆、厌食、食而不化、腹满胀痛、嗳腐吞酸或腹中嘈杂、呕吐乳食、大便腥臭或便秘为特征。如不及时治疗，则日久生疳，变生他疾。本病相当于现代医学的消化功能紊乱症。本病一年四季皆可发生，而夏秋季节，暑湿易于困遏脾气，故发病率较高。小儿各年龄组皆可发病，但以婴幼儿多见，常在感冒、泄泻、疳证中合并出现。

积滞治疗以消食化滞为基本原则。乳食内积之实证以消食导滞为主；脾虚夹积之虚中夹实证以健脾消食、消补兼施为法。积重而脾虚轻者，宜消中兼补法；积轻而脾虚甚者，则用补中兼消法，扶正为主，消积为辅，正所谓"养正而积自除"。

积滞外治法包括贴敷、推拿、针刺、耳穴、刮痧等，通过药物或非药物疗法作用于皮肤、体表的某些特定穴位，能调整内脏的功能，达到治疗的目的。

一、贴敷法

1. 适应证 乳食内积证、食积腹胀痛。

2. 操作方法

（1）辨证用药：①乳食内积证：肉桂60g，丁香30g，苍术30g，焦山楂30g，焦六神曲30g，炒麦芽30g，枳壳10g，玄明粉10g等。②食积腹胀痛：六神曲30g、麦芽30g，山楂30g，槟榔10g、大黄10g，芒硝20g。（引自《中医儿科学》，中国中医药出版社，第9版，2012）

（2）选取相应药物打成细末120目混合均匀，装瓶备用；每次取上方6g，用鲜姜汁3g，醋3g或适量的凡士林、甘油调和成糊状（泥状、饼状），以不渗出液体为佳，敷药中或可加入二甲基亚砜或氮酮等，有助于提高经皮吸收的效果；患儿取平卧位，暴露所取穴位（神阙、上脘、中脘、下脘或足三里等穴），注意保暖，用棉签蘸取温开水（必要时用生理盐水或 75% 酒精）清洁穴位及穴位周围皮肤，将调好的适量药糊（药泥、药饼）涂敷于穴位，以纱布覆盖并用胶布固定。

（3）疗程：每次贴敷保留 4 小时左右，每天 1 次，3 ～ 5 天为 1 个疗程，一般 1 ～ 2 个疗程。

3. 疗法特点　积滞患儿往往伴随厌食，甚则时有恶心欲吐，服药更是困难，贴敷法具有简单方便、易于操作等特点，所以被广泛应用。

4. 注意事项

（1）皮肤破溃、局部皮肤过敏者禁用。

（2）用药后观察局部皮肤，如有丘疹、奇痒或局部肿胀等过敏现象时，停止用药，并将药物擦拭或清洗干净。

（3）贴敷疗法治疗积滞，起效较慢，若患儿积滞伴明显腹胀或厌食，甚至呕吐，应结合其他治疗方法，贴敷仅作辅助治疗。

5. 临床应用

李锡久等治疗小儿积滞 93 例，随机分为 2 组，治疗组 47 例，用消积灵（白术、桃仁、杏仁、栀子、枳实、砂仁、樟脑、冰片，共研为细末）外敷，使用时取药 2 ～ 3g 加入蛋清调成糊状，分 2 份分别放在双侧内关穴上，用直径约 1cm 泡沫塑料圈固定药物，外用宽 2cm、长 4cm 橡皮膏固定 24 小时后取下，间隔 72 小时用药 1 次；对照组 46 例用胃蛋白酶、乳酶生片。结果治疗组显效 40 例，有效 5 例，无效 2 例，有效率 95.7%；治愈时间 3 ～ 10 天，平均（4.91±1.77）天，治疗组在有效率、平均治愈时间方面均优于对照组。李氏认为利用具有浓厚芳香气味的药物刺激穴位以激发经气，再通过经络调和气血，调节三焦和脾胃的阴阳平衡，达到恢复受纳、增进食欲、增强运化、促进消化吸收的目的。

　　许华等中药内外合治治疗小儿积滞 120 例疗效观察，将 120 例乳食内积证和 120 例脾虚夹积证积滞患儿，采用简单随机法分为两观察组及两对照组，每组各 60 例。对照组采用中药汤剂口服，观察组加用穴位贴敷。治疗后第 3、6 天分别评价各组疗效，并比较纳差、脘腹胀满、大便失调等临床主症消失时间。结果治疗后第 3、6 天，观察组疗效均明显优于对照组，临床主症消失时间明显较对照组短，差异有显著性（P<0.05）；两观察组间疗效相当，差异无显著性（P>0.05）。

二、推拿疗法

　　1. 适应证　乳食内积证、脾虚夹积证。

　　2. 操作方法

　　（1）选穴：胃经、板门、内八卦、四横纹，腹部、中脘、足三里，脊。（图 4-10）

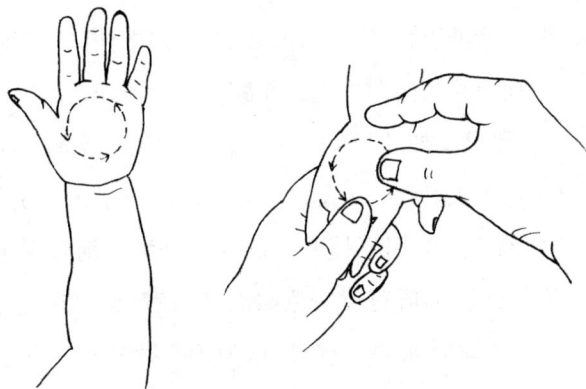

图 4-10　运内八卦示意图

　　（2）手法：一般采用推法、揉法、摩法、按法。每个穴位推拿 3 分钟左右，每分钟约 200 次，手法以轻快为主。捏脊一般捏 6～12 遍，以患儿背部皮肤发红为度。

　　（3）辨证加减：若乳食内积，加推下七节骨、分腹阴阳；若积滞化热，加清

天河水、清大肠、揉曲池；若脾虚夹积，加补脾经、清补大肠。（引自《李德修小儿推拿秘笈》，人民卫生出版社，2010）

（4）疗程：每天1次，每次推拿约30分钟，5天为1个疗程，一般1～4个疗程。

3. 疗法特点　小儿积滞症的推拿方法以采用手臂局部取穴为主，如清胃经能清中焦湿热，和胃降逆，泻胃火，除烦止渴，行滞消食；清天河水其性温和，能清脏腑郁热积滞而不伤阴；揉板门能理中行气、化积消胀和中；推大肠有调脾助运、恢复转运之效。治疗中诸穴共用，能增强胃肠的蠕动作用，使胃的排空时间提前，从而食积渐消。

4. 注意事项　应先准备好推拿介质，一般用滑石粉、爽身粉或润肤油。宜饭前或饭后2小时进行，不宜在饱腹状态下进行。

5. 临床应用

余惠华用捏脊、刺四缝加中药治疗小儿积滞100例，捏脊方法：患儿俯卧，医者两手半握拳，两示指抵于背脊之上，再以两手拇指伸向示指前方，合力夹住肌肉提起，而后示指向前，拇指向后退，作翻转动作，两手同时向前移动，自长强穴一直捏到大椎穴即可。如此反复3～5次，捏第3次时，每捏3把，将皮肤提起1次，每日进行1～2次，5天为1个疗程，一般2～3个疗程。针刺四缝穴方法：皮肤局部消毒后，用三棱针针刺约1分深，刺后用手挤出黄白色黏液。2周1次，直到针刺后不再有黄白色黏液挤出为止。结果治愈40例，好转58例，无效2例，有效率为98.0%。余氏认为捏脊疗法具有疏通经络、调整阴阳、促进气血运行、改善脏腑功能以及增强机体抗病能力等作用，在健脾和胃方面的功效尤为突出；刺四缝可调整三焦，燥湿驱虫，理脾生精，通畅百脉，调和脏腑，因而取得了较好的疗效。

三、针刺法

1. 适应证 乳食内积证、脾虚夹积证。

2. 操作方法

（1）四缝穴放血，配合点刺中脘、梁门。

（2）辨证加减：乳食内积，加内庭、天枢；若积滞化热，加曲池、大椎；烦躁，加神门；若脾虚夹积，加脾俞、胃俞、气海。（引自《针灸学》，中国中医药出版社，第9版，2012）

（3）疗程：每次取3～5穴，中等刺激，不留针，实证用泻法为主，辅以补法；虚证用补法为主，辅以泻法。四缝穴放血可每周1次，其他穴位可每日点刺1次，1周为1个疗程，一般1～3个疗程。

3. 疗法特点 针刺疗法一般选择四缝穴为主，针刺取血，或挤出少许黄白色透明黏液即可。中医研究认为点刺四缝穴有健脾和胃、促进气血运行、疏通经络、调和阴阳、调理脏腑等作用，尤其是在健脾和胃方面表现得尤为突出，治疗小儿积滞，疗效确切。

4. 注意事项

（1）患儿不宜在空腹状态进行针刺治疗。

（2）施术前应与患儿及家长充分沟通，争取理解和配合以顺利完成治疗。

（3）鉴于针刺疼痛且需多次治疗，因此进针宜浅，一般不留针或留针时间宜短。

5. 临床应用

乔学军用针灸治疗小儿积滞7例，临证取一寸银针2根，先泄中脘穴，后泄内庭穴（进针时疾速刺入，多捻转，徐徐出针），干呕、腹胀、腹满等症缓解后，配服消食导滞之剂，如王氏保赤丸或保和丸以善后，结果7例患儿均痊愈。

四、耳穴压豆法

1. 适应证 乳食内积证、脾虚夹积证。

2. 操作方法

（1）选耳穴脾、胃、交感、神门、大肠等，耳郭皮肤常规消毒后，将王不留行籽或白芥子粘附在 0.6cm × 0.6cm 大小胶布中央，用镊子夹住，贴敷在对应的耳穴上，用手指轻轻揉压，以耳郭略红而小儿不哭闹为度。（引自《中医儿科学》，高等教育出版社，2008）

（2）疗程：每次取 3 ~ 5 穴，每日家长给患儿按压 3 ~ 5 次，每次每穴按压 30 ~ 60 秒，3 日更换 1 次，双耳交替，2 ~ 3 次为 1 个疗程。

3. 疗法特点 耳穴与人体经络、脏腑、组织相互联系，脾穴、胃穴等具有调节消化系统功能的作用，耳穴压豆通过刺激穴位经络作用，起到运行气血、调和脏腑、健脾助运功效。该法既安全又经济，而且操作简便，无需特殊设备和技术，疗效可靠。

4. 注意事项 耳穴压豆宜紧实，防止脱落误吸。埋豆期间，指导家长每日按压局部穴位；按压程度因人而异，以患儿感觉酸、麻、微痛及热感为宜。

5. 临床应用

刘氏用耳压疗法治疗小儿积滞内热 30 例，取穴：主穴：直肠下段，大肠、三焦、肺、心、腹、神门、内分泌；配穴：脾、胃、小肠。用针灸针柄找到穴位最敏感点，用放有一粒王不留行籽的胶布贴在穴位最敏感点。主穴可取 2 个，配穴取 3 ~ 4 个，一般取双耳。嘱其家属每次在穴位上按压不少于 5 次，每次按压至耳红。4 ~ 6 天更换一次，两耳交替施治。其中痊愈 7 例，有效 21 例，无效 2 例，总有效率 93.3%。

五、刮痧法

1. 适应证 乳食内积证、脾虚夹积证。

2. 操作方法 患儿取相应体位，用热毛巾擦洗皮肤，在患儿皮肤上涂以凡士林等介质后，术者持刮痧板从督脉大椎刮至七节骨，再到两侧膀胱经，再刮大肠俞、身柱、脾俞、胃俞；腹部：中脘、天枢；下肢：足三里等穴，自上而下、单方向地刮拭，以皮肤发红出痧为度。（引自《针灸学》，中国中医药出版社，第9版，2012）

3. 疗法特点 刮痧对人体具有舒筋通络、活血化瘀、排清毒素、调整阴阳等作用，能调整机体的内环境，有利于机体体质的调理，通过强肾、益气养阴、补肺健脾等功能，增强机体整体素质。

4. 注意事项

（1）动作宜轻柔，避免刮破患儿皮肤。

（2）空腹或饭后半小时内禁止刮痧。

5. 临床应用

米继强用刮痧法治疗小儿积滞化热证60例，将120例患儿随机分为两组，治疗组给予刮痧治疗，对照组给予保和丸口服，20天后统计疗效。结果治疗组总有效率优于对照组，差异有显著性（$P<0.05$）。认为刮痧疗法对小儿积滞化热证有良好的疗效，值得临床推广应用。

参考文献

［1］李锡久，梁虹，马翔，等.消积灵治疗小儿积滞［J］.中国中西医结合脾胃杂志，1997，5（4）：26.

［2］许华，张雪丽，陈火莲.中药内外合治治疗小儿积滞120例疗效观察［J］.中国中西医结合儿科学，2013，5（2）：113.

［3］余惠华.捏脊、刺四缝加中药治疗小儿积滞100例［J］.新中医，1998，

30（11）：21-22.

[4] 乔学军 . 针灸在小儿积滞证的应用 [J] . 河南中医药学刊，1998，13（3）：32.

[5] 刘建平 . 耳压疗法治疗小儿积滞内热 30 例 [J] . 中医药学报，1988，16（2）：40.

[6] 米继强 . 刮痧法治疗小儿积滞化热证 60 例疗效观察 [J]. 中医儿科杂志，2010，6（1）：41-42.

（叶康、杨江）

第五章　心肝疾病

5

第一节 夜 啼

夜啼是指小儿白天能安静入睡，入夜则啼哭不安，时哭时止，或每夜定时啼哭，甚则通宵达旦，且能排除伤乳、发热或其他疾病所引起的啼哭，民间俗称"夜哭郎"，多见于半岁以内的婴幼儿。

小儿夜啼临床需排除生理性夜间啼哭，排除因各种疾病如外感发热、口疮、肠套叠、寒疝等疾病引起的啼哭，以免贻误患儿病情。还需与不适、拗哭相鉴别。小儿夜间若哺食不足或过食，尿布潮湿未及时更换，环境及衣被过冷或过热，襁褓中夹有硬质异物等，均可引起婴儿不适而啼哭，采取相应措施后则婴儿啼哭即止。有些婴儿因不良习惯而致夜间啼哭，如夜间开灯方寐、摇篮中摇摆方寐、怀抱方寐、边走边拍方寐等习惯，注意纠正不良习惯后啼哭可以停止。

小儿夜啼发生的原因，有先天因素和后天因素两个方面。先天因素责之于孕母失调，遗患胎儿；后天因素包括腹部受寒、体内积热、暴受惊恐等。基本病机为脾寒、心热、惊恐。本病辨证可分为脾寒气滞、心经积热、惊恐伤神等。

夜啼的治疗原则是调整脏腑的虚实寒热，使脏气安和，血脉调匀。因脾寒气滞者，治以温脾行气；因心经积热者，治以清心安神；因惊恐伤神者，治以定惊宁神。

一、贴敷法

1. 适应证 夜啼属脾寒气滞证、心经积热证、惊恐伤神证者。

2. 操作方法

（1）辨证用药：①脾寒气滞：丁香 6g，肉桂 6g，吴茱萸 6g，艾叶 9g，干姜 9g，鸡内金 9g 等；②心经积热：灯心草 9g，淡豆豉 9g，黑丑 6g，朱砂 6g 等；③惊恐伤神：乌药 9g，蝉蜕 9g，钩藤 9g，琥珀 3g，吴茱萸 6g，珍珠粉 3g

等。（引自江苏省中医院儿科协定方）

还可以选用中成药，如复方枣仁胶囊去衣取末敷脐，用于各种夜啼证型。亦可用丸药化开，如理中丸敷脐，用于脾寒气滞；朱砂安神丸敷内劳宫或涌泉穴，用于心经积热及惊恐伤神等。

（2）选取相应药物成比例打成细末120目筛混合均匀，装瓶备用；每次取上方6g，用鲜姜汁3g，醋3g或适量的凡士林、甘油调和成糊状（泥状、饼状），以不渗出液体为佳，敷药中或可加入氮酮等，有助于提高经皮吸收的效果；患儿取平卧位，暴露所取穴位（涌泉穴、神阙穴或内劳宫），注意保暖，用棉签蘸取温开水（必要时用生理盐水或75%酒精）清洁穴位及穴位周围皮肤，将调好的适量药糊（药泥、药饼）涂敷于穴位，以纱布覆盖并用胶布固定。

（3）疗程：每次贴敷保留2~4小时，每天1次，3~5天为1个疗程，一般1~2个疗程。

3. 疗法特点 小儿夜啼从脾、心、肾论治，劳宫穴为心包经穴，可清心安神；涌泉为肾经穴，可引热下行。穴位贴敷将药物的归经及功效和穴位的功用相结合，其效更捷。

4. 注意事项 如夜间使用贴敷疗法，对于啼哭不安、翻身躁动的小儿，家长应留意夜间敷药是否脱落，以便及时处理。

5. 临床应用

本法临床报道较多，因婴幼儿服药困难，穴位贴敷法具有经济方便、易于被患儿及家长接受等优点，所以被广泛应用。

蒋晟等治疗小儿心经积热型夜啼39例，在对照组（采用单纯推拿法治疗：清心火、分腹阴阳、揉小天、揉内劳宫、神门等，每天1次，7天为1个疗程）的基础上加用穴位贴敷：外敷涌泉穴，药物为：大黄、吴茱萸、茯神（比例为1：1：1），研极细粉混合备用。用法：每日临睡前取15g左右用醋调和，捏成小饼状。外敷于双涌泉穴，再贴以无纺胶布固定，于次日晨取下，每日1次，7天为

1个疗程。结果显示，治疗组疗效确切，总体疗效优于单纯推拿治疗组，具有安全可靠、患儿易于接受的特点。

二、沐足法

1. 适应证 夜啼属脾寒气滞证、心经积热证、惊恐伤神证者。

2. 操作方法

（1）辨证用药：①脾寒气滞：白胡椒15g，焦山楂30g，炒麦芽30g等。②心经积热：钩藤30g，山栀20g，菊花15g，桑叶30g等。③惊恐伤神：柏子仁30g，生牡蛎40g，生龙骨40g等。（引自《小儿药浴疗法》，中国中医药出版社，2011）

（2）方法：根据辨证选择处方，将药物煎熬好后，弃去药渣，待药液温度适宜时令患儿双足浸泡其中，使药液没过脚踝，家长同时轻轻按摩患儿双足，以促进药物吸收。

（3）疗程：每天1次，10天为1个疗程。

3. 疗法特点 脚部是足三阴经的起始点，又是足三阳经的终此点，双脚穴位多达66个，占全身穴位的1/10。它们连接人体内部经络，直达主管思维功能的"心"，故浴足有浴"心"之意。涌泉穴为肾经之穴，故每晚使用中药煎剂沐足，同时配合按摩双足，尤其是按摩涌泉穴，刺激其反射区，可以起到调整脏腑、疏通经络、平衡阴阳、养心安神、调节植物神经系统的作用，缓解小儿夜啼不安状态，改善睡眠。

4. 注意事项 熏洗时间不宜过长，以10~15分钟为宜。

三、药枕法

1. 适应证 夜啼属脾寒气滞证、心经积热证、惊恐伤神证者。

2. 操作方法 取白茯苓50g，白菊花80g，钩藤80g，淡竹叶50g，灯心草

50g，琥珀 20g，五味子 10g，打碎后装入一布袋中，夜间枕用，早晨将药袋装入塑料袋内密封，次夜继用。如天冷，可在药下加热袋以助药气上达。1月换药1次。[引自《中国民间疗法》，1997，5（1）：44.]（图5-1）

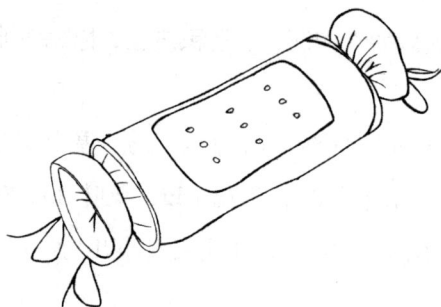

图 5-1　药枕示意图

3. 疗法特点　药枕以云茯苓健脾宁心安神，菊花、钩藤平肝镇静，竹叶、灯心草清心火，琥珀定惊安神，合用则心、肝、脾三脏同治，脏腑调和，神志安宁则夜啼自止。本法使用方便，无副作用，尤胜其他定惊安神药。

4. 注意事项　小儿头颈汗出较成人明显，夜间啼哭者尤甚，若药枕已汗湿，宜及时更换，并将换下的药枕放置于荫凉通风处干燥，不宜暴晒。已发霉变味的药枕及枕内药物应弃置。

5. 临床应用

江志华运用药枕治疗本证 30 余例，药枕组成：白茯苓 50g，白菊花 80g，钩藤 80g，淡竹叶 50g，灯心草 50g，琥珀 20g，疗效好，患儿家长满意度高。

四、热熨法

1. 适应证　夜啼属脾寒气滞证者。

2. 操作方法　取艾叶、干姜粉、小茴香等适量，研成粗末，放入锅内炒热，用纱布包裹，趁热从中脘熨至关元，从上至下，冷则再次炒热，可多次反复使

用。（引自《热敷熨法治百病》，人民卫生出版社，1997）

3. 疗法特色 艾叶、干姜皆有温中散寒之功，通过热熨作用于中脘、神阙、关元等穴，其温中散寒之效更佳。

4. 注意事项 宜在温室避风处进行，热熨后应注意预防风寒。热熨温度一般以 45 ～ 55℃为宜，过低则影响疗效，过高易于灼伤皮肤。对药物进行加热，不宜蒸炒过久，以免降低药效。

5. 临床应用

王怀仁用热熨法治疗小儿脾寒气滞型夜啼，方法是取艾叶、干姜粉、小茴香适量，研粗末，放锅内炒热，用纱布包裹，趁热从中脘熨至关元，从上至下，冷则易之，如此反复，临床效果可。

五、耳穴压豆法

1. 适应证 夜啼属脾寒气滞证、心经积热证、惊恐伤神证者。

2. 操作方法

（1）选穴：神门、内分泌、交感。脾寒，加脾；心热，加心；惊恐，加肝。

（2）方法：耳郭皮肤常规消毒后，拇、食指捏揉耳部3遍，将王不留行或白芥子粘附在 0.6cm×0.6cm 大小胶布中央，用镊子夹住或用手捏住，贴敷在选用的耳穴上，用手指轻轻揉压，以耳郭略红而小儿不哭闹为度。也可以脾寒用小茴香；心热用牛蒡子；惊恐用酸枣仁。将中药均去掉外皮后，贴在 0.6cm×0.6cm 的胶布中央，对准穴位贴敷。（引自《耳穴压豆疗法》，中原农民出版社，2006）

（3）疗程：每日家长给患儿按压3 ～ 5次，每次每穴按压30 ～ 60秒，3日更换1次，双耳交替贴按，2 ～ 3次为1个疗程。

3. 疗法特点 中医学认为耳郭与人体脏腑经络、五官九窍有密切联系，通过刺激耳郭上的穴位可以起到调理脏腑、平和阴阳、疏通经络、运行气血等功效。现代医学发现耳郭由迷走神经、交感神经等神经分支支配。应用耳穴压豆疗法，可以刺激并平衡迷走神经与交感神经的兴奋性,从而起到镇静作用,缓解小儿夜啼症状。

4. 注意事项　耳穴压豆宜紧实,防止脱落误吸。

5. 临床应用

肖莲英等在推拿治疗基础上取脾、心、肝、神门、内分泌、交感,用王不留行籽压穴,2天1次,双耳交替换贴,结果治疗总有效率100%。

李国良等采用耳穴手压法治疗小儿夜啼24例,病程均在2周以内,其中脾寒型12例,心热型9例,惊恐型3例。取双侧耳穴:脾寒取脾用小菊香,心热取心用牛蒡子,惊恐取镇静用酸枣仁,并让家长用手轻轻按压,每日3～5次,每次3～5分钟。贴覆1次可持续24小时,休1天再行第2次手压法。治疗结果夜啼停止,如正常婴儿,全部治愈。经1个月后随访未复发。

七、推拿疗法

1. 适应证　夜啼属脾寒气滞证、心经积热证、惊恐伤神证者。

2. 操作方法

(1)选穴:脾经、心经、肝经、小天心、五指节、足三里、一窝风。

(2)手法:一般采用推法、揉法、摩法、按法。具体为补脾经约300次、清心经约300次、清肝经约300次、掐揉小天心50次、掐揉五指节50次、按揉足三里约50次、揉一窝风50次、摩腹约5分钟。每次取单侧,两侧交替。(引自《小儿推拿学》,人民卫生出版社,第2版,2016)

(3)辨证加减:①脾寒气滞:加揉外劳宫50次、揉中脘穴50次、推三关50次、摩脐5分钟。②心经积热:加揉内劳宫50次、清天河水50次、清小肠50次。③惊恐伤神:加掐揉威灵50次、摩囟门5分钟。

(4)疗程:每日1次,7天为1个疗程,2个疗程间隔2天。

(5)捏脊:适用于各种夜啼证型,具体方法:患儿俯卧,术者双手两指同时提捏患儿龟尾穴处皮肤及皮下组织，拇指端前按，双手交替用力，自下而上、一紧一松缓慢挤压向前至大椎穴处，如此反复 3～5 次。然后以食指、中指指腹颤动揉按背部俞穴：脾胃虚寒型，揉按脾俞、心俞各 7 分钟；心经积热型，揉按心俞 7 分钟；惊恐型，揉按心俞、肾俞各 7 分钟。

3. 疗法特点　推拿按摩方中揉小天心能宁心安神，揉板门行气助消化，共奏消食导滞、宁心安神之功效。

4 注意事项　宜于空腹或哺乳 2 小时后进行治疗。对于由惊恐伤神所致小儿，推拿动作宜轻柔。

5. 临床应用

李江等用单纯捏脊法治疗小儿夜啼 122 例，具体操作：让小儿俯卧，取头高臀低位。施术者右手半握拳，以食指、拇指推脊柱皮肤肌肉，从长强至大椎，来回 8～10 次，使局部皮肤潮红。然后以食指、中指指腹颤动揉按背部俞穴：脾胃虚寒型，揉按脾俞、心俞各 7 分钟；心经积热型，揉按心俞 7 分钟；惊恐型揉按心俞、肾俞各 7 分钟。每日 1 次。122 例患儿经治疗 1～3 次，夜啼消失。平均每例接受治疗 2 次，随访 1 周以上，患儿正常。（图 5-2）

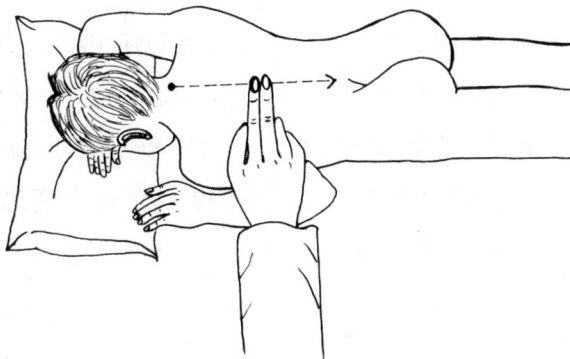

图 5-2　推脊柱示意图

八、中冲点刺放血法

1. 适应证 夜啼属心经积热证、惊恐伤神证者。

2. 操作方法 取穴：中冲（手中指末节尖端中央）。方法：双侧中冲穴常规消毒，用小号三棱针（75% 酒精泡半小时），针尖略向上方，刺入约 0.1 寸，刺出血 2 ~ 3 滴，隔日 1 次。一般 1 ~ 2 次即可见效。

3. 疗法特点 中冲穴为手厥阴心包经的经穴，有清泄心包经热、镇静安神之功效，故刺络放血对心经积热及惊恐伤神的夜啼有效。

4. 注意事项

（1）中冲点刺放血法刺激较强，给小儿施针，针具不宜太粗，多用毫针代之。

（2）点刺必须浅而快，出血不宜过多，一般不超过 2 ~ 3 滴。

（3）体虚气弱以及凝血机制不良的患儿不宜使用。

（4）针前应严格无菌操作，以防感染；针刺后棉球按压止血，嘱家长两小时内不宜沾湿手指。

（5）若发生晕针反应，按晕针相应方法处理。

5. 临床应用

苏幸福选用中冲穴点刺放血方法治疗小儿夜啼症 46 例，其中 32 例均未采用其他疗法，直接采用点刺放血疗法，14 例采用过其他方法治疗，但疗效不佳而采用本法治疗。结果：其中 10 例心经积热及惊恐伤神型夜啼患儿经点刺放血后均当日见效，且在 1 周内无复发；另 4 例夜啼兼有伤食腹泻患儿，治疗效果则欠佳。

九、保留灌肠法

1. 适应证 夜啼属脾寒气滞证、心经积热证、惊恐伤神证者。

2. 操作方法

（1）取相应中药水煎至 100mL，加温至 38℃，取灌肠液 30～50mL 保留灌肠。

（2）选药：乌药、白芍、钩藤各 10g，炒防风、枳壳、玄胡、石菖蒲、木香各 3g，生姜、没药、炙甘草各 2g。（引自《小儿病中医外治法》，人民军医出版社，2013）

3. 疗法特点 临床可见不少夜啼患儿系肠绞痛所致，本方根据"挛皆属肝"及小儿脾常不足、肝常有余之理从肝论治而拟成。诸药合用，俾肝邪伐，脾土健，中寒散，挛急缓，气滞通而腹痛止，啼自安。

4. 注意事项 对于因惊恐伤神导致夜啼的婴幼儿，不宜使用保留灌肠法，以免因不适感加重病情。对于年龄较大的患儿，应在征求患儿及家长同意，做好充分心理准备的前提下进行该疗法。

5. 临床应用

王雪峰以临证经验方（乌药、白芍、钩藤各 10g，炒防风、枳壳、玄胡、石菖蒲、木香各 3g，生姜、没药、炙甘草各 2g）保留灌肠，治疗小儿夜啼，疗效确切。

参考文献

［1］蒋晟，郭钦源，夏玲 . 推拿结合穴位贴敷治疗小儿心经积热型夜啼 39 例［J］. 中医外治杂志，2013，23（6）：20-21.

［2］江志华，尹伟 . 药枕治疗小儿夜啼［J］. 中国民间疗法，1997，5（1）：44.

［3］王怀仁 . 小儿夜啼热熨法［N］. 农村医药报（汉），2006-06-13（004）.

［4］肖莲英 . 推拿配合耳穴贴压治疗小儿夜啼 20 例［J］. 上海针灸杂志，2008，27（3）：27.

［5］李国良，孙苓，张秀宽，等.耳穴手压法治疗小儿夜啼24例［J］.辽宁中医杂志，1993，36（7）：39.

［6］李江，杨湘华.捏脊治疗小儿夜啼122例［J］.山东中医杂志，1989，9（5）：24.

［7］苏幸福.中冲穴点刺放血治疗小儿夜啼症46例［J］.福建中医药，1996，41（4）：54.

［8］王雪峰.图解小儿病中医外治法［M］.第2版.北京：人民军医出版社，2013：158-159.

（张佳娟、崔倪）

第二节 汗 证

汗证是指小儿在安静状态下、正常环境中，全身或局部出汗过多，甚则大汗淋漓的一种病症。寐时汗出，醒时汗止称"盗汗"；不分寐寤，无故汗出称"自汗"。相当于西医的多汗症，分为原发性和继发性两类。原发性多汗症，多由于自主神经功能紊乱导致；继发性多汗症则是由脑、脊髓、周围神经病变或其他系统病损（如甲亢、糖尿病、维生素 D 缺乏性佝偻病、结核病、风湿病及反复呼吸道感染等）等引起。

多汗症需注意鉴别，明确诊断。原发性多汗症西医治疗予地西泮、谷维素、阿托品、抗组胺药物，或予 20% ～ 25% 氯化铝等溶液外搽于多汗部位；继发性多汗症则宜积极治疗原发病。小儿汗多，若未能及时拭干，易于着凉，并发呼吸道感染。

汗证的主要病因是先天禀赋不足、后天调护失宜，其基本病机是阴阳脏腑气血的失调。故小儿汗证的发生，多由体虚所致，其中气虚、阳虚致自汗，阴虚、血虚致盗汗。

汗证治疗以补虚为基本原则。肺卫不固者，益气固卫；营卫失调者，调和营卫；气阴亏虚者，益气养阴；湿热迫蒸者，清热利湿。除内服药物外，尚可配合贴敷、脐疗、推拿等外治疗法以调整脏腑气血阴阳，使营卫调和，腠理密固，津液内敛。

一、贴敷法

1. 适应证 汗证属肺卫不固证、营卫失调证、气阴亏虚证、湿热迫蒸证者。

2. 操作方法

（1）选方用药：银杏、乌梅、金樱子等份，或五倍子适量，用于气虚自汗、动则尤甚；五倍子、郁金等份，用于肺气不足型自汗；五倍子、黄芪等份，用于气虚自汗；何首乌适量，用于自汗不止；五倍子、黄柏等份，用于阴虚盗汗；五倍子2份、五味子1份，或吴茱萸、五倍子等份，用于盗汗；五倍子、龙骨等份，或五倍子、黄柏、枯矾等份，用于自汗、盗汗；或黄芪、防风、白芍药、五味子、麻黄根、生姜、大枣以10:6:10:10:10:3:5比例，用于气阴两虚之自汗、盗汗。（引自江苏省中医院儿科协定方）

（2）选取相应药物打成细末120目混合均匀，装瓶备用；每次取上方6g，用蜂蜜调和成糊状（泥状、饼状），暴露所取穴位（涌泉穴或神阙穴），注意保暖，用棉签蘸取温开水（必要时用生理盐水或75%酒精）清洁穴位及穴位周围皮肤，将调好的适量药糊（药泥、药饼）涂敷于穴位，以纱布覆盖并用胶布固定。

另可以用成药贴敷治疗汗证，如伤湿止痛膏用于盗汗，黄芪口服液浸湿纱布贴敷用于自汗，黄连胶囊或双黄连粉剂化开用于湿热迫蒸型汗证。（引自《常见脐疗妙方》，人民军医出版社，2013）

（3）疗程：每天1次，5天为1个疗程，一般3个疗程。

3. 疗法特点　汗证为小儿常见病证，临床上尚缺乏有效的口服药物。穴位贴敷法融经络、穴位、药效为一体，具有经济方便、易于被患儿及家长接受等优点。贴敷法通常选用具有收敛止汗、益气养阴等作用的药物，通过经穴对药物的吸收渗透作用，发挥药物的性能。同时，贴敷法还能发挥经络、穴位的作用，使脏腑阴阳气血平衡，营卫和调，津液自敛。

4. 注意事项

（1）每次贴敷前均应使用干净毛巾或纸巾擦干皮肤，局部皮肤没有汗渍。

（2）汗证小儿由于出汗较多，贴敷时间宜适当缩短，换药频率宜增加，每次以1~2小时为宜。

（3）有严重湿疹者要慎用此法，贴敷部位皮肤有皮疹、破损、溃疡等忌用此法。

5. 临床应用

田明明对 110 例小儿汗证进行临床疗效观察，对照组 55 例予虚汗停颗粒治疗，观察组 55 例在对照组的基础上予止汗散（五味子、五倍子、黄芪、何首乌等量）贴敷于涌泉、神阙穴。结论显示，治疗小儿汗证口服药物加穴位贴敷比单纯口服药物有效。现代药理学研究表明，五倍子含有多量鞣质，对蛋白质有沉淀作用，与皮肤接触后，可使汗腺腺体表面的细胞蛋白质变性或凝固，形成一层被膜而呈收敛作用，以至腺体分泌减少，而具有收敛止汗的作用；何首乌、煅牡蛎、黄芪则具有增强免疫力的作用。

宾博平等予止汗散（五味子、五倍子、煅牡蛎等份）填于脐窝治疗小儿汗证患儿 395 例，5～15 天的治疗后，87.1% 的患儿汗出及其他症状有所改善。其中发生皮肤潮红、轻度瘙痒的仅 3 例，采用缩短贴敷时间或隔日治疗 1 次的方法后均可以完成治疗。

二、药粉外扑

1. 适应证　汗证属肺卫不固证、营卫失调证、气阴亏虚证、湿热迫蒸证者。

2. 操作方法　煅牡蛎、五倍子等量，或煅龙骨、煅牡蛎等份，极细研末，装瓶备用，用时以绢袋盛之，适量外扑于多汗部位。每日 2～3 次，4 天为 1 个疗程。（引自《中医儿科学》，人民卫生出版社，第 3 版，2016）

3. 疗法特点　多汗部位局部用药既不影响生理性汗出，又可以避免过分丢失水钠造成局部并发症；且药物可以通过皮肤吸收，汗证的远期疗效亦可以保证。

4. 注意事项　汗出正常部位不应外扑药粉，以免抑制汗腺的正常功能。

5. 临床应用

严芳通过药粉（煅龙骨、煅牡蛎等份，极细研末）外扑治疗小儿多汗症 350 例，每日 2～3 次，4 天 1 个疗程，经过 2 个疗程治疗后，257 例患儿汗止，其他临床症状消失，随访 3 月未见复发；74 例患儿汗出减少，其他症状亦有改善；仅 19 例未见疗效。

三、洗浴法

1. 适应证 汗证属肺卫不固证、营卫失调证、气阴亏虚证、湿热迫蒸证者。

2. 操作方法 取糯稻根 150g 加冷水 2500mL 煎煮，以小儿 15kg 计算，每增加 2kg，糯稻根增加 50g，冷水增加 500mL，水沸后煎煮 20 分钟，去渣取汁，待冷却至 41 ~ 46℃后给小儿沐浴 30 分钟。[引自《新中医》，2003，35（2）：51]

3. 疗法特点 洗浴法是根据糯稻根须的止汗、益胃生津功用，改变用药途径，加大用药剂量（内服剂量 15 ~ 30g），从而达到较好的辅助治疗作用。其操作方法简单易行，通过改变用药途径，减少患儿服药之苦，家长、患儿易接受。

4. 注意事项

（1）沐浴时室温保持在 25.0 ~ 27.0℃。

（2）沐浴液煎好后，切忌加入冷水冷却水温。

（3）治疗期间，适当减少小儿活动。

（4）由于汗证小儿每日失水较常人多，且随汗液丢失的电解质较常人多，故应每天保证其水电解质的摄入，防治沐浴时虚脱。

（5）沐浴后不宜当风，禁食辛散发汗食物，如薄荷糖、过热的饮料等；出汗时及时用干棉布擦汗，切忌用湿布。

5. 临床应用

陈佩仪用糯稻根煎剂沐浴治疗 27 例小儿虚汗，每日 1 次，连续 3 ~ 7 天，洗浴 3 天后无自汗或盗汗者为显效，共 30 例；第 5 天开始自汗或盗汗症状缓解为有效，共 6 例；使用超过 7 天症状未见明显改善者为无效，只 1 例。

朱丽霞用玉屏风散加减药浴治疗小儿汗证 150 例，治愈 57 例，有效 82 例，无效仅 11 例。

四、推拿疗法

1. 适应证 汗证属肺卫不固证、营卫失调证、气阴亏虚证、湿热迫蒸证者。

2. 操作方法

（1）自汗：揉小天心、揉一窝风、清补脾、清天河水、揉二马、清小肠；表虚自汗加平肝、清胃、揉板门、清补大肠。

（2）盗汗：补脾、补肾、揉二马、揉外劳宫、掐小天心、揉四横纹，重揉艮宫、三关、六腑（平衡），用于心虚盗汗；平肝、清肺、揉板门、清胃、补肾、揉二马、三关、六腑（腑3关1），清天河水，逆运内八卦，清大肠、小肠，用于虚火盗汗。（图5-3）

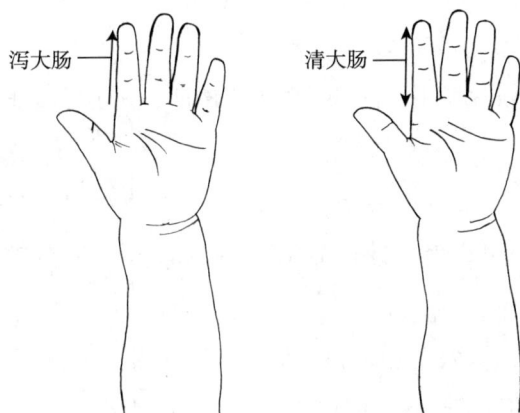

图 5-3　清大肠示意图

（3）自汗、盗汗：捏脊。（以上均引自《小儿推拿学》，中国中医药出版社，第9版，2012）

3. 疗法特点　运用手法在患儿体表进行操作，产生物理性刺激从而激发小儿自身的免疫调节作用，疏通经络，调和气血，使营卫调和，汗液自敛。

4. 注意事项　室温要适宜，以防汗出当风；每次推拿前均应使用干净毛巾或纸巾擦干皮肤，使局部皮肤没有汗渍，并涂上滑石粉等润滑剂，以免擦破损害患儿皮肤。

5. 临床应用

张晓斌用两种不同的推拿方法治疗表虚不固型汗证82例。治疗组，揉太阳50次、按揉风池5次、按肩井5次、摩腹3～5分钟、揉足三里70～100次、捏脊3～5遍；对照组，揉太阳50次、揉迎香50次、按揉风池5次、拿合谷10次、揉足三里70～100次、捏脊3～5遍；每日1次，10天为1个疗程。治疗2个疗程后，治疗组总有效率95.1%，对照组总有效率51.2%。说明推拿对治疗小儿汗证有效，但需要严格掌握推拿部位及手法。

五、针法

1. 适应证　汗证属肺卫不固证、营卫失调证、气阴亏虚证、湿热迫蒸证者。

2. 操作方法

（1）体针：取穴：鱼际、复溜、合谷、大椎。每次取2穴，交替应用。常规消毒后，取1～1.5寸毫针，针刺得气后，留针15～20分钟。3岁以下患儿可不留针。

（2）耳穴压豆：取穴：心、肺、交感、耳迷根、皮质下、脾、神门。每次选2～3穴，以王不留行籽粘附在0.6cm×0.6cm大小胶布中央，用镊子夹住或用手捏住，贴敷在选用的耳穴上，用手指轻轻揉压，以耳郭略红而小儿不哭闹为度。嘱家长每日按压4～6次。双耳交替，每周2次，10次为1个疗程。（引自《小儿病中医外治法》，人民军医出版社，2013）

3. 疗法特点　合谷、复溜是治疗汗症的有效经验穴，在很多中医古籍中都有记载。根据脏腑经络学理论，复溜为肾经母穴，取补法有滋阴补肾功效；合谷为阳明气穴，针刺合谷可调和营卫，使皮肤开阖有度，具有止汗、发汗双向调节的功效。二穴合用，可调和气血，使营卫调护，汗液自敛。从现代神经解剖角度看，小儿自汗、盗汗多由植物神经功能紊乱所致，针刺合谷、复溜二穴，并施以补或泻的针刺手法，其经气感应可以到达相应的神经节段并影响交感神经系统，从而对汗液的分泌起到双向调节作用。

4. 注意事项 3个月以内的婴儿不宜针刺，婴幼儿宜少刺，以尽量减少患儿痛苦。对较大儿童针刺，亦应取得患儿的合作。注重针刺手法，盗汗时宜补复溜、泻合谷，自汗时宜补合谷、泻复溜。

六、灸法

1. 适应证 汗证属肺卫不固证、营卫失调证、气阴亏虚证、湿热迫蒸证者。

2. 操作方法

（1）患儿取仰卧位，选取涌泉、神阙，将适量艾绒放入艾灸盒并点燃，再将艾灸盒放于穴位处固定，时间5～10分钟，以皮肤微微发红为度。[引自《上海针灸杂志》，2007，26（10）：8]

（2）疗程：每日1次，10天为1个疗程。

3. 疗法特点 神阙为小儿先天之元，肾为先天之本，涌泉穴为足少阴肾经的井穴，用艾条温灸可以固表敛汗，调和营卫，使阴阳重新达到新的平衡，自汗、盗汗趋愈。

4. 注意事项

（1）施灸时注意避免烫伤。小儿皮肤娇嫩，故不宜使用艾炷灸和温针灸，用艾条灸时，施灸者须将食指、中指分开置于施灸部位的两侧，通过医者手指的感觉来测知患儿局部受热的程度，以便及时调节施灸的距离。施灸后，局部皮肤出现微红灼热，属正常现象，无需处理。如因施灸过量，局部出现小水疱，只要不擦破，可任其吸收；若水疱较大，可用消毒消毒毫针刺破水疱，放出水液，再涂以消炎药膏，并以消毒纱布保护。

（2）施灸一般按先上部，后下部的顺序。

5. 临床应用

韩长根等用艾条悬灸神阙、涌泉穴治疗小儿自汗、盗汗患儿24例，每穴灸10分钟，每日1次，10次为1个疗程，24例患者均痊愈，半年后追访无自汗及盗汗复发。说明艾灸治疗小儿汗证有效，且复发率低。

王小平等用药线（广西南宁壮医医院自制）点燃灸患者体表穴位（肝俞、肾俞、神门、足三里等），治疗小儿汗证49例，治愈率为73.5%，总有效率98.0%。

参考文献

[1]田明明.止汗散穴位贴敷治疗小儿汗证临床观察[J].四川中医，2015，33（3）：115-117.

[2]宾博平，陈贤丽，李明忠，等.止汗散穴位敷脐治疗小儿汗证疗效观察[J].新中医，2012，44（3）：67-68.

[3]严芳.中药外扑治疗小儿汗症[J].现代中西医结合杂志，2010，32（19）：4177.

[4]陈佩仪.糯稻根须煎剂沐浴治疗小儿虚汗27例[J].新中医，2003，35（2）：51.

[5]朱丽霞.玉屏风散加减药浴治疗小儿汗证150例[J].中医外治法学报，2015，24（5）：56.

[6]张晓斌.推拿治疗小儿表虚不固型汗证的临床疗效观察[J].按摩与康复医学，2012，3（2）：61-62.

[7]韩长根，闫支花.灸治小儿自汗、盗汗24例[J].上海针灸杂志，2007，26（10）：8.

[8]王小平，李凤珍.药线点灸治疗小儿汗证49例[J].中国民间疗法，2004，12（8）：30-31.

（张赛萍、崔倪）

第三节 儿童多动症

儿童多动症，是一种较常见的儿童时期行为障碍性疾病，临床以注意力不集中，自我控制力差，活动过多，情绪不稳，冲动任性，伴有不同程度的学习困难，但智力正常为主要特征。本病男孩多于女孩，其症状基本在学龄前，但在9岁左右最为突出。发病与遗传、环境、产伤等有一定关系。预后较好，大多数患儿到青春期逐渐好转而痊愈。

本病在古代医籍中未见专门记载，根据其神志涣散、多语多动、冲动不安、注意力不集中，可归入"脏躁""躁动""健忘""失聪"证中。中医病因多为先天禀赋不足，肾气亏虚，或后天护养不当，阴阳失调，其他如外伤瘀滞、情志失调也可引起。病位主要在心、肝、脾、肾，其病机在于脏腑功能不足，阴阳失调。辨证分型：肝肾阴虚、心脾两虚、痰火内扰。治疗原则为调和阴阳，以较长时间药物治疗，配合针灸、行为疗法、脑电生物反馈疗法、推拿、心理疏导等综合治疗方式。

一、针灸疗法

1. 适应证 儿童多动症各个证型。

2. 操作方法

（1）主穴：内关、神门、百会、印堂、三阴交。

（2）随证配穴：肾虚肝旺者，加太溪、太冲；心脾两虚者，加心俞、脾俞；痰火内扰者，加丰隆。（引自江苏省中医院儿科多动症协定方）

（3）方法：选择1寸毫针，进针以得气为度，三阴交采用补法，其余主穴平补平泻，太冲、丰隆取泻法。

（4）疗程：每周治疗3～5次，2个月为1个疗程，坚持治疗1～2个疗程。

3. 疗法特点 多动症患儿阳动有余而阴静不足，故针刺应以头部腧穴及阴经腧穴为主，益精填髓、调和阴阳、安神定志。内关，宁心安神、理气宽胸；神门为心经输穴，养心安神、理气止血、平肝息风；百会，益气安神、平肝潜阳、息风通络；印堂，安神醒脑；三阴交调补阴阳；结合辨证选穴，共奏调整脏腑阴阳之功。

4. 注意事项 针刺选用毫针，婴幼儿选择点刺不留针，学龄期患儿针刺留针20分钟。

5. 临床应用

刘静运用养心补肾平肝、醒神宁神健脑针法治疗多动症患儿120例，主穴取内关、人中、三阴交、百会、印堂、上星、神门、大陵，随证加减穴位治疗。每周治疗3次，3个月1个疗程。与利他林对照组80例比较，结果1个疗程后，治疗组总有效率89.2%，对照组为78.8%，两组即时疗效比较差异有极显著性（$P<0.01$）。

李红报道张家维针灸与中药治疗多动症的对比临床观察，针灸组主穴取四神聪、脑户、神庭，肝肾不足型加内关、三阴交，肝郁气滞型加劳宫、太冲。治疗3个月后，针灸组总有效率为84.47%，中药组为78.78%，两组对比差异有显著性（$P<0.05$）。

曾令烽报道陈全新教授运用针灸辨证治疗小儿多动症，取穴四神聪、脑户、太溪、神庭、印堂、足三里、肝俞、肾俞、行间、太冲，起补肝益肾、益精填髓、安神醒脑之功，并配合耳针贴压疗法加强疗效。

二、推拿疗法

1. 适应证 儿童多动症各种证型。

2. 操作方法

（1）主穴：分别取手、头、腹、背四部穴位。补脾经，揉内关、神门、百

会，摩腹，按揉足三里，揉心俞、肾俞、命门，捏脊，擦督脉、膀胱经。（引自江苏省中医院儿科多动症协定方，图5-4）

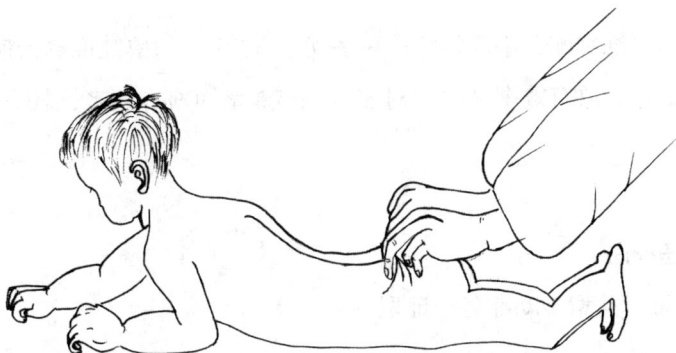

图 5-4　捏脊示意图

（2）辨证取穴：肝阳偏亢，加风池；肾气不足，加太溪、三阴交。

（3）疗程：每穴推按100～200次，每天2次，每周3～5次，2个月为1个疗程，治疗1～2个疗程。

3. 疗法特点　小儿多动症的发病机制在于脏腑功能不足，阴阳失调，主要与心、肝、脾、肾四脏的功能紊乱有关，常表现为肝阳偏旺、肾气不足、心脾不足、心肝肾失调等证。推拿手法作用于穴位上可以产生一种良性刺激的信号，这种刺激信号可加强大脑皮层的调节功能，调节兴奋抑制过程和维持其相对的平衡状态，达到调节阴阳平衡、协调脏腑功能的作用。

4. 注意事项　手法应轻柔，对不予配合的患儿不可强行推按，以免造成肌肉关节的损伤。

5. 临床应用

陈世英等运用推拿和西药治疗153例多动症患儿，随机分为治疗组76例和对照组77例。治疗组通过推拿手法刺激足太阳膀胱经心、肾、肝、脾俞穴，手厥阴心包经大陵、劳宫，督脉及其百会穴，经外奇穴四神聪穴；对照组口服哌甲酯。两组治疗 4 周后评定疗效，结果治疗组总有效率为 95%，对照组总有效率为 75%，两组比较有显著性差异（$P<0.05$），且治疗组不良反应发生率明显低于对照组（$P<0.05$）。

陈学智运用推拿配合中药治疗儿童多动症 50 例，与单纯推拿治疗 30 例进行对照观察，治疗组总有效率 96%，对照组总有效率 80%，两者比较有统计学意义（$P<0.05$）。

三、耳穴贴压疗法

1. 适应证 儿童多动症各个证型。

2. 操作方法

（1）取穴：皮质下、肾、心、脑干、神门。（引自江苏省中医院儿科多动症协定方）

（2）方法：耳郭常规消毒，每穴用 0.5cm×0.5cm 胶布将王不留行籽固定于耳穴上，每日按压 5 ~ 6 次，每次按压 2 ~ 3 分钟。

（3）疗程：10 次为 1 个疗程，两耳交替使用，连续做 3 ~ 4 个疗程。

3. 注意事项 由于本病慢性反复发作，故耳穴应每日定时按压刺激，但应注意避免压伤皮肤，宜左右耳穴交替按压。

4. 临床应用

刘敏运用耳穴贴压疗法治疗 40 例多动症患儿，治愈率为 80%，总有效率为 95%，均高于口服哌甲酯的 20 例对照组（$P<0.05$）。

四、脑电生物反馈疗法

1. 适应证 对药物治疗不能耐受的多动症患儿。

2. 操作方法

（1）标准化治疗方案：感觉运动节律方案（SMR），脑电比方案（TBR），皮

层慢电位方案（SCP）。(引自江苏省中医院儿科多动症规范疗法）

（2）设备和治疗方案：美国瑞菲尔德技术公司的 A620EEG 生物反馈系统，运用抑制 4 ~ 8Hz 的慢波 θ 波，强化 13 ~ 21Hz 的感觉运动 β 波为治疗方案。

（3）方法：治疗前洗净头发，避免空腹，常规消毒皮肤；将记录电极安置在 Cz 位置，将两无关电极安置在两耳垂。测试时，嘱被试者端坐在电脑显示屏前，全神贯注地随显示屏上的阿拉伯数字默数，历时 3 分钟；而后令被试者做简单心算，历时 2 分钟，记录被试者的脑电图（EEG）。记录 4 ~ 8Hz、16 ~ 20Hz、13 ~ 21Hz、8 ~ 13Hz 频段的脑电图功率（pw），以及每两个频段功率谱的比值，选择有诊断训练意义的 4 ~ 8Hz、13 ~ 21Hz（即 θ / β）的比值作比较。

（4）预期目标：根据不同患儿具体情况预制目标，要求患儿降低肌电活动，抑制 θ 波，提高 β 波。

（5）疗程：每周 4 次，20 次为 1 个疗程，连续治疗 3 个疗程。

3. 疗法特点　个体化的脑电生物反馈治疗方案是未来脑电生物反馈的发展趋势，是应用条件反射的原理，以脑电生物反馈仪为手段，通过训练选择性地强化 12 ~ 15Hz 波段 SMR 波或抑制 5 ~ 8Hz θ 波，提高大脑的觉醒状态。该疗法以多种游戏的表现形式来治疗，增加了患儿的兴趣，让患儿在轻松的氛围中接受治疗。该治疗应用于临床已取得了较好疗效。

4. 临床应用

大部分研究发现脑电生物反馈与哌甲酯类药物对多动症的治疗效果大体相当。Li 等的随机对照试验中发现，脑电生物反馈治疗和药物综合治疗的临床效果要优于单独使用药物的效果，并且有研究发现接受综合治疗的个体在停药后，仅仅接受 TBR 脑电生物反馈治疗，治疗效果依然能够延续。

五、认知行为治疗

1. 适应证　药物治疗基础上给予心理行为治疗。

2. 操作方法 （引自江苏省中医院儿科多动症规范疗法）

（1）认知行为治疗：让患儿能够预先估计自己行为所带来的后果，识别自己的行为是否恰当，学会解决问题的方法，克制自己的冲动行为，选择恰当的行为方式。

（2）阳性强化：一旦患儿出现所要求的行为，就立即进行精神奖赏、物质奖赏、活动奖赏等，以增进该积极行为的发生。

（3）时间阻断法：当不恰当的行为出现时，把患儿从强化物身边移开一定的时间或把强化物移开一段时间以暂时隔离。

3. 注意事项

行为疗法是利用操作性反射的原理，及时对患者的行为予以正性或负性强化，使患者学会适当的社交技能，用新的有效行为来替代不恰当的行为模式。

4. 临床应用

焦喜涛等将儿童多动症患儿 160 例随机分为对照组和观察组，每组 80 例。对照组给予哌甲酯每次 5mg，每日 3 次，口服，并进行健康教育。观察组在对照组的基础上给予心理治疗。结果：观察组总有效率为 95%，对照组为 68.75%，两组比较差异有显著性（$P<0.05$）。

参考文献

［1］刘静.醒脑开窍针刺法治疗注意力缺陷多动症临床疗效观察［J］.天津中医药，2013，30（1）：54-56.

［2］李红.张家维教授针灸治疗小儿多动症 380 例临床研究［J］.上海针灸杂志，2004，23（8）：23-25.

［3］曾令烽.针灸辨证治疗小儿多动症［J］.现代中西医结合杂志，2009，18

（20）：2441-2442.

［4］陈世英，黄玲.穴位循经按压治疗儿童多动症的临床研究［J］.现代中西医结合杂志，2012，21（20）：2167-2169.

［5］陈学智.推拿结合中药治疗儿童多动症50例［J］.浙江中医杂志，2009，44（11）：836.

［6］刘敏.耳穴按压治疗儿童多动症40例临床观察［J］.浙江中医杂志，2007，42（9）：533.

［7］Moreno-Gareia I，Delgado-Pardo G，de Rey CCV，et a1.Neurofeedback，pharmacological treatment and behavioral therapy in hyperactivity：Multilevel analysis of treatment effects on electroencephalography［J］.Int J Clin Health Psychol，2015，15（3）：217-225.

［8］Duric Ns，Apmus J，Elgen IB.Self-reported efficacy of neurofeedback treatment in a clinical randomized controlled study of ADHD children and adolescents［J］.Neuropsychiatr Dis Treat，2014，10：1645-1654.

［9］Li L，Yang L，Zhuo CJ，et a1.A randomised controlled trial of combined EEG feedback and methylphenidate therapy for the treatment of ADHD［J］.Swiss Med Wkly，2013，143：w13838.

［10］Monastra VJ，Monastra DM，George S.The effects of stimulant therapy，EEG biofeedback，and parenting style on the primary symptoms of attention-deficit/hyperactivity disorder［J］.ApplPsychophysiol Biofeedback，2002，27（4）：231-249.

［11］焦喜涛，宫宏宇，张东旭.儿童多动症80例心理行为治疗观察［J］.中国社区医师，2013，15（3）：40.

（杨江、边逊）

第四节　儿童抽动症

儿童抽动症是以慢性、波动性、多发性运动肌快速抽搐，并伴有不自主发声和语言障碍为临床特征的疾病。该病发病于 18 岁前，清醒时不自主地眼、面、颈、肩、腹及上下肢体抖动或抽动，以固定方式重复出现，无节律性，睡眠后消失，也可喉中发出异常声音，如咯咯、吭吭、咳声、呻吟或粗言秽语；抽动轻者可受意志短暂控制。该病呈慢性过程，有明显波动性，易由感冒、疲劳、情绪紧张诱发加重。目前该病的病因不清，考虑与遗传因素、精神因素、器质性因素、药源性因素、神经生化因素有关。西医以氟哌啶醇、泰必利等口服治疗。

本病病因有禀赋不足、产伤窒息、感受外邪、情志失调等；病位主要在肝，涉及五脏；病机以肝风扰动为主，病初多实，病久多虚。中医辨证分型为：气郁化火、脾虚痰聚、阴虚风动。治疗以平肝息风为法则，以辨证论治内服为主配合外治疗法、心理疏导、行为疗法、家庭干预等。外治以疏通经络、调和阴阳为原则，常用针灸、理疗、推拿等方法。

一、针灸疗法

1. 适应证　抽动症属气郁化火证、脾虚痰聚证、阴虚风动证者，不同证型予不同取穴。

2. 操作方法

（1）主穴：百会、四神聪、风池、合谷、内关、太冲。

（2）随症配穴：眨眼者加印堂、攒竹、迎香；皱眉者加印堂、鱼腰、丝竹空；耸鼻者加攒竹、迎香；口角抽动者加地仓、颊车；面部抽动加地仓、颊车、四白；颈部抽动加天柱、大椎、列缺；肩部抽动加肩髃、肩髎、肩贞；上肢抽动加外关、肩髃、曲池、手三里、内劳宫；腹部抽动加天枢、关元、中脘；下肢抽动加丰隆、阳陵泉；喉出怪声加廉泉、天突、膻中、鱼腰；注意力不集中加神门；情绪不稳、烦躁加神庭；睡眠不好加安眠、照海；肝风内动证加行间；心脾两虚证加心俞、丰隆、膈俞。（引自江苏省中医院儿科抽动症协定方）

（3）方法：选择1寸毫针，进针约0.5寸，不留针，采用捻转方法平补平泻。

（4）疗程：4周为1个疗程，病情反复患儿可连续2~3个疗程。

3. 疗法特点 中医认为多发性抽动症属脏腑功能脆弱，小儿"心火常旺""肝常有余"，故肝风易动，肝风心火相煽生变而发抽动。针刺取百会、四神聪清心泻火、镇静安神；合谷配太冲以镇肝息风潜阳；风池以加强疏散内风；内关养心血以安心神，诸穴合用共成清心泻火、平肝息风、镇静安神之功效。

4. 注意事项 患儿频繁抽动时不宜针刺，避免针刺针头误伤患儿皮肤。

5. 临床应用

谭锋等采用自身对照法，取双侧运动区、舞蹈震颤区对40例服用泰必利无效的TS患者采用头针治疗，留针45分钟，隔日1次，1个月为1个疗程。40例患者治疗前后的运动抽动、发声抽动及综合损伤得分比较差异有统计学意义（$P<0.01$）。

朱博畅等取主穴额中线、顶中线、顶旁1线以及配穴取顶颞前斜线、颞后线治疗儿童抽动症患者62例，随机分为观察组（留针2小时）和对照组（留针30分钟）各31例，隔日1次，观察组的疗效61.29%，对照组疗效64.52%。结果表明，头穴留针2小时与头穴留针0.5小时均可有效改善儿童抽动症患者的症状，但两者无明显疗效差异。

二、经颅微电流刺激疗法（CES）

1. 适应证 抽动症属气郁化火证、脾虚痰聚证、阴虚风动证者。

2. 操作方法

（1）刺激频率：电流频率常用 0.5Hz 和 100Hz。频率变化会影响人体阻抗大小，皮肤阻抗值取决于电压、频率、通电时间、接触表面积、接触压力、皮肤潮湿程度、皮肤温度和种类。

（2）刺激强度：一般选择输出电流强度不超过 $500\mu A$。CES 电流输出最大为 4mA，治疗时电流强度从最小档开始调节，逐步提高电流值，最终强度设定为患者从电极所在即双耳垂处感觉到有轻微振跳感时为止，此时在患者舒适的情况下确定 CES 输出电流。

（3）波形变化：可选择对称性双相脉冲、带延迟双相脉冲、带延迟双向脉冲序列和单相脉冲序列。

（4）传导电极与安放位置：电极安放位置为耳垂、乳突等耳部附近区域。当左电极传导电流时，右电极为参考电势地。电极接触面积与人体阻抗呈负相关关系，当接触面积越大，阻抗值越小。（引自江苏省中医院儿科抽动症规范疗法）

（5）治疗时间：一次治疗时长一般为 20 ~ 45 分钟，每天 1 次，疗程为3 ~ 4 周。

3. 疗法特点　CES 主要的治疗机制是通过低强度微量电流经耳垂部刺激大脑边缘系统调节大脑神经递质，主要是促进 5- 羟色胺和 γ - 氨基丁酸以及 β - 内啡肽等中枢神经递质的分泌以达到治疗目的。

4. 注意事项

CES 治疗后，一般需要观察一段时间，防止头晕、摔倒。

5. 临床应用

汪萍等采用自身前后对照方法，运用经颅微电流刺激疗法对 45 例抽动症患儿进行临床观察，结果以耶鲁综合抽动严重程度量表（YGTSS）评定，运动抽动临床总有效率为 91%，发声抽动临床总有效率为 88%，治疗前后评分比较差异有显著性（$P<0.05$）；焦虑自评量表（SAS）、抑郁自评量表（SDS）前后评分比

较，两者差异均有显著性（*P*<0.05）。

姚洪秀等对 21 例儿童抽动症患儿，前 12 周运用药物加 CES，12 周后逐渐撤药，单一 CES 治疗。在治疗前和治疗 4 周及 24 周采用 YGTSS 评价。结果提示治疗 4 周及治疗 24 周 YGTSS 总分及各因子分均显著低于治疗前（*P*<0.01）。

三、耳穴贴压疗法

1. 适应证　抽动症属气郁化火证、脾虚痰聚证、阴虚风动证者。

2. 操作方法

（1）主要取穴：神门、皮质下、缘中、内分泌、心、肝、脾、肾。

（2）穴位加减：痰火内扰，加交感；肝风内动，加耳中、结节下、艇中；心脾不足，加脑干、三焦、胆。

（3）方法：耳郭常规消毒，每穴用 0.5cm×0.5cm 胶布将王不留行籽固定于耳穴上，每日按压 5～6 次，每次按压 2～3 分钟，两日后，换对侧耳穴。（引自江苏省中医院儿科抽动症协定方）

（4）疗程：6 次为 1 个疗程，休息 1 日再行下一疗程，共做 3～4 个疗程。

3. 疗法特点　耳穴疗法属于针灸疗法之一，是通过刺激耳郭上的穴位以诊治疾病的一种方法。耳穴是耳郭表面与人体脏腑经络、组织器官、四肢百骸相互沟通的部位。十二经脉均与耳有直接或间接的联系，《灵枢·口问》曰："耳者，宗脉之所聚也。"取神门、脑、心、耳中起到宁心镇静安神的作用，肝、脾、肾、三焦、内分泌起到调节脏腑功能的作用，皮质下可调节大脑皮层的兴奋与抑制。总之耳穴疗法具有治病广、见效快、疗效稳定、复发率低、副反应小、经济安全等优点。

4. 注意事项　治疗时耳郭选穴不宜过多，对穴位应以按压为主，切勿揉搓造成耳部损伤；治疗期间若需服用镇静药者，应暂停耳穴按压疗法。

5. 临床应用

刘丽平对 32 例抽动症患儿采用推拿联合耳穴疗法 3 个疗程，痊愈 23 例，占 71.9%；好转 8 例，占 25%；无效 1 例，占 3.1%，总有效率 96.9%。王耀民等采用针刺耳压法治疗儿童抽动症 43 例，治愈率达 48.8%，与针刺对照组有显著性差异（$P<0.05$）。

四、推拿疗法

1. 适应证　抽动症属气郁化火、脾虚痰聚、阴虚风动者。

2. 操作方法

（1）主穴：清肝经，清天河水，揉二马，捣小天心，运八卦，捏脊。

（2）穴位加减：头部症状，分抹印堂至太阳，分抹水沟至地仓，点按百会、四神聪、攒竹、颊车；上肢症状，拿揉上肢，点按曲池、合谷；腹部症状，顺时针摩腹，点按中脘、气海；下肢症状，拿揉下肢，点按足三里、血海、三阴交、太冲、涌泉。各个证型均可点按心俞、膈俞、肝俞、脾俞、肾俞。（引自江苏省中医院儿科抽动症协定方）

（3）疗程：每日 1 次，半个月为 1 个疗程，连续治疗 3 个疗程。

3. 疗法特点　推拿是治疗小儿多发性抽动症的有效方法，因无副作用、痛苦小，易被患者家长接受。推拿通过对穴位的刺激，激发经络之气，达到协调阴阳的目的。同时推拿可以改善肌肉收缩异常，抑制交感神经兴奋状态，阻断异常兴奋传导，达到控制感觉抽动。

4. 注意事项　推拿手法应轻柔，对于抽动发作严重的不可强行推按，以免造成损伤；推拿应在安静环境中进行，引导患儿放松情绪。

5. 临床应用

孙晓华观察推拿配合静神止痉汤治疗心肝火旺型抽动症 60 例，推拿组治疗 4 个疗程，每个疗程 15 天；中药组治疗 2 个疗程，每个疗程 30 天。结果推拿组总有效率 90.0%，中药组 76.7%，两组比较有统计学意义（P<0.05）。

瞿宏业等采用整脊手法与针刺疗法治疗儿童抽动症各 30 例，对比观察疗效。结果中医证候治疗效果症状积分整脊组总有效率达 93.3%，针刺组达 90.0%，差异有统计学意义（P<0.05）。

五、穴位注射

1. 适应证 抽动症属气郁化火证、脾虚痰聚证、阴虚风动证者。

2. 操作方法

（1）取穴：肝俞、风门、足三里、三阴交。（引自江苏省中医院儿科抽动症协定方）

（2）穴位注射药物：转移因子注射液或脑蛋白水解注射液。

（3）方法：常规消毒穴位处皮肤，用 4、5 号针头 5mL 注射器，抽取药物 5mL，用快速进针法刺入皮下，然后缓慢推进，"得气"后，回抽一下，如无回血，即可分别在穴位下注射 1～2mL 药物。

（4）疗程：每日 1 次，每周休息 1 天，连续 3 周。

3. 疗法特点 肝俞、风门具有息风通络的作用，脑蛋白水解注射液对于改善神经细胞代谢以及神经应激机能具有良好的促进作用，可以利用血脑屏障，使脑功能得到显著的改善，有效增强记忆以及改善注意力；同时可以改善脑血流量，使脑血氧供应得到显著提高，对大脑功能发育进行有效的促进，实现治疗效果。

4. 注意事项

（1）严格无菌操作，防止感染。

（2）凡能引起过敏反应的药物，必须先做皮试，阳性者不可应用。

（3）注射时如回抽有血，必须避开血管再注射。

（4）推注药物时应缓慢，可由深至浅、边退边推药，或更换几个方向注射药物。

（5）根据穴位所在部位不同，决定针刺角度和注射深浅。

（6）注射药物剂量头面部穴位宜较小，每穴 0.1 ~ 0.5mL，四肢及腰背每穴 2 ~ 5mL。

（7）反应强烈者可以隔日注射或隔 2 ~ 3 日注射，穴位可左右交替使用。

5. 临床应用

张洪等观察针刺加穴位注射治疗小儿抽动症 69 例，与单纯西药氟哌啶醇治疗 56 例做疗效对比观察，外治治疗组总有效率达 91.30%，西药对照组为 83.92%，两组前后有效率无显著性差异，而两组间抽动量表差异有显著性（ $P<0.05$ ）。

凌振宇运用穴位注射治疗抽动症患儿 22 例，进行治疗前后疗效对比观察，治愈 6 例，显效 10 例，有效 4 例，无效 2 例，有效率 91%。

参考文献

［1］谭锋，张唐法. 头针治疗抽动秽语综合征的自身对照研究［J］. 实用中西医结合临床杂志，2005，20（8）：1-2.

［2］朱博畅，徐世芬，单永华. 头穴久留针治疗多发性抽动症的临床研究［J］. 中国针灸，2009，30（2）：115-118.

［3］汪萍，简芳芳，王晨，等. 经颅微电流刺激仪治疗儿童多发性抽动障碍的研究［J］. 发育医学电子杂志，2013，1（4）：193-196.

［4］姚洪秀，李国海，章皎洁. 经颅微电流刺激仪治疗难治性儿童抽动秽语综合征患者 6 个月临床观察［J］. 临床精神医学杂志，2015，25（4）：321-322.

［5］刘丽平. 推拿联合耳穴疗法治疗小儿多发性抽动症疗效观察［J］. 光明中医，2015，30（2）：336-337.

［6］王耀民，李梅，何立.针刺耳压法治疗儿童多发性抽动症43例［J］.四川中医，2002，20（8）：75-76.

［7］孙晓华.推拿配合静神止痉汤治疗小儿多发性抽动症（心肝火旺型）疗效观察［J］.中国中西医结合儿科学，2010，2（6）：554-555.

［8］翟宏业，项柏冬，韩春霞.推拿手法整脊治疗儿童抽动症的临床研究［J］.中国妇幼保健，2013，28（26）：4422-4423.

［9］张洪，邓鸿.针刺加穴位注射治疗小儿抽动症疗效观察［J］.上海针灸杂志，2005，24（5）：15-16.

［10］凌振宇.穴位注射治疗儿童多动症22例［J］.按摩与导引，2006，22（10）：35.

（杨江、边逊）

第五节 惊 风

惊风是由多种原因引起的，临床以全身或局部肌肉抽搐为主要症状，常伴有神志不清的一种病证，属西医学小儿惊厥范畴。古人将其抽搐的表现归纳为惊风八候，即搐、搦、掣、颤、反、引、窜、视。惊风可发生于许多疾病之中，以1～5岁的儿童发病率高，一年四季均可见到。临床一般将惊风分为急惊风、慢惊风两大类。凡起病急暴、属阳属实者，称为急惊风；凡病久中虚、属阴属虚者，称为慢惊风。

急惊风来势急骤，痰、热、风、惊四证俱备，临床以高热、抽搐、昏迷为主要表现。多由外感时邪、饮食所伤、暴受惊恐所致，病位主要在心肝，辨证常分为风热动风、气营两燔、邪陷心肝、湿热疫毒、惊恐惊风等型，治疗以清热、豁痰、镇惊、息风为法则。慢惊风常出现于大病久病之后正气亏虚，或因急惊风经治不愈，日久迁延而成。来势缓慢，病程较长，抽搐无力，时作时止，多伴昏迷、瘫痪等。病位主要在肝、脾、肾三脏，辨证常分为脾虚肝旺、脾肾阳衰、阴虚风动等型，治疗以补虚治本为原则。

惊风外治法主要采用针刺、放血、敷贴、擦牙、擦洗和热熨等法，惊风急性发作时，宜采用中西医结合多种治疗方法，以免延误病情。

一、针刺法

1. 适应证 急慢惊风。

2. 操作方法

（1）辨证取穴：外感惊风证，人中、合谷、太冲、手十二井或十宣、大椎；湿热惊风证，人中、中脘、丰隆、合谷、内关、神门、太冲、曲池；惊恐惊风证，印堂、内关、神门、阳陵泉、四神聪、百会；脾胃虚弱证，脾俞、胃俞、中脘、天枢、气海、足三里、太冲；脾肾阳虚证，脾俞、肾俞、章门、关元、印堂、三阴交；肝肾阴虚证，关元、百会、肝俞、肾俞、曲泉、三阴交、太溪、太冲。（引自《中医儿科学》，人民卫生出版社，第3版，2016）

（2）方法：浅刺反复提插数次即可出针。外感证、湿热证、惊恐证用泻法，脾胃虚弱证、脾肾阳虚证、肝肾阴虚证用补法。

3. 疗法特点　《小儿药证直诀》云："急惊合凉泻，慢惊合温补。"十宣、印堂点刺放血有泻诸经邪热、定惊之效，人中通调督脉、开窍醒脑；合谷、太冲为大肠与肝之原穴，二穴合用，谓之开关，能治小儿惊风；太冲、中冲合之有开窍清神之效。劳宫、涌泉为急救之要穴，大椎宣通阳气而祛表邪；抽搐乃筋脉挛急，故取筋会、阳陵泉以舒筋缓急；昆仑为足太阳经入于脑、后溪连通督脉，有定惊之功效。

4. 注意事项　3个月以内的婴儿不宜针刺；行针宜轻柔，不宜大幅提插。

5. 临床应用

韩冬采用针药结合治疗小儿高热惊厥31例，针刺以醒脑开窍穴位为主，取水沟、素髎、内关、涌泉、尺泽、合谷，快速进针，强刺激，摇大针孔，快出针，不留针；取中冲、少商、委中，用三棱针放血；对不满周岁的，采用推三关、退六腑、掐中冲、掐水沟的推拿开窍手法治疗。在针刺治疗取得初步疗效后即给予口服中药，总有效率达93.5%。

李君芳等采用针刺加药物口服综合治疗小儿高热惊厥51例，96.1%的患儿不同程度抑制了惊厥的发生。

聂红英应用针刺人中、合谷、涌泉穴治疗小儿惊厥急性发作72例，用泻法强刺激（2岁以下患儿可用点穴法、重手法点揉或指弹穴法），同时予鲁米那（5～8mg/kg）肌肉注射，或安定0.2～0.3mg/kg肌肉注射或静推，复发者重复针刺，惊厥停止后留针30分钟；症状缓解后可选用牛黄镇惊丸、救急散、小儿牛黄散等中成药治疗。结果本组72例中止痉时间最长为48秒，最短为7秒，平均止痉时间为 18 秒，疗效显著。

二、三棱针放血疗法

1. 适应证 急惊风。

2. 操作方法

（1）取穴：十宣穴。（引自江苏省中医院儿科急惊风协定方）

（2）方法：常规消毒后，医者用左手食指固定于患儿指甲后，拇指自第二指骨稍用力反复上下推按，使郁血积聚于十宣穴，右手持三棱针，拇、食指捏住三棱针柄，中指指端紧靠针身下端，对准已消毒的十宣穴迅速刺入即出针，轻轻挤压针孔周围，使之出血数滴，然后用消毒棉球按压针孔。针刺一般选择 1 ~ 2 穴即可，主要取患儿中指、食指，若无效或短期内复发，可取另一手食指、中指，仍无效可再选另指。一般一日内不重复针刺同一手指。

3. 疗法特点 刺十宣出血能泻诸经之邪热而具有开窍醒神之效。

4. 注意事项

（1）操作时，严格消毒，防止感染。

（2）有出血倾向者，忌刺。

（3）点刺后，患儿一般在 10 秒左右即有哭声，但医者不能掉以轻心，此时应针对病因治疗，分别给予涤痰开窍、清热解毒、镇静安神、平肝息风之剂，并配合西医处理。

5. 临床应用

刘向龙等应用针刺急救治疗小儿高热惊厥 26 例，取穴以十宣、合谷、阳陵泉、太冲为主穴，根据患儿病情选择其他配穴。操作方法为十宣点刺放血，泻刺合谷、阳陵泉、太冲，疾出不留针，针刺 1 ~ 3 分钟抽搐渐止，3 ~ 6 分钟神志转清，控制惊厥一般在 3 分钟以内，疗效显著。

三、推拿疗法

1. 适应证 急慢惊风。

2. 操作方法

（1）急惊风：高热，推三关、退六腑，清天河水；昏迷，捻耳坠、掐委中；抽风，掐天庭、掐人中、拿曲池、拿肩井。急惊风欲作时，拿大敦穴，拿解溪穴；惊厥身向前曲，掐委中穴；身向后仰，掐膝眼穴；牙关不利，神昏窍闭：掐合谷穴。

（2）慢惊风：运五经、推揉脾土、揉五指节、运内八卦、分阴阳、推上三关、揉涌泉，揉足三里。（引自《中医儿科学》，人民卫生出版社，第3版，2016）

3. 疗法特点 推拿治疗惊风手法以推法、掐法、揉法等重刺激手法为主，选取具有息风止痉作用的穴位，配伍具有补虚、调和气血等作用的穴位进行辨证治疗，疗效显著，临床应用广泛。

4. 注意事项 急惊风，手法宜重，多以拿、掐、捻为主，动作宜短暂、迅速、有力、深透；慢惊风手法宜柔和、持续。

5. 临床应用

吴西志等将75例患儿随机分为中药对照组（缓肝理脾汤）和外治治疗组（艾灸推拿配合缓肝理脾汤），治疗2周后结果显示，外治治疗组疗效优于中药对照组，并有统计学意义（$P<0.05$）。

李娟将60例急惊风患儿随机分为两组，对照组采用西医常规治疗，观察组在常规西医方法处理基础上加中医推拿，结果观察组治愈率为70%，对照组为60%，两组比较有统计学意义（$P<0.05$）。

赵庆兰报道用三步推拿疗法急救3岁以下小儿急惊风，包括开窍醒神镇静、随证调治和汗解法，选择人中、百会、内劳宫、承山等穴中之一二穴，用重掐手法。不得汗者重掐少商、中冲、商阳、合谷各数次，临床疗效显著。

四、贴敷法

1. 适应证 小儿高热惊厥，慢惊风。

2. 操作方法

（1）牛麝涂囟方（《小儿药证直诀》）：麝香0.5g，薄荷0.5g，全蝎2g，蜈蚣0.5g，牛黄0.5g，青黛0.5g，上药共研细末，用熟枣肉为膏，涂囟门上，再加热熨。本方功用清热解毒，息风开窍镇惊。青黛主解诸药毒、小儿诸热、惊痫发热；薄荷对皮肤有刺激性，可引起局部血流增快；全蝎、蜈蚣、牛黄有镇静、抗惊厥作用。

（2）镇惊散（《医门八法》）：珍珠、牛黄、琥珀各等份，研细末，用米醋调成糊状敷脐。本方主治小儿高热，邪热炽盛、热扰心肝证。

（3）温补方（《理瀹骈文》）：炙黄芪3g，制附子3g，白术6g，炮姜炭6g，煨肉豆蔻15g，炒白芍15g，炙甘草15g，丁香9g。油熬成膏，掺肉桂末贴脐上，再以黄米煎汤调灶心土敷膏外。主治脾肾阳虚之慢惊风。

3. 疗法特点 选用具有清热通络、息风止痉作用的药物贴敷穴位，通过药物对穴位的刺激和渗透作用达到通经络、调脏腑、治其外而通其内、热降邪去惊止的目的。

4. 注意事项 注意贴敷的时间，避免皮肤过敏反应。

5. 临床应用

丁婷等用止痉散（生大黄3g，山栀子10g，僵蚕10g，细辛3g，川牛膝10g，颗粒剂）加10g米醋调成糊状贴于双侧涌泉穴，治疗小儿高热惊厥32例，与常规抗感染、抗病毒、镇静止痉等对症处理的30例小儿高热惊厥比较。结果显示，止痉散贴敷涌泉穴治疗小儿高热惊厥退热起效时间无明显优势，但退热后持续时间相对较长。此外，对改善高热惊厥的伴随症状如全身不适、食欲下降等也收到明显的效果。

五、擦牙法

1. 适应证　惊厥发作时牙关紧闭患儿。

2. 操作方法

（1）主方：生乌梅1枚。（《医方集解》）

（2）方法：擦牙。

3. 疗法特点　乌梅酸先入筋，木能克土，使牙关酸软则开。

4. 注意事项　本法只是惊厥发作时牙关紧闭患儿的急救措施之一，临床尚需根据病情配合其他疗法，一旦患儿口噤已开，即应针对病因治病之本。

六、灸法

1. 适应证　慢惊风属脾虚肝亢、脾肾阳虚证者。

2. 操作方法

（1）取穴：大椎、脾俞、命门、关元、气海、百会、足三里。（引自《中医儿科学》，人民卫生出版社，第3版，2016，图5-5）

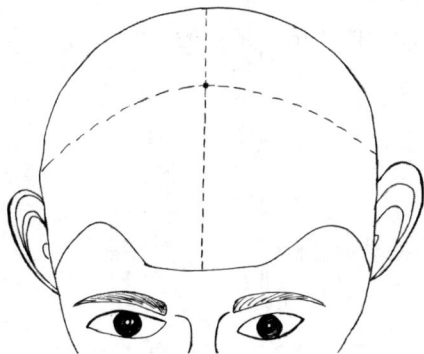

图 5-5　百会穴定位示意图

（2）方法：鲜姜切成直径2～3cm、厚0.2～0.3cm的薄片，中间以针刺数孔，然后将姜片置于应灸的腧穴部位或患处，再将艾炷放在姜片上点燃施灸。当艾炷燃尽，再易炷施灸。

3. 疗法特点 《幼科释谜》云："小儿之病最重唯惊，急惊属阳，用药以寒；慢惊属阴，用药以温，慢脾风乃阴气极盛，胃气极虚……"艾灸有温经通络、行气活血、散寒除湿、温补中气、扶阳固脱之功效。小儿身体娇嫩，灸法可以扶助正气，驱邪外出，故治疗慢惊风疗效显著。

4. 注意事项

（1）小儿皮肤娇嫩，施灸时间应短暂，以免皮肤起泡及烫伤；对于不能配合的患儿应采用悬灸的方法。

（2）治疗时患儿若出现烦躁哭闹，应停止施灸，避免烫伤。

5. 临床应用

吴西志将 75 例患儿采用随机数字表法，按就诊先后顺序，随机分为两组，治疗组 37 例给予艾灸推拿配合缓肝理脾汤治疗，补推脾土 3 分钟；清肝经 2 分钟，捏脊 6 次；揉涌泉、足三里各 1 分钟；艾条灸大椎、脾俞、关元、气海、百会各 2 分钟。对照组 38 例给予缓肝理脾汤治疗，2 周为 1 疗程。结果外治治疗组疗效优于中药对照组，两组疗效比较差异具有统计学意义。

夏小军等报道陇东庆阳民间用艾灸定惊，取口角、前额等局部穴位，施艾炷瘢痕灸法能取得一定疗效。

七、擦洗法

1. 适应证 外感热盛动风证。

2. 操作方法

（1）主方：金银花 20g，薄荷 15g。[引自《中医杂志》，1988，（1）：19]

（2）方法：加适量清水浸润，蒸馏收集馏液，药渣加水适量，温浸 1 小时，浸液沉淀，并浓缩至适量，合并馏液加入乙醇 15mL，加蒸馏水至 100mL，重点擦洗曲池、大椎、风池、风府及腋下。

3. 疗法特点 主治外感高热、热盛动风之高热惊厥。小儿皮肤薄嫩，擦洗吸收迅速而易发挥药效，本法具有辛凉解表，清热解毒之功。

4. 注意事项 对乙醇过敏者慎用。

八、热熨法

1. 适应证 脾虚生风之慢脾风。

2. 操作方法

（1）健脾平肝方：党参、黄芪、白术、甘草、白芍、陈皮、半夏、天麻、川乌、全蝎、天南星、丁香各6g，朱砂1g，生姜3g，大枣5枚。（引自江苏省中医院儿科慢惊风协定方）

（2）方法：诸药共炒，热熨脐部。

3. 疗法特点 主治脾阳虚弱、肝木侮土、脾虚生风之慢脾风。功用健脾温阳，柔肝息风。药物炒热熨脐部，有助于脾阳来复。

4. 注意事项 防止炒热的药材触及皮肤造成烫伤；药材炒制不要过度，以免有效成分的丢失。

参考文献

［1］韩冬.针刺结合治疗小儿高热惊厥31例［J］.山西中医学院学报，2008，9（3）：22.

［2］李君芳，蒋平.综合治疗小儿高热惊厥51例临床研究［J］.河北医学，2003，9（3）：254-256.

［3］聂红英.针药合治小儿高热惊厥的临床观察及护理体会［J］.实用中医药杂志，2007，23（1）：75.

［4］刘向龙，李晨阳，岳红霞，等 . 小儿高热惊厥的针刺急救与护理体会 ［J］. 中国中医急症，2009，18（6）：1009-1010.

［5］吴西志，吴运畴 . 中医外治治疗脾虚肝旺证慢惊风临床观察［J］. 光明中医，2016，31（1）：75-76.

［6］李娟 . 小儿急惊风 60 例治疗体会［J］. 医学前沿，2016，6（20）：153-154.

［7］赵庆兰，宋玉环，杨绩成 . 急惊风患儿推拿急救与护理［J］. 中国民间疗法，2005，13（1）：62-63.

［8］丁婷，王倩，苏小慰，等 . 止痉散贴敷治疗小儿高热惊厥临床观察［J］. 中国中医急症，2014，23（9）：1754-1755.

［9］吴西志，吴运畴 . 中医外治治疗脾虚肝旺证慢惊风临床观察［J］. 光明中医，2016，31（1）：75-76.

［10］夏小军，谢君国，张士卿 . 岐伯故里民间疗法拾零［J］. 甘肃中医，2009，22（8）：19-2.

（杨江、边逊）

第六章 肾系疾病

6

第一节　尿　频

尿频是以小便频数而急为特征的一种小儿常见的泌尿系疾病，属于中医"淋证"的范畴。西医学的泌尿系感染、结石、肿瘤、神经性尿频等疾病均可出现尿频，儿科临床上以泌尿系感染及神经性尿频常见。

泌尿系感染多由细菌感染所致（其中大肠杆菌感染最常见，占所有病例的60%～80%，其他包括变形杆菌、克雷伯杆菌、绿脓杆菌、B族链球菌等），真菌、沙眼衣原体、腺病毒等也可以引起泌尿系感染。此病症起病急，年长儿以小便频数、淋漓涩痛为主，或伴发热、腰痛等症状。小婴儿的尿频往往局部排尿刺激症状不明显，而仅表现为发热、拒食、呕吐、泄泻等全身症状。尽早、有效的抗生素治疗可减少肾实质受累及肾瘢痕形成的风险。

神经性尿频，又称白天尿频综合征，多发生在婴幼儿时期，由于幼儿膀胱逼尿肌发育不良所致。其表现白天小便频数量少，睡眠中小便次数正常，尿常规及尿培养未见异常，常反复发作，而无其他痛苦，精神、饮食均正常。临床上可以运用解热镇痛药（如吲哚美辛）、钙拮抗剂（如心痛定）、抗胆碱药（如山莨菪碱）、中枢神经兴奋药（如氯脂醒）、拟肾上腺素药（如麻黄碱）及碳酸氢钠、谷维素等治疗。

中医认为小儿尿频是由内因及外因两方面引起的。外因责之于湿热，多因外感湿热，或坐地潮湿、粪便污染感受湿热邪毒，或由积滞内蕴化为湿热；内因责之于先天禀赋不足或后天调护失宜致脾肾气虚。其主要病位在肾与膀胱。

尿频临床以虚实辨证为主，主要分为湿热下注证、肺脾气虚证及阴虚内热证。实证宜清热利湿，虚证宜温补脾肾或滋阴清热；病程日久或反复发作者，多为本虚标实，虚实夹杂之候，治宜标本兼顾，攻补兼施。贴敷、推拿等外治法使用方便，对小儿尿频有较好效果。

一、贴敷法

1. 适应证　尿频属湿热下注证、肺脾气虚证者。

2. 操作方法

（1）肺脾气虚证：选取丁香、吴茱萸、肉桂、五倍子等量，打成细末，混合均匀过120目筛，装瓶备用。每次取上方3～5g，用黄酒适量调成糊状，以不渗出液体为佳；患儿取平卧位，暴露脐部，注意保暖，用棉签蘸取温开水（必要时用生理盐水或75%酒精）清洁穴位及穴位周围皮肤，将调好的适量药糊涂敷于穴位，以纱布覆盖并用胶布固定。

（2）湿热下注证：取鲜车前子60g，连须葱白60g，食盐15g捣成糊状，炒热趁热敷于脐部；或椿根皮90g，干姜、白芍、黄柏各30g，用麻油熬后用黄丹收制成膏状，每次取适量膏药贴于气海穴。（引自《图解小儿病外治法》，人民军医出版社，2013）

（3）疗程：每天1次，7天为1个疗程，一般1～2疗程。

3. 疗法特点　选用温热药物有温下元、固小便之功，清热药有清热利湿、通利膀胱之效。药物打碎贴于脐部便于药物吸收渗透，减少患儿拒药，同时药穴相合可温补脾肾或清热利湿，疏通经络，兴奋中枢神经系统，使膀胱逼尿肌松弛，括约肌收缩，减少排尿次数。

4. 注意事项

（1）对湿疹、溃疡等局部有皮损的创面禁用。

（2）药物一般应随制随用，不宜多制久用，否则易于变质失效。

（3）敷药时间不宜过长，用药注意观察局部及小儿反应，以免刺激时间过久导致不良后果。

5. 临床应用

王绍杰用敷脐法治疗尿常规正常的小儿尿频100例（其中有78例西药抗生素及其他中医治疗无效），治疗1天后即有34例患儿尿急症状消失、排尿次数减少，3天后所有患儿均见疗效。

二、坐浴法

1. 适应证 尿频属湿热下注证者。

2. 操作方法

处方：金银花30g，蒲公英30g，地肤子30g，艾叶30g，赤芍15g，生姜15g，通草6g。水煎坐浴，每日1～2次，每次30分钟。（引自《武简侯中医儿科外治备要》，中国中医药出版社，2014）

3. 疗法特点 既可以保持外阴的清洁，又可以发挥药力的作用。

4. 注意事项 坐浴前坐浴盆应彻底清洗干净；坐浴前患儿宜清洗外阴部；坐浴水温应在37～41℃，以不烫为原则。

三、针法

1. 适应证 尿频属湿热下注证、肺脾气虚证及阴虚内热证者。

2. 操作方法

（1）体针取穴：①肺脾气虚证，关元、足三里、三阴交、水泉。（引自《武简侯中医儿科外治备要》，中国中医药出版社，2014）②湿热下注证，主穴：委中、下髎、阴陵泉、束骨；配穴：热重加曲池，尿血加血海、三阴交，少腹胀痛加曲泉，寒热往来加内关。③阴虚内热证，主穴：委中、阴谷、复溜、照海、太溪；配穴：腰背酸痛加关元、肾俞，多汗补复溜、泻合谷，尿频、尿急、尿痛加中极、阴陵泉，气血两虚加中脘。选择1.5寸毫针，不留针，采用捻转方法平补平泻。病情急者每日1次，病情缓者隔日1次，5～7天为1个疗程。治愈后宜巩固2～3个疗程。（②③引自《中医儿科学》中国中医药出版社，第9版，2012）

（2）耳针：①肺脾气虚证，常用穴：膀胱、肾、缘中；备用穴：脾、内分泌、皮质下、交感、枕。②湿热下注证及阴虚内热证，主穴：膀胱、肾；配穴：

肾上腺、枕。常用穴均取，备用穴酌取，选用 0.5 寸毫针，直刺所选穴位，注意不可刺穿耳郭，留针 20 分钟。（①②引自《武简侯中医儿科外治备要》，中国中医药出版社，2014）

（3）耳穴压豆：取穴与耳针一致。以王不留行籽粘附在 0.6cm×0.6cm 大小胶布中央，用镊子夹住或用手捏住，贴敷在选用的耳穴上，用手指轻轻揉压，以耳郭略红而小儿不哭闹为度。2 天双耳更换 1 次，6 天为 1 个疗程，休息 3～5 天，进行第 2 个疗程。此法刺激强度比针刺小，但刺激持续存在，更易于被小儿接受。

3. 疗法特点　尿频主要病位在肾与膀胱，主要病机在于肾虚不固，气化失司，膀胱不摄，约束无力，故小便频数而量少。通过刺激具有补肾气、摄膀胱、养心安神等作用的穴位，使肾气充盛，膀胱恢复正常排尿功能，从而起到治疗尿频的作用。

4. 注意事项

（1）针刺前嘱患儿排便。

（2）针刺时针尖宜向小腹及会阴部，使针感向小腹及会阴部传导。

5. 临床应用

针刺治疗尿频临床使用颇多，且针刺部位多变，有头针、耳针、皮肤针等区别。小儿神经性尿频可通过针刺头部足运感区、生殖区，治疗效果显著。

刘钧认为小儿神经性尿频多由肾虚不固、气化失司、膀胱失于固涩所致，且多伴有神疲乏力、少气懒言甚至心神恍惚、注意力不集中等症状，故通过针刺关元、肾俞、太溪、神门治疗尿频以补益肾气、固涩膀胱、养心安神，治疗 1～3 个疗程后，总有效率高达 99%。

陆宏进等通过耳穴压豆（取膀胱、肾、皮质下为主穴，结合临床辨证加减）治疗小儿神经性尿频 76 例，配合心理行为指导，最终有 66 例治愈，7 例好转，总有效率达 96%。人体十二经脉汇聚于耳，选取对应的穴位，给予适当的刺激，可有效的调整脏腑功能，达到治疗目的。

四、灸法

1. 适应证　尿频属肺脾气虚证。

2. 操作方法

（1）患儿取适当体位，选取气海、关元、中极、大椎、肾俞，将适量艾绒放入艾灸盒并点燃，再将艾灸盒放于穴位处固定，时间5～10分钟，以皮肤微微发红为度。（引自《武简侯中医儿科外治备要》，中国中医药出版社，2014）

隔物灸：隔姜灸、神阙穴隔盐灸可增强艾灸温肾通阳、固涩膀胱等疗效，并且能防止烫伤小儿皮肤。（图6-1）

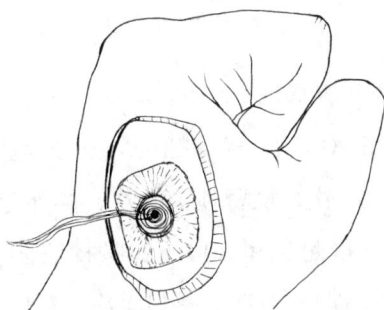

图 6-1　隔姜灸

药条灸：党参、黄芪、山药、益智仁、桑螵蛸、乌药、麝香比例为6:7:6:5:5:3:0.01，与艾绒以1:5的比例混合均匀，取30g制成药艾条，用其灸治可增强艾灸时健脾固肾作用。

（2）疗程：每日1～2次，3～5天为1个疗程；虚证患儿可连续2～3个疗程。

3. 疗法特点　中医学认为，小儿神经性尿频是由于患儿脾肾气虚，致膀胱不固、气化失司所致，艾灸关元、气海等穴有温肾益气、固涩膀胱的作用，对尿频疗效显著。

4. 注意事项

（1）施灸时需注意避免烫伤小儿。

（2）施灸后，局部皮肤出现微红灼热，属正常现象，无须处理。如因施灸过量，局部出现小水泡，只要不擦破，可任其吸收。若水泡较大，可用消毒毫针刺破水泡，放出水液，再涂以消炎药膏，并以消毒纱布保护。

5. 临床应用

邢坤认为艾灸较针刺更易于被小儿接受。用艾灸灸关元有补益肾气、固摄下元的作用；中极为膀胱募穴，可振奋膀胱气化功能；百会穴升清阳气，同时艾灸有调节大脑皮质的作用，如此标本兼治，1～3个疗程后，小儿神经性尿频多可治愈。

五、推拿疗法

1. 适应证　尿频属肺脾气虚证。

2. 操作方法　揉丹田200次、摩腹20分钟、揉龟尾30次，较大儿童可擦肾俞、八髎；或补脾经300次、揉肾顶100次、揉外劳宫200次、揉二马300次、按揉气海300次、按揉足三里300次、按揉三阴交200次、按揉膀胱俞200次、擦八髎穴50次、捏脊10次。每日1次，7天一疗程。（引自《中医儿科学》中国中医药出版社，2012）

3. 疗法特点　运用手法在患儿体表进行操作，产生物理性刺激从而激发小儿自身的免疫调节作用，疏通经络，调和气血，使肾之气化作用得以恢复，膀胱开合得度，尿液正常排出。

4. 注意事项　推拿时轻重适宜，用力均匀；一般下午推拿为宜，擦八髎穴时以热为度。

5. 临床应用

米艳霞用推拿法治疗小儿神经性尿频60例，治疗后每日排尿次数10次以下、无尿急感、恢复正常生活的有 56 例，其余 4 例排尿次数亦减少。

李鹏通过揉百会、三阴交、足三里、丹田，按压肾俞，擦八髎，治疗小儿神经性尿频，疗效显著。

参考文献

［1］王绍杰，矫承媛，赵文华. 敷脐疗法治疗儿童尿频 100 例疗效观察［J］. 中国中西医结合儿科学，2009，1（1）：100–101.

［2］王红杰，李安星，阎桂秋，等. 头针治疗小儿神经性尿频 100 例［J］. 吉林中医药，1994，02（24）：24.

［3］刘钧. 针灸治疗小儿神经性尿频 97 例疗效观察［J］. 当代医学，2008，14（22）：155.

［4］陆宏进，董昭，麻建辉. 耳穴压丸治疗小儿神经性尿频 76 例［J］. 北京医学，2014，36（4）：329–330.

［5］王仙菊，王志远，刘林. 药条灸治疗小儿神经性尿频 60 例［J］. 实用中医药杂志，1998，14（6）：24.

［6］邢坤. 艾灸治疗小儿神经性尿频 80 例［J］. 上海针灸杂志，2007，26（11）：10.

［7］米艳霞. 推拿治疗小儿神经性尿频 60 例临床观察［J］. 长春中医药大学学报，2012，28（4）：704.

［8］李鹏. 推拿治疗小儿神经性尿频临床疗效评价［D］. 长春：长春中医药大学，2014.

（张赛萍、崔倪）

第二节 遗 尿

遗尿是指5周岁以上小儿睡中小便频繁自遗，醒后方觉的一种小儿常见病证，俗称尿床。西医学称本病为遗尿症（功能性遗尿症、非器质性遗尿症），分为原发性和继发性两类。本病的发生男孩多于女孩，且发病率随年龄的增长而下降。

遗尿症的发病原因尚不明确，目前认为是多种因素共同导致，包括睡眠觉醒功能障碍、夜间精氨酸加压素分泌不足、膀胱功能异常、遗传因素、心理因素及其他因素（如糖尿病、先天性骶隐裂等），其中睡眠觉醒功能障碍是遗尿症最重要的发病机制。

中医认为，遗尿的病因包括先天禀赋不足、后天发育迟缓，肺、脾、肾三脏功能失调，心肾不交、肝经湿热下注及暴受惊恐等，其中以肾气不固、下元虚寒为主要病因。基本病机为三焦气化失司，膀胱约束不利。其病位主要在膀胱，与肺、脾、肾相关。临床辨证，可具体分为下元虚寒证、肺脾气虚证、心肾不交证及肝经湿热证。

本病治疗以温补下元、固涩膀胱为主要原则。肺脾气虚者，治以健脾益气；心肾不交者，治以清心滋肾；肝经湿热者，治以清热利湿。本病的治疗可同时配合膀胱条件反射训练，平时要规律饮食、节制起居、调摄精神。外治法治疗小儿遗尿方法简便，易被患儿接受，临床以贴敷、推拿等为主。

一、贴敷法

1. 适应证 遗尿属下元虚寒证、肺脾气虚证、心肾不交证、湿热下注证者。

2. 操作方法

（1）选穴：主穴：关元、气海、中极、三阴交；配穴：肾俞、膀胱俞、复溜。病情轻者只取主穴,病重者酌取配穴,或敷于脐部。

(2)常用药:丁香、肉桂、覆盆子、益智仁比例为1:2:4:4(引自《中医儿科学》中国中医药出版社,第9版,2012),或五倍子3g,研末,温开水调敷于脐部,外用纱布覆盖(《中医儿科学》人民卫生出版社,第3版,2016),或直接选择遗尿贴片(主要成分为:党参、白术、菟丝子、枸杞、黄芪、怀山药、桑螵蛸等)用于各型遗尿(引自《图解小儿病外治法》,人民军医出版社,2013)。

(3)将选用药物混合均匀,研末,过120目筛,装瓶备用;每次取上方3g,用黄酒、醋或凡士林调和成糊状(泥状、饼状),以不渗出液体为佳;患儿取适当体位,暴露所取穴位,注意保暖,用棉签蘸取温开水(必要时用生理盐水或75%酒精)清洁穴位及穴位周围皮肤,将调好的适量药糊(药泥、药饼)涂敷于穴位,以纱布覆盖并用胶布固定。

(4)疗程:每天换药1次,3次为1个疗程,一般3～4个疗程。

(5)经皮穴位贴敷法:在贴敷处接经皮药物透入治疗仪的电极,根据患儿年龄及耐受度调节电压大小,每次通电20～30分钟,每日1次,7天为1个疗程;间隔2～3天,进行第2个疗程,一般治疗3疗程。

3. 疗法特点 选用具有温阳散寒的药物,贴于任督、肝、肾、膀胱等腧穴,能激发经气,调整阴阳,培补元气,温肾止遗。

4. 注意事项

(1)睡前开始贴敷效果最好,根据小儿皮肤耐受程度选择贴敷时间。

(2)每次3～4个穴位,交替选穴,避免皮肤损伤。

5. 临床应用

贴敷法简便廉效,患儿及家长均能接受,临床使用较多。

王嘉毅将100例遗尿患儿按随机数字表分组,对照组采用补中益气汤合缩泉丸口服,治疗组在对照组的基础上加用穴位敷贴治疗。结果治疗组有效率显著提高。

刘冰用遗尿贴贴敷于肾俞穴治疗遗尿，总有效率高达 96.7%。

李玲霞等随机将 232 例遗尿患儿分组，对照组口服西医治疗，治疗组在贴敷药片上接经皮给药治疗仪。结果显示治疗组疗效高于对照组。

二、熏洗法

1. 适应证 遗尿属下元虚寒证、肺脾气虚证、心肾不交证、肝经湿热证者。

2. 操作方法

（1）辨证用药：①肺脾气虚证：生地黄 30g，山药 40g，黄芪 30g，桑螵蛸 30g。②下元虚寒证：川续断 30g，狗脊 30g，女贞子 30g，党参 20g，茯苓 20g，甘草 6g。③心肾不交证：补骨脂 30g，覆盆子 40g，桑螵蛸 20g，远志 15g，石菖蒲 20g。④肝经湿热证：龙胆草 5g，生栀子 20g，生地黄 30g，黄柏 15g，通草 10g。（引自《常见病经典药浴疗法》，人民军医出版社，2011）

（2）将选定药物预泡 1 小时后放入汽疗仪的储药箱中，汽疗仪加水预热至 38 ~ 41℃，令患儿暴露腰腹部皮肤，平躺于汽疗仪的熏蒸床上，外扣透明罩进行熏蒸 20 分钟，熏蒸结束后擦干患儿身体。

沐足法：根据辨证选择处方，加水 1000mL 煎煮 30 分钟，弃去药渣，倒入泡脚桶，待药液温度适宜时令患儿双足浸泡其中 20 分钟，家长同时可轻轻按摩患儿双足，以促进药物吸收。

（3）疗程：每日 1 次，7 天为 1 个疗程。

3. 疗法特点 中药熏蒸利用熏蒸时的温热及药物的双重效应，使药物蒸汽透入皮肤，直接被机体吸收，进入血液循环，发挥其疗效。

4. 注意事项 使用本方法应特别注意药液温度，不能过烫，以防灼伤皮肤；还要注意室温，炎热季节要避免室内窒闷、出汗过多而虚脱，冬季应注意保暖，不要使患儿着凉。对于皮肤病变，洗时勿擦伤创面，保持局部清洁，并应专人专用。

5. 临床应用

全美香等将遗尿汤（益智仁 15g，石菖蒲 10g，桑螵蛸 20g，肉桂 10g，桂枝 10g，麻黄 5g，枸杞子 10g，补骨脂 10g，金樱子 15g，透骨草 10g）放入汽疗仪的储药盒中，加水预热后，令肾气不足型遗尿患儿平躺于熏蒸床上，熏蒸 20 分钟，每日 2 次。治疗 14 天后总有效率为 86.7%，高于常规对照组（每次口服盐酸甲氯芬酯胶囊 0.1g，1 天 3 次）总有效率 65%，且治疗组可显著提高患儿膀胱容量。

三、药袋法

1. 适应证　遗尿属下元虚寒证、肺脾气虚证、心肾不交证、肝经湿热证者。

2. 操作方法

（1）将所选药物混和、焙干后研成细末，均分三份分别装入 10cm×10cm 大小布袋中缝好，备用。于每晚临睡时，将食盐 10g（粗盐为好）置锅中炒热至 80℃左右，装至另一约 8cm×8cm 大小布袋中缝好，先将药袋抚平直接贴敷神阙穴，后将盐袋放于药袋上，再以绷带固定，60 分钟后取下。

（2）江苏省中医院儿科基本用药：肉桂 40g，附子、乌药、升麻、花椒各 50g，艾叶 20g，桑螵蛸 30g。

（3）每药袋使用 1 周为 1 个疗程，一般不超过 3 个疗程。

3. 疗法特点　加热的盐袋既能温通气血，又能收敛固涩，促使诸药药效发挥。

4. 注意事项　防止炒热的食盐触及皮肤造成烫伤。

5. 临床应用

胡文荣等用缩泉灵敷贴袋（肉桂、五味子、覆盆子、益智仁等中药加发热剂制成）外敷于关元、气海穴，以温补肾阳、固摄止遗的药物加热敷于具有相似作用的穴位上，药穴相合，使遗尿自止，疗效显著。本法使用方便，无创伤，无副作用，易于被家长及患儿接受。

四、推拿法

1. 适应证 遗尿属下元虚寒证、肺脾气虚证、心肾不交证、肝经湿热证者。

2. 操作方法

（1）选穴：肾经、脾经、丹田、关元、腹部、足三里、三阴交、肾俞、脾俞、腰骶部。

（2）手法：一般采用推法、揉法、摩法、按法等。具体为补肾经100次，补脾经100次，揉按丹田、关元各200次，掌根摩腹2分钟，揉按足三里、三阴交各200次，揉按肾俞、脾俞各200次，捏脊3～5遍，最后双手分推腰骶部，力量内渗，以患儿感到微热为度。（图6-2）

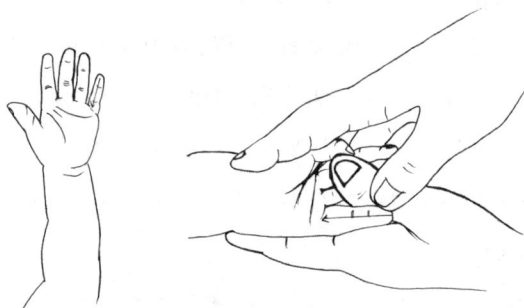

图6-2 补肾经推法示意图

（3）辨证加减：①下元虚寒证：加推三关200次、清小肠100次、揉外劳宫100次、揉命门200次、揉龟尾200次。②肺脾气虚证：加推三关200次、补肺经300次、揉外劳宫100次、揉二马200次。③心肾不交证：加清心火100次、清小肠经300次、揉脐200次、捣小天心200次、揉龟尾50次。④肝经湿热证：清肝经200次、清天河水100次、推六腑50次、捣小天心100次、揉内劳宫200次。⑤睡眠深沉者，可加揉神门、阳池各200次。

（4）疗程：每日1次，10天为1个疗程，休息3～5天再进行下一疗程，治疗3个疗程以上。

3. 疗法特点 通过采用推、拿、按、揉、摩、掐等手法刺激督脉及足太阳膀胱经等经穴，激发五脏六腑的元气，调整脏腑阴阳气血，调节膀胱功能。

4. 注意事项 操作手法要求轻快柔和、平稳着实而不飘浮，用力要均匀；注意室温要适宜，冬季须防感冒，并注意卫生，防止交叉感染。术者指甲须及时修剪，以防伤及患儿皮肤。

5. 临床应用

周莹等用传统推拿疗法（推拿时取主穴：肾俞、八髎、气海、关元、龟尾、夜尿点；配穴：板门、脾土、丹田。通过辨证加减穴位，同时采取不同手法的推拿方法）配合口服健脑灵及缩泉胶囊，治疗小儿遗尿177例，与单纯口服药物治疗小儿遗尿177例比较。结果显示，加用推拿疗法后有效率提高，且对生活、学习方面改善情况均高于单纯口服药物治疗。

西峥等按随机数字表对70例遗尿患儿进行分组，治疗组在对照组口服中药的基础上增加特色手法治疗（补脾土，顺运内八卦，推四横纹；摩腹或揉脐；补肾水、肾顶；揉外劳，揉一窝风或二人上马；揉小天心或百会。每个穴位200次，以皮肤发红能忍为度。再加冯氏捏脊法4遍：前3遍只捏不提，后1遍捏3提1。最后按揉脾俞、肾俞），分别于治疗1个月及3个月后评价疗效，治疗组症状的改善均优于对照组。

五、针法

1. 适应证 遗尿属下元虚寒证、肺脾气虚证、心肾不交证、肝经湿热证者。

2. 操作方法

（1）选穴：主穴：关元、中极、膀胱俞、三阴交；配穴：下元虚寒证配肾俞、命门、太溪，肺脾气虚证配肺俞、气海、足三里，肝经湿热证配蠡沟、太冲，夜梦

多者配百会、神门。(引自《针灸学》，中国中医药出版社，第9版，2012)

（2）方法：选择1寸毫针，进针约0.5寸，毫针补法，得气后留针20分钟，下腹部及腰骶部穴位针尖向下斜刺，以针感达到前阴部最佳。

（3）针刺时可加刺（单刺）夜尿点（掌面小指第二指关节横纹中点）或遗尿穴（双足第五跖趾关节底部横纹中点），可不留针。

（4）头针：取穴顶中线（头顶督脉百会穴及前顶穴之间的连线）、额旁3线（额部胃经头维穴内侧0.75寸起向下引一条长1寸的线）或足运感区（前后正中线的中点左右旁开各1cm，向后引3cm，平行于正中线），常规穴位消毒后，用1寸毫针沿刺激区以30°夹角迅速刺入皮下，以每分钟200次的频率进行捻转3分钟，留针20分钟，间歇行针2～3次。

（5）疗程：每天1次，10天1个疗程，休息2天后进行第二疗程，治疗3个疗程以上。

3. 疗法特点　针刺疗法能直接影响桥脑、下丘脑后部及延髓网状结构等排尿中枢的兴奋水平，进而调节膀胱功能。据睡眠生理研究，夜间遗尿多发生于睡眠非快动眼期的第三、第四期，提示有睡眠觉醒障碍，而针刺可解除睡眠觉醒障碍。针刺还调节了睡眠深度、膀胱压力、夜间尿量及尿比重等诸因素，故能达到治疗目的。

4. 注意事项

（1）针刺前排空膀胱；

（2）每次选3～5穴位；针刺时同侧穴位或可加接电针，选疏密波，刺激量由小到大，以患儿可以耐受为度。

5. 临床应用

王立杰等将108例遗尿患儿按随机数字表分为3组，中药组33例予止遗安泉饮口服，针刺组34例予关元、中极、横骨、归来、三阴交及肾俞、腰眼、八髎、委中隔日交替针刺，针药组44例予上述两种方法配合治疗。结果，总有效率分别为 57.6%、58.8%、97.6%，远期复发率分别为 26.3%、25.0%、4.9%，说明针刺疗法对治疗小儿遗尿、预防复发均有效，且优于单纯口服中药，而针灸联合中药口服治疗效果更佳。

蒋涛等对 32 例遗尿患儿在传统针刺方法上加刺头部足运感区，留针 30 分钟，每日 1 次，以 15 次为一疗程。治疗 2 个疗程后，其有效率较传统针刺法提升。

杨洁单刺遗尿点治疗小儿遗尿 32 例，3 个疗程后治愈 28 例（87.5%），无效 4 例（12.5%）。

六、耳穴压豆

1. 适应证　遗尿属下元虚寒证、肺脾气虚证、心肾不交证、肝经湿热证者。

2. 操作方法

（1）耳郭皮肤常规消毒后，将王不留行籽或白芥子或莱菔子粘附在 0.6cm×0.6cm 大小胶布中央，用镊子夹住或用手捏住，贴敷在选用的耳穴上，用手指轻轻揉压，以耳郭略红而小儿不哭闹为度。

（2）基本穴：肾、膀胱、皮质下、内分泌、尿道、脑点、耳中、缘中。

（3）辨证加减：①肺脾气虚证，加肺、脾；②肝经湿热证，加肝、胆、三焦；③心肾不交证，加心、神门；④睡眠过深者，加耳尖。（引自江苏省中医院儿科经验用穴）

（4）疗程：3～5 日双耳交替更换 1 次，5 次为 1 个疗程，休息 3～5 天，进行第 2 个疗程，3 个疗程后观察疗效。

3. 疗法特点　中医认为耳与脏腑有密切的生理病理关系，"耳珠属肾，耳上轮属心，耳皮肉属肺，耳背玉楼属肝"。十二经都直接上达于耳，《灵枢·口问》云："耳者，宗脉之所聚也。"根据遗尿症性质，结合中医的整体观念、脏腑经络学说以及现代医学的解剖，选择相应的耳穴可达到固本止遗的作用。如神门具有镇静、安神、止痛等作用，能调节大脑皮层兴奋与抑制的平衡；缘中为遗尿点，是治疗遗尿的重点穴，与神门配合，可调节大脑皮层，使排尿反射恢复正常；尿道、膀胱、肾是对应取穴，相辅相成，共获固摄膀胱、益气固本、缩尿止遗之功。

4. 注意事项

（1）每日家长给患儿按压 3～5 次，每次每穴按压 2～3 分钟，睡前必须按压 1 次。如有可能患儿入睡 3 小时后家长给患儿再按压 1 次，以增强疗效。

（2）治愈后宜再坚持治疗 2～3 个疗程。

5. 临床应用

赵欲晓、杨卉和丁丽凤先后观察用王不留行籽按压肾、膀胱等耳穴治疗小儿遗尿 100 例、78 例和 52 例，疗效显著，总有效率分别为 95%、91.03% 和 93.3%，说明按压肾、膀胱等耳部穴位具有补益肾气、固涩膀胱的作用。

七、灸法

1. 适应证　遗尿属下元虚寒证、肺脾气虚证、心肾不交证者。

2. 操作方法

（1）患儿取适当体位，选取关元、中极、三阴交、肾俞、膀胱俞等穴位，将艾灸盒放于治疗处固定，时间 5～10 分钟，以皮肤微微发红为度。（引自《中医儿科学》，中国中医药出版社，2012）

隔物灸：隔姜灸、隔附子灸、神阙穴隔盐灸可增强艾灸温中散寒、固涩止遗等疗效，并且能防止烫伤小儿皮肤。

（2）疗程：每日 1～2 次，5 天为 1 个疗程，共进行 4 个疗程，疗程可间隔 2 天。

3. 疗法特点　儿童常灸三阴交可调节肝、脾、肾三脏，可助生气血，促进生长发育，尤其能促进泌尿系统发育及其功能的完善；灸肾俞、膀胱俞可通利三焦，益肾固涩，培元固本，通利水道；灸关元、中极有温补下焦、培本固元之功。故用辛温之性的艾条灸具有固本培元、固涩止遗作用的穴位，可以改善机体的虚弱状态，加强膀胱的气化功能，使肾气充足，下元固摄，肾与膀胱的闭藏和制约恢复正常，从而达到治疗遗尿的目的。

4. 注意事项　艾灸尽可能在 15：00-19：00 时间段进行，此时膀胱经和肾经经气最旺盛，治疗效果最佳。

5. 临床应用

程红云等将遗尿患儿 60 例随机分组，治疗组在口服中药的基础上艾灸脾俞、肾俞，临床观察得出艾灸治疗遗尿有缩短疗程、减少复发的结论。

张桂艳等认为遗尿的发生是小儿肾气未充、下元不固、膀胱失约所致，艾灸关元（隔附子灸）有温补肾元、振奋肾阳、益精固脱的作用，艾灸百会（隔姜灸）有健脑宁神、提升收摄、升阳举陷、醒脑开窍、调整脏腑机能之效，二穴相伍温中有补，固中有升，标本兼顾。治疗 89 例小儿遗尿 1 ～ 2 个疗程后，总有效率可达 97.8%。

八、穴位激光照射法

1. 适应证　遗尿属下元虚寒证、肺脾气虚证、心肾不交证、肝经湿热证者。

2. 操作方法　［引自《中国疗养医学》，2015，24（1）：72-73］

（1）将激光仪（吉林科英激光公司生产的 ZYS 型 He-Na 激光治疗机，输出功率 35mW，波长 0.6328μm，或上海产 MDC-500 型稼铝砷半导体激光仪，激光摘出波长 830nm，输出功率 300mW，光斑直径 0.3cm）调至适当的波长及输出功率，每天照射 1 次，每次照射 4 ～ 6 个穴位，每穴照射 10 分钟。

（2）选主穴：百会、中极、关元、气海、命门、膀胱俞、三阴交。

（3）选配穴：①下元虚寒证，配肾俞、太溪、水道；②肺脾气虚证，配太渊、中脘、足三里；③肝经湿热证，配箕门、太冲、阴陵泉、阳陵泉；④睡眠深沉者，配心俞、神门。

（4）疗程：10天为一个疗程，每疗程后休息3天，连续治疗3个疗程。

穴位照射亦可用 TCP 照射，但临床此法常与针刺及推拿疗法联用。

3. 疗法特点　激光照射可替代传统针具及灸法对穴位的刺激作用，所选激光一般为红色可见光，能在穴位治疗时准确定位。

4. 注意事项　穴位照射时注意观察患儿皮肤的耐受程度，谨防灼伤。

5. 临床应用

官军用氦 – 氖激光仪穴位照射治疗遗尿患儿102例，选用穴位与对照组62例针刺治疗遗尿一致（关元、气海、命门、三阴交、百会。配穴：下元虚寒，加肾俞、中极、膀胱俞、水道；脾肺气虚，加中脘、足三里、膀胱俞、肺俞；肝经湿热，加太冲、阴陵泉。以上穴位每次选取4～5个交替使用）。通过疗效对比，两组数据无统计学意义（$P>0.05$）。得出氦 – 氖激光照射与针刺治疗遗尿效果基本一致。

参考文献

［1］王嘉毅 . 穴位敷贴治疗小儿遗尿症50例［J］. 湖南中医杂志，2012，28（5）：103-108.

［2］刘冰 . 穴位贴敷法治疗小儿遗尿90例观察［J］. 中国伤残医学，2014，22（5）：177-178.

［3］李玲霞，费丽玉，刘宏蕴，等 . 经皮给药治疗小儿遗尿232例疗效观察［J］. 山西医药杂志，2010，39（2）：1157.

［4］全美香，王芳，李冬梅，等 . 中药熏蒸疗法治疗小儿肾气不足型遗尿80例［J］. 中国民间疗法，2015，23（5）：12-13.

[5] 胡文荣，徐丽娟.缩泉灵敷贴袋治疗遗尿症 [J].上海中医药杂志，1995，9（14）：26-27.

[6] 周莹，杨荗苓，王玉君.传统推拿疗法配合中药口服治疗小儿遗尿177例临床观察 [J].中国中西医结合儿科学，2010，2（3）：215-216.

[7] 西峥，王俊宏，王仲易.特色手法配合中药内服治疗小儿遗尿病脾肾两虚证70例疗效分析 [J].北京中医药，2016，35（4）：370-373.

[8] 王立杰，董宇翔.止遗安泉饮联合针刺治疗小儿遗尿症41例临床观察 [J].中医杂志，2012，52（3）：139-141.

[9] 蒋涛，龚娟娟，王巍.头针配合体针治疗小儿遗尿32例疗效观察 [J].中医儿科杂志，2013，9（2）：53-54.

[10] 杨洁.针刺遗尿穴治疗小儿遗尿 [J].针灸临床杂志，2004，20（3）:8.

[11] 赵欲晓.耳穴贴压治疗遗尿症100例疗效观察 [J].针灸临床杂志，2002，18（3）：43.

[12] 杨卉.耳穴贴压治疗小儿遗尿78例 [J].中国外治杂志，2004，13（2）：51.

[13] 丁丽凤.耳穴贴敷治疗小儿遗尿症53例临床观察 [J].上海中医药杂志，2009，43（11）：54-55.

[14] 程红云，孙潇君.温肾益脾法配合艾灸治疗脾肾两虚型小儿遗尿临床观察 [J].中医药信息，2014，31（1）：104-106.

[15] 张桂艳，祝国歆.艾灸关元百会治疗小儿遗尿89例 [J].中国民间疗法，2014，22（6）：14.

[16] 宫军.氦-氖激光穴位照射治疗小儿遗尿164例 [J].江西中医药，2008，39（8）：54.

（张赛萍、崔倪）

第三节　五迟五软

　　五迟、五软均为小儿时期的虚弱病症。五迟，主要表现为立、行、发、齿、语的发育迟缓；五软，主要表现为头项、口、手、足、肌肉等软弱无力，两者既可单独出现，也常互为并见。五迟或五软临床表现均可能仅见一二。轻症多见立行不稳，出牙延迟，手足迟缓无力，心烦易惊，汗多，运动功能障碍；重症则筋骨痿弱，站立不能，发稀疏萎黄，不能言语，身体瘦弱，萎靡不振，伴神思迟钝，甚至痴呆。

　　五迟五软在西医学理论中并非对应某一种或几种疾病。西医中的小儿生长发育迟缓、脑发育不全、智力低下、脑性瘫痪、佝偻病等多种疾病中均可见到五迟、五软症候。此类症候的发生除与宫内发育不良等先天因素有关外，还与围生期异常情况以及生后社会环境、生活条件等有密切的关系，也可能因某种疾病而引起。由于病因复杂，且多起源于胎内，在经济条件许可的前提下，应尽可能完善相关辅助检查，如智能运动评估、视听功能检查、影像学检查、神经电生理检查、生化及代谢功能检查，甚至遗传代谢病检查、染色体检查、基因检测等，以及时发现共患病，并尽早开展针对性的干预治疗，从而减少致残率，提高生存质量。

　　本病重在预防，宜及早发现并及时在西医康复治疗基础上配合中医药辨证分型治疗，特别是联合针灸、推拿等外治诸法，疗程需长，方可见效。治法以扶正补虚为主。若偏于脾肾气虚者，治宜健脾益气，补肾填精；偏于肝肾亏损者，宜补益肝肾，强筋壮骨；偏于心肾不足者，当补肾养心，益智开窍。若血瘀痰阻，脑窍闭塞，亦可见实证。若因难产、外伤、窒息、感染等因素致痰瘀阻滞者，宜化痰开窍，祛瘀通络。亦有部分患儿虚实夹杂，须辨证选方用药。中西医结合治疗能缓解症状，改善预后，但重症可能出现后遗症。

有关五迟和五软的研究报道可见于脑性瘫痪、佝偻病、精神发育迟滞、重症肌无力等多个病种内容的文献，本节拟以脑性瘫痪的外治方法为主做简要介绍，作为临证参考。

一、熏洗疗法

1. 适应证 3 岁以下属肝肾不足证、肝强脾弱证、痰瘀阻滞证者。

2. 操作方法 外用熏洗验方：羌活、独活、杜仲、北黄芪、当归、川续断、赤芍、川木瓜、防风各 20g；或五加皮、丹参、防风、艾叶、川牛膝、赤芍、桑枝、伸筋草、透骨草各 20g，每次 4 包，煎煮成 5000mL 的药液，加入容量为 50L 的木桶中，然后加温水至 40L，水温 38 ~ 40℃。搅匀后将患儿置于桶中，配合循经按摩。每天 1 次，每次 15 ~ 30 分钟，每周 2 ~ 3 次,30 天为 1 个疗程。[《中医儿科杂志》, 2015，11（3）：3-5]

3. 疗法特点 中药熏洗经由皮肤、黏膜使药物进入肌体，发挥药性；同时温热刺激可扩张皮肤血管，促进皮肤的营养和代谢，降低肌肉的张力，缓解肌肉痉挛。

4. 注意事项

（1）进餐前后 30 分钟内不宜洗浴。

（2）治疗前应测体温，如发现体温 38.5℃以上或有皮肤破损、急性炎症及感染性皮肤病，患儿应暂停做中药熏洗。

（3）洗浴过程中须注意安全，防摔伤、烫伤，注意室内避风保暖。注意观察，一旦出现面色发青、呼吸不稳等现象，应立即停止操作。

（4）洗浴过程中患儿会大量出汗，洗浴完后宜立即擦干全身，多喂水。

5. 临床应用

胡晓丽等采用临床中药熏洗验方配合基础康复训练治疗痉挛型脑瘫患儿 25 例，与对照组 23 例（基础康复训练）比较，观察两组患儿关节活动度疗效情况。治疗组总显效率达95.83%，而对照组仅为65.22%，组间差异具有显著性（*P*<0.05）。结论：中药熏洗配合基础康复疗法较常规基础康复疗法可更有效地改善患儿四肢关节活动度。

江淼淼以中药熏洗、推拿结合肌电生物反馈综合治疗痉挛性双瘫型脑瘫儿35例，与对照组（单纯肌电生物反馈治疗）比较，治疗总有效率高达97.1%，明显比对照组的80.0%高。结论：中药熏洗、推拿结合肌电生物反馈综合治疗能显著改善患儿肌力及关节活动度，促进其下肢功能恢复。

郭延昭等采用自拟柔肝舒筋汤药浴配合指压点穴治疗142例痉挛型脑瘫患儿，显效61例，显效率42.96%，总有效率95.07%。结论：柔肝舒筋汤药浴配合指压点穴可以有效降低痉挛性脑瘫的肌张力、提高关节活动度，治疗效果明显。

二、熏蒸疗法

1. 适应证 五迟五软属痰瘀阻滞证、肝肾不足证者。

2. 操作方法 外用熏蒸验方：①丹参12g，川牛膝15g，赤芍20g，红花5g，五加皮12g，防风15g，艾叶15g，桑枝3g，伸筋草60g，透骨草60g，桂皮5g，桂枝15g，黄芪20g。[引自《中医儿科杂志》，2015，11（3）：3-5]②冰片3g，檀香10g，威灵仙15g，伸筋草30g，白芍30g，木瓜30g，乌梅10g，鸡血藤20g，透骨草10g。[引自《中华中医药学刊》，2016，34（5）：1150-1154]③白芍40g，黄芪30g，当归20g，怀牛膝20g，柴胡10g，红花15g，川芎15g，艾叶15g，透骨草15g，炙甘草15g。[引自《四川中医》，2016，3（9）：173-175]

煎煮药包后，将煎煮好的药液和500mL水放入熏蒸治疗床的中药熏蒸机内，患儿平卧，在家长陪同下进行全身或局部熏蒸，蒸汽温度36~42℃，以皮肤潮红温热为度。每天1次，每次20~30分钟，每周5次，20天为1个疗程。不得连续进行2个疗程，需间隔10天。

3. 疗法特点 中药熏蒸治疗利用药液加热后产生的蒸汽来熏蒸肌肤表面，药物有效成分透过皮肤孔窍、穴位直接吸收，同时通过熏蒸时产生的热温，促进血液循环，加速新陈代谢，局部组织再生过程加强，使痉挛的肌腱软化松解，从而达到降低肌张力、缓解肌痉挛、维持和扩大关节活动度、纠正挛缩的功效。

4. 注意事项 不宜饱腹或饥饿时熏蒸，熏蒸完后宜立即擦干全身，多喂水。

5. 临床应用

王和强等采用中药熏蒸舒筋解痉方、捏脊和头皮针等三联疗法联合 Bobath 技术治疗步行痉挛型脑瘫患儿，能更好地改善步行痉挛型脑瘫患儿三维步态时空和表面肌电等各项指标，可能的机理是中药熏蒸、针灸、捏脊和 Bobath 技术通过多渠道、多靶点、多方向作用于相应病变部位，从而改善脑瘫患儿的步态障碍。

程显丹将 30 例痉挛型脑瘫患儿随机分为中药熏蒸结合作业治疗组、单纯作业对照组各 15 例，治疗 1 个疗程后，观察组患儿腕关节活动度的扩大范围明显优于对照组，差异有显著性。结论：传统疗法中药熏蒸与作业疗法相结合能充分改善痉挛型脑瘫患儿的腕关节背屈功能，提高疗效，缩短疗程。

三、穴位注射

1. 适应证 五迟五软属肝强脾弱证、痰瘀阻滞证、脾肾虚弱证者。

2. 操作方法

（1）选穴：主穴：风池、足三里；大椎、内关；哑门、肾俞。配穴：风府、百会、心俞、肾俞、脾俞、肝俞、命门。3 组主穴交替使用，根据病情需要选择 1~2 个配穴。

（2）药物：益气化瘀类中药如丹参、黄芪、生脉注射液、麝香注射液，西药如脑活素、脑多肽、维生素 B_{12} 等，可改善脑功能。

（3）方法：局部皮肤消毒后，快速进针至皮下，缓慢深入并反复提插至得气，回抽无血，即可将药推入。每穴注射 0.3~2mL 药液，一般头面部注射 0.3 ~ 0.5mL，耳穴 0.1mL，四肢部 1 ~ 2mL，胸背部 0.5 ~ 1mL，腰臀部 1 ~ 2mL。隔天 1 次，每注射 10 次之后休息 15 ~ 20 天，30 次为 1 个疗程。[《中医儿科杂志》，2016，12（3）：1-5）]

3. 疗法特点 通过针刺和药物的双重作用，激发经络腧穴，营养神经肌肉组织，从而调整和改善机体机能与病变组织的病理状态，使机体内气血流通。

4. 注意事项

（1）用针只能提插不能捻转，待有针感方可注药。

（2）颈项、胸背部位注射，针刺不宜过深，注射应缓慢。

（3）注射时须避开神经干，当患儿针刺有触电感时，必须退针或改换角度；避免注入血管、关节腔及骨髓腔。

（4）观察有无药物不良反应并及时加以处理。

5. 临床应用

仇爱珍等在西药、物理疗法等常规治疗基础上采取穴位注射的方式，取百会、风池等穴位注入黄芪注射液，同时取额区、顶前区、顶区进行头穴丛刺，在经过 3 个疗程后发现，观察组不仅粗大运动功能有所改善，大脑中动脉微循环相关指标亦较治疗前及对照组改善明显，提示穴位封闭结合头穴丛刺可促进脑功能代偿作用，改善脑循环。

四、灸法

1. 适应证 五迟五软属脾肾虚弱、心脾两虚证者。

2. 操作方法

（1）温和灸：主穴取关元、肾俞、足三里；配穴取百会、大椎、神阙、中脘、三阴交、曲池、脾俞、气海、血海。患儿取仰卧位或侧卧位，点燃艾条，采用悬起温和灸，距离皮肤 2 ~ 3cm，以不灼伤皮肤为度，每次主穴必选，配穴选 2 ~ 4 个。[引自《中国针灸》，2016，36（1）：12-16]

（2）隔物灸：狗脊 20g，菟丝子 20g，肉桂 15g，丁香 15g，独活 20g，白术 20g，桑枝 15g，川断 15g，吴茱萸 15g，上药共捣如泥，配姜汁制成药饼备用。患儿仰卧位，暴露腹部及双下肢，选取中脘、三阴交、足三里等穴位，或俯卧位暴露背部，取脾俞、肾俞、胃俞等穴，两组穴位隔日交替使用，用制好的中药贴剂贴敷，用胶布将灸盒粘贴在已贴敷药饼的穴位上，将灸芯点燃后扣合在灸筒上，调节进气孔大小，使施灸温度适中，以皮肤略红为佳。每次每穴施灸 5 分钟，每天 1 次，每灸 5 天休息 2 天，30 天为 1 个疗程，休息两周后开始下一个疗程。[引自《世界最新医学信息文摘》，2016，16（8）：287]

3. 疗法特点 艾灸能够疏通经络、运行气血、调理阴阳，使各脏腑的功能活动维持相对平衡。

4. 注意事项 操作时需及时调节施灸的距离，防止烫伤；施灸后局部皮肤出现微红灼热属于正常现象，无须处理；灸治过程中注意保持非灸疗部位皮肤适当温度，防止受凉。

5. 临床应用

唐英等针对 230 例脑瘫患儿分别开展温和灸关元、肾俞、足三里，或口服匹多莫德口服液，随访 6～12 月后发现艾灸关元、肾俞、足三里可改善脑瘫患儿的免疫功能，疗效优于西药匹多莫德口服液。

樊红彩等将未引出降落伞反应的早期脑瘫患儿分成治疗组 35 例（用温和灸百会穴配合 Bobath 手技康复治疗），对照组 20 例（单独采用 Bobath 手技康复治疗），通过降落伞反应的上肢及手部动作的变化来比较两组的疗效。发现治疗组总有效率为 94.2%，对照组总有效率为 75%，两组比较差异具有显著性（$P<0.05$）。从而得出结论：运用温和灸百会穴配合 Bobath 手技康复治疗早期脑瘫患儿，其降落伞反应的建立情况优于单纯使用 Bobath 康复手技的疗效。

苏全德等针对脑瘫患儿除给予传统康复治疗外，加百会、足三里、关元穴温和灸法。发现观察组康复治疗效果明显优于对照组。

五、针刺疗法

1. 适应证　五迟五软属肝肾不足证、肝强脾弱证、痰瘀阻滞证者。

2. 操作方法　采用头针加体针的方法，以头皮针为主，体针为辅。

（1）头针：头针治疗形式多样，有头针标准化方案、靳三针、焦氏头针、汤氏头针等。多取百会、四神聪、神庭、风池、本神、脑空、脑户、风府及哑门等。头皮针选穴以运动区为主，上肢瘫痪以对侧运动区 1/5 处为主，下肢瘫痪以对侧运动区 2/5 处为主，辅区选取平衡区、语言一二三区、感光区、智力区、晕听区、视区等；迅速进针，与头皮水平保持 15°，针深至帽状腱膜，对症取穴，根据情况 2 岁以上可选择留针。（引自《中国脑性瘫痪康复指南》，2015 年，第十部分）

（2）体针：大椎、足三里、关元、阳池、心俞、肾俞、脾俞、三阴交、阴陵泉等。每次选主穴 2 ~ 3 个，配穴 4 ~ 5 个，平补平泻或补法，不留针。

（3）耳针：取心、肾、肝、脾、皮质下、脑干、神门、内分泌，每次取单耳。隔日 1 次。

（4）舌针：患儿取坐位或抱坐位，固定肢体及头部。待其张口，施术者一手持压舌板迅速轻压舌体边缘，另一手持毫针自舌尖迅速向舌体根部透刺，迅速拔针。

（5）疗程：每天 1 次，每周 5 天，30 天为 1 个疗程。

3. 疗法特点　头针是于大脑皮质功能定位头皮相应投射区域根据损伤情况进针，通过局部区域神经元血供的改善，促进脑细胞功能代谢和神经元网络的重建，有助于运动功能恢复；体针则主要以阳明经穴为主穴，并结合患儿肢体功能情况，加用局部腧穴，达到阴阳调节、脏腑功能调整和经络气血调理的作用，可辅以电针强化刺激，促进全身气血融会贯通。

4. 注意事项　囟门未闭的患儿应用头针治疗时应避开囟门。

5. 临床应用

赵兵等将 90 例小儿脑瘫患者随机分为观察组（健脾醒脑针刺加综合康复治

疗）和对照组（综合康复治疗），治疗3个月后对比，结果显示观察组总有效率高于对照组。

李岑等证实采取康复训练联合针灸治疗小儿脑瘫运动功能障碍的效果确切，可有效提升粗大运动功能，改善日常生活能力。

林小苗等对60例5岁以下语言障碍脑瘫儿童以头针联合穴位注射及语言治疗，可以更好提高患儿的智力和语言能力，总有效率达96.67%。

阮灵秀等通过分析脑瘫患儿流涎症的形成原因以及针刺治疗时的选穴要点，分别从近部、远部治疗进行探讨，得出结论：针刺可提高患儿认知能力，刺激面肌收缩，改善吞咽功能，缓解流涎症状。

六、激光针灸

1. 适应证　五迟五软属心脾两虚证、痰瘀阻滞证者。

2. 操作方法

（1）取穴：头穴：一组：四神聪、语言一区；二组：廉泉、语门、金津、玉液，两组穴位每周交替进行。体穴：手智三针（神门、内关、通里）。

（2）方法：每穴碘伏消毒，定位标记，将激光针灸仪吸盘对准穴位，插入针头，胶布固定，打开电源，将频率调至50Hz，时间调至30分钟，按键后开始。[引自《中华针灸电子杂志》，2015，4（3）：1-3]

（3）疗程：隔天1次，20天为1个疗程，每个疗程之间休息15天，连续3个疗程。

3. 疗法特点　通过低功率激光束直接照射穴位，使得穴位处可兴奋细胞，从而产生动作电位，该电位沿经络传输到人体的相应器官，加快机体的新陈代谢，从而调节气血。

4. 注意事项　操作全程大人及小儿均需佩戴特质滤光眼镜，以防激光损伤。

5. 研究进展

李兰伢等针对精神发育迟缓伴语言障碍患儿，在基本康复结合语言训练治疗的基础上加用激光针灸，3 个疗程后对比语言发育改善情况，发现：治疗组有效率为 85%，对照组有效率为 55%，组间差异有显著性（ $P<0.05$ ），且治疗后治疗组 Gesell 语言 DQ 优于对照组。从而得出结论：在基本康复治疗和语言训练治疗的基础上，加用激光针灸，对改善患儿的语言能力有明显的疗效。

七、推拿疗法

1. 适应证 五迟五软属肝肾不足证、肝强脾弱证、痰瘀阻滞证者。

2. 操作方法

（1）点穴推拿：取额、脊、腰部穴位。上肢软者取大椎、肩井、曲池、阳池、合谷；下肢软者取肾俞、命门、腰阳关、环跳、委中、承山、昆仑、足三里、阳陵泉等，用推、拿、按、揉、搓、插等手法。（引自《中医儿科学》，人民卫生出版社，第 2 版，2012）

（2）循经推按：肝肾亏虚者，推按足厥阴肝经、足少阴肾经、足太阳膀胱经和足少阳胆经；心脾两虚者，推按督脉、足太阴脾经和足阳明胃经；痰瘀阻滞者，推按足阳明胃经、手太阴肺经。

（3）捏脊疗法：患儿俯卧，术者双手两指同时提捏患儿龟尾处皮肤及皮下组织，拇指端前按，双手交替用力，自下而上、一紧一松缓慢挤压向前至大椎穴处，如此反复 3 ~ 5 次。手法宜先轻后重再放松，几种手法依次作用于腰背部，协同增效，以利脏腑。一次推拿 15 ~ 30 分钟。在捏、按、拿、推后，轻轻上提一下，可有效增加刺激。在 2 次捏脊间隔中手掌按揉脾、胃、肾俞逆时针 9 次；在结束时，用手掌根部从下至上轻擦小儿背部，可达到增强疗效的目的。

（4）疗程：每天 1 次，每次 15 ~ 20 分钟，每周 5 天，3 个月为一疗程。

3. 疗法特点 推拿疗法作用于体表的特定穴位或部位，应用点、揉、推、拍、抖等手法能有效地缓解痉挛，降低肌张力，改善关节活动度，使关节功能得到恢复，从而达到矫正异常模式的效果；同时，推拿有利于汗腺分泌，血管扩张，促进血液和周围循环，改善代谢水平，并可使损伤组织得到修复再生，从而消除关节挛缩。

4. 注意事项　推拿时注意室温要适宜，冬季须防感冒，并注意卫生，防止交叉感染。术者指甲须及时修剪，以防伤及患儿皮肤。

5. 临床应用

本法作为传统中医康复手段之一，应用最为广泛。临床治疗中推拿手法繁多、方式各异，疗效报道差异较大，其中循经推拿是最常见的操作形式。

易宣超等运用刘氏小儿推拿治疗伴轻度智力障碍的脑瘫患儿，刘氏推拿组 3 月后在智力及运动水平上提高更显著。

杨芝仙等采用三步解痉推拿法治疗痉挛型脑瘫患儿精细运动发育障碍，在低强度持续牵拉的基础上，采用按揉、直推、点按、摇等手法施术于曲池、少海、后溪、合谷、小天心、鱼际等穴，以达到通络解痉的目的，疗效明显优于单纯康复治疗。

周瑞刚等对 60 例痉挛型脑瘫患者采用醒脑通络推拿疗法，治疗 3 个月后观察组显效 18 例，有效 11 例，无效 1 例，总有效率为 96%；对照组显效 10 例，有效 12 例，无效 8 例，总有效率为 73%，两组间差异显著（$P<0.05$）。结论：醒脑通络推拿疗法能够促使患儿正常姿势和运动模式的建立，促进运动功能的改善，对运动障碍短期内可获得满意疗效。

八、针刀治疗

1. 适应证　五迟五软属肝强脾弱证者。

2. 操作方法　以体部穴位为主，每次取 6 ~ 10 穴，以循经取穴和分部取穴相结合，按病变累及部位，取主动肌部位穴位及手足少阳经穴，如上肢痉挛，取肩三针、曲池、手三里，手掌屈曲、拇指内收取鱼际、太渊配合谷或后溪；下肢痉挛，取环跳、承扶、委中及承山，配足三里、阳陵泉，足掌跖屈取跗阳、昆仑配解溪。1个月后可进行下一次治疗，3个月为1个疗程，休息2个月后可进行下一疗程。[《按摩与康复医学》，2013，（10）：75-77]

3. 疗法特点 针刀疗法通过刺入穴位调节局部电流量而消除局部区域的阻滞障碍、松解挛缩，通过剥离软组织的粘连疏通阻滞，松解挤压的神经末梢，恢复有效的血液循环，从而改善区域的神经、血管、组织的供养，恢复正常的动态平衡。

4. 注意事项 勿伤及血管和神经，手法轻柔。如有癫痫频发或正处于发作期，局部感染未控制、明显出血倾向者禁忌使用本法。

5. 临床应用

郭健等对120例痉挛型脑瘫患儿尖足畸形采用针刀微创治疗，治疗后短期内开始联合康复训练，能够显著降低痉挛型脑瘫患儿肌张力，并可显著改善尖足畸形及运动功能。

陈南萍等将30例痉挛性脑瘫下肢关节畸形患儿随机分为3组，以中医传统康复方式针刺疗法和现代康复神经运动Bobath疗法为对照组，以针刀微创加用Bobath康复训练为新康复法治疗组，结果针刀微创辅以Bobath疗法的新康复法治疗组短期内使患儿下肢大关节达到功能位，纠畸效果优于单纯康复训练治疗组。

此外，还有中药敷贴、蜡疗以及经络导平等外治方法，各种外治疗法均需联合功能训练及理疗等综合施治，方可取得较好疗效。

参考文献

[1] 胡晓丽，王雪峰，陈雅琴.中药熏洗配合基础康复训练对痉挛型脑瘫患

儿关节活动度的影响［J］.辽宁中医杂志，2013，40（2）：290-292.

［2］江淼淼.中药熏洗推拿结合肌电生物反馈综合治疗痉挛性双瘫型脑瘫患儿临床观［J］.四川中医，2015，33（12）：69-71.

［3］郭延昭.柔肝舒筋汤药浴配合指压点穴治疗小儿痉挛型脑瘫临床观察［J］.陕西中医，2014，35（11）：1460-1461.

［4］王和强，赖新波，李哲，等.舒筋解痉方、捏脊、头皮针等三联疗法结合 Bobath 技术对步行痉挛型脑瘫患儿三维步态时空和表面肌电的影响［J］.中华中医药学刊，2016，34（5）：1150-1154.

［5］程显丹.中药熏蒸与作业疗法改善脑瘫患儿腕关节功能临床观察［J］.辽宁中医药大学学报，2013，15（5）：183-184.

［6］仇爱珍，李新剑，杨忠秀，等.穴位封闭结合头穴丛刺对脑瘫患儿头部控制障碍的影响［J］.中西医结合杂志，2015，10（12）：1710-1713.

［7］唐英，马彩云，尚清，等.艾灸对脑瘫患儿免疫功能的影响［J］.中国针灸，2016，36（1）：12-16.

［8］樊红彩，苏秀贞.温和灸百会穴配合康复对脑瘫降落伞建立的 35 例疗效观察［J］.中医临床研究，2015，7（26）：43-45.

［9］苏全德，杨玉平，苏秀贞，等.温和灸对脑瘫患者康复治疗疗效的影响［J］.上海针灸杂志，2015，34（10）：970-971.

［10］张鲜.头针治疗痉挛型小儿脑瘫粗大运动功能疗效评价［J］.现代预防医学，2011，38（16）：3208-3209.

［11］赵兵，吕君荣，郑则宝.健脾醒脑针刺治疗小儿脑瘫的临床疗效［J］.中华针灸电子杂志，2016，5（2）：57-60.

［12］李岑，黄栋，叶莉，等.康复训练联合针灸治疗小儿脑瘫运动功能障碍的效果分析［J］.中华中医药学刊，2016，34（8）：1994-1996.

［13］林小苗，蓝颖，邹林霞，等.针灸配合语言治疗对脑瘫儿童语言障碍的

临床应用［J］.中国妇幼保健，2016，31（13）：2648-2650.

［14］阮灵秀，张学君，吴强.针刺治疗小儿脑瘫流涎分析［J］.辽宁中医杂志，2016，43（9）：1953-1955.

［15］李兰伢，董尚胜，刘振寰.激光针灸治疗精神发育迟缓伴语言障碍研究［J］.中华针灸电子杂志，2015，4（3）：105-108.

［16］易宣超，唐乐平，吴清明，等.刘氏小儿推拿对伴轻度智力障碍脑性瘫痪患儿的影响［J］.中国康复医学杂志，2016，31（1）：64-67.

［17］杨芝仙.三步解痉推拿法对痉挛型脑瘫患儿手精细运动功能干预研究［J］.按摩与康复医学，2016，7（15）：26-29.

［18］周瑞刚，赵兵，周远识.醒脑通络推拿法对痉挛型脑瘫患儿运动功能的影响［J］.中医临床研究，2016，8（19）：46-48.

［19］郭健，张献国，周子寒，等.针刀治疗痉挛型脑瘫患儿尖足畸形的临床效果观察［J］.临床合理用药，2016，9（1）：151-152.

［20］陈南萍，马久力，钟勤，等.针刀微创结合康复训练治疗痉挛型小儿脑性瘫痪下肢关节畸形疗效观察［J］.中国康复医学杂志，2016，31（1）：60-63.

（夏黎、杨江）

第七章 时令及其他疾病

7

第一节 流行性腮腺炎

流行性腮腺炎属于中医"痄腮"范畴，是由感受风温邪毒（腮腺炎病毒）引起的，以发热、耳下腮部漫肿疼痛为特征的小儿常见急性呼吸道传染病。西医认为本病病原体为流行性腮腺炎病毒，临床可分为潜伏期、前驱期和腮腺肿胀期。由于腮腺炎病毒有嗜腺体和嗜神经性，常侵入中枢神经系统和其他腺体、器官而出现脑膜脑炎、睾丸炎、卵巢炎、胰腺炎等并发症。

本病的病因为感受风温邪毒。在气候变化、冷暖失常、腮腺炎流行期间容易发生本病。当小儿正气不足、抗病能力低下时，风温邪毒乘虚侵袭机体，发为痄腮。

本病的病变部位主要在足少阳胆经，病情严重者亦可累及足厥阴肝经。病机为邪毒壅阻足少阳经脉，与气血相搏，凝聚于耳下腮部。临床因小儿体质、感邪轻重、病情深浅的不同，有邪犯少阳、热毒蕴结之区别。若邪毒炽盛，正不胜邪，则可见邪毒内陷心肝、内窜睾腹之变证。

流行性腮腺炎以清热解毒、软坚散结为基本治则。常证，属邪犯少阳者，治以疏风清热，散结消肿；属热毒蕴结者，治以清热解毒，软坚散结。变证，属邪陷心肝者，治以清热解毒，息风开窍；属毒窜睾腹者，治以清肝泻火，活血止痛。本病宜采用内治法与外治法结合治疗，有助于加速腮部肿胀的消退。贴敷、熏洗、针灸等外治法使用方便，对各型腮腺炎患儿均有较好疗效；难治及危重患儿，应中西医药配合治疗，以提高疗效。

一、敷贴法

1. 适应证 痄腮常证各型腮部肿痛及毒窜睾腹之变证。

2. 操作方法

（1）患处涂敷：①中成药：如意金黄散、六神丸、青黛散、紫金锭（即玉枢丹）、玉露膏、季德胜蛇药、大黄粉，任选 1 种，适量，以醋或茶水调，外敷患处。②鲜仙人掌取块去刺，洗净后捣泥或剖成薄片，贴敷患处。③鲜蒲公英、鲜芙蓉花叶、鲜败酱草、鲜马齿苋、侧柏叶嫩枝，任选 1 种，也可两种合用，适量，捣烂外敷患处。④睾丸肿痛者，可取鲜芙蓉叶、鲜败酱草各适量，捣烂，青黛 10g，大黄 10g，皂刺 10g，荔枝核 10g，研细末，将上药物混合、调匀，敷睾丸肿痛部位，并用布带托起睾丸，药干则用清水润湿继用（以上引自《中医儿科常见病诊疗指南流行性腮腺炎》，中国中医出版社，2012）。⑤以赤小豆 30g，大黄 15g，青黛 30g，先将赤小豆、大黄研细末，与青黛粉混匀分成 5 包备用，每次取 1 包与蛋清 2 个调成糊状涂于腮部。（引自《中药外用治百病》，人民军医出版社，2008）

（2）穴位敷贴：①胆南星 6g，吴茱萸 15g，白蔹 6g，大黄 6g，共研末备用，1 岁以下用 3g，1～5 岁用 6g，6～10 岁用 9g，11～15 岁用 12g，15 岁以上用 15g，用米醋适量将药粉调成膏状敷于涌泉穴，上盖纱布，胶布固定。②吴茱萸 15g，大黄 9g，胡黄连 9g，胆南星 6g。③吴茱萸 9g，虎杖 10g，紫花地丁 10g，胆南星 3g。④吴茱萸 20g，肉桂 2g。⑤吴茱萸 9g，虎杖根 4.5g，犁头草 6g，胆南星 3g。任选②③④⑤一方，共研为细末，备用。用时每取药粉 15g，用米醋调为糊状敷双足涌泉穴，上盖敷料，胶布固定。（《引自《中药外用治百病》，人民军医出版社，2008）

（3）疗程：每日 1 次，每次敷药约 8 小时，3～5 天为 1 个疗程。

3. 疗法特点　患儿腮腺部位肿痛难忍，外敷药物直接涂敷于患处或贴敷于相应穴位处，可迅速缓解腮部疼痛感，有助于腮部肿胀的消退。

4. 注意事项　外敷选方用药宜精简，一般应随制随用，不宜久置以免变质；如果敷药后出现皮肤瘙痒、皮疹等现象，应及时拿掉药物，并注意保持皮肤清洁，以防感染。

5. 临床应用

婴幼儿服药困难，穴位贴敷法更易于为患儿及家长所接受，故此类相关文献报道颇多。

郭加南把 120 例确诊为流行性腮腺炎的患儿随机分为金黄膏治疗组和对照组，结果治疗组效果优于对照组。

朱和平采用六神丸贴敷治疗流行性腮腺炎 200 例，结果显示能提高疗效，患者易于接受。

吕晓武等在口服中药普济消毒饮加减基础上合并外用两样膏贴敷治疗流行性腮腺炎 40 例，结果发现在主要症状、并发症、治愈时间及治疗费用等方面优于常规疗法。

张朝霞将 100 例痄腮患儿随机分为治疗组和对照组，治疗组 50 例采用青黛膏外敷病儿腮部患处，同时配合口服双黄连口服液治疗，对照组 50 例则单纯口服双黄连，用药 3 天后进行评价，结果显示治疗组优于对照组。

刘羽等将 2014 年 1 月—2014 年 12 月期间于湖南中医药大学第一附属医院接收的 68 例流行性腮腺炎患儿，随机分为对照组（常规治疗 + 如意金黄散）和观察组（常规治疗 + 如意金黄散合用矾冰液）各 34 例，结果观察组有效率、退热时间、消肿时间明显优于对照组。

陈艳苓等将 126 例痄腮患儿随机分为治疗组 66 例和对照组 60 例。对照组予利巴韦林注射液常规治疗，治疗组在对照组治疗的基础上加用喜炎平注射液及止痛消瘀膏（主要成分：蒲公英、大黄、黄柏、青黛、冰片、紫荆片、赤芍、泽兰、生南星、生川乌等）。发现治疗组效果明显优于对照组。

秦瑞君将 172 例腮腺炎患儿随机分为治疗组 128 例及对照组 44 例，治疗组采用清热消肿合剂联合"一贴消"外敷，对照组则应用清热解毒口服液及鱼石脂膏外敷。疗程结束后得出治疗组在总有效率、肿胀疼痛消退时间、发热及并发症改善方面均优于对照组的结论。

张明利等采用单味赤小豆粉外敷治疗流腮 46 例,治疗能明显缩短疗程,体温随肿痛减轻亦逐渐降至正常,所治 46 例均获痊愈,未出现神经系统、生殖系统及其他并发症。

李希新对 16 例流行性腮腺炎患儿采用生姜、仙人掌进行外治,结果疗程短,治愈率 100%。

二、熏洗法

1. 适应证 痄腮常证各型腮部肿痛及毒窜睾腹之变证。

2. 操作方法 取相应药物按中药饮片煎煮方法进行煎煮,加水适量,火候适当,每剂煎取药液约 300 ~ 500mL,取适量药液熏洗患处。

(1)常用方药:①新鲜败酱草:每次 50g,煎汤熏洗患处。②活血止痛散:透骨草、元胡、当归尾、姜黄、川椒、海桐皮、川牛膝、乳香、没药、羌活、白芷、苏木、五加皮、红花、土茯苓各 10g。③板蓝根煎:板蓝根、金银花各 15g,大青叶、蝉衣各 10g,柴胡 5g。(引自《中药外用治百病》,人民军医出版社,2008)

(2)疗程:每日 1 ~ 2 次,每次 20 ~ 30 分钟,据病情变化调整天数。

3. 疗法特点 该法是将药物煎煮的蒸汽吸入或用煎液擦洗,使药力和热力从毛窍透入而达到祛邪疗病的目的。

4. 注意事项 已破溃者禁用;熏蒸时用治疗巾适当遮盖其他部位。

5. 临床应用

李绍云等采用熏蒸法治疗 102 例流行性腮腺炎患儿,将金银花、法半夏、象贝、知母、天花粉、白及、穿山甲等 10 余味中草药按一剂两袋煎好备用。每次一剂加水至 250mL,倒入雾化罐内,旋紧。按照操作规程预热至喷嘴处喷出雾气后关闭。根据患者身体状况取坐位或卧位,将喷嘴放在约离病变部位 20 ~ 30cm处,同时用治疗巾适当遮盖其他部位,打开开关进行熏蒸,时长设定 20 分钟。治疗后患处肿胀明显消退,疼痛消失,体温下降至正常,减轻了患儿的痛苦,缩短了住院时间，同时也减轻了患儿家庭的经济负担。

马国琦将60例腮腺炎并发睾丸炎患儿随机分为治疗组和对照组，其中对照组25例予常规抗病毒疗法；治疗组在此基础上用龙胆草、夏枯草、黄芩、桃仁、栀子、柴胡、荔枝核、赤芍、丹皮、红花、川楝子等药早晚煎洗：晨起将1剂中药加洁净清水2000mL浸泡半小时后再煎，用"武火"煎沸后再煎10分钟左右，滤取药汁1500mL，药渣间隔12小时再煎取药汁1500mL后弃去。将煎好的药汁1500mL趁热倒入盆中，先熏睾丸，待药汁温度降至41～43℃时，将睾丸浸泡在药汁中，15分钟左右后让其自干，每日早晚各1次。结果治疗组患儿的退热时间、腺体及睾丸完全消肿时间、血尿淀粉酶恢复时间显著缩短，优于对照组。

三、针灸

1. 适应证 痄腮患儿之腮部肿痛。

2. 操作方法

（1）体针：主穴：翳风、颊车、合谷、外关、关冲。随证加减：温毒郁表，加风池、少商；热毒蕴结，加商阳、曲池、大椎；睾丸肿痛，加太冲、曲泉；惊厥神昏，加水沟、十宣；脘腹疼痛，加中脘、足三里、阳陵泉。方法：用泻法，强刺激，或点刺放血。

（2）耳针法：选穴：耳尖、对屏尖、面颊、肾上腺。方法：耳尖用三棱针点刺放血，余穴用毫针强刺激。

（3）耳穴贴压：取穴：双侧腮腺、皮质下、肾上腺、面颊。方法：用王不留行籽按压在穴位上，胶布固定，按压每个穴位，以耳郭发热为度。（图7-1）

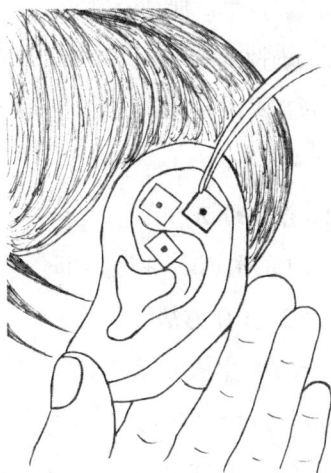

图7-1 耳穴压豆示意图

（4）穴位激光照射疗法：选穴：少商、合谷、阿是穴。方法：用氦－氖激光照射穴位，每穴照射 5 ~ 10 分钟。

（5）疗程：每日或隔日 1 次，3 ~ 5 天为 1 个疗程。

（以上引自《中医儿科常见病诊疗指南流行性腮腺炎》，中国中医出版社，2012）

3. 疗法特点　方法简便，起效快，既经济又能减少患儿吃药负担。

4. 注意事项　患儿针刺依从性差，一般采用点刺、速刺的针法；耳穴压豆宜紧实，防止脱落误吸。

5. 临床应用

巢永波运用凉血散结汤配合关冲穴针刺治疗 252 例流行性腮腺炎患儿，显效率 100%。

陈宏伟等取疬腮穴（位于耳垂直下 0.3 寸处），选用 26 号 1.5 寸毫针垂直进针 1 寸，行强刺激捻转泻法，得气后，留针 30 分钟，其间捻转行针 1 次。日 1 次，共治疗 5 次，治疗疬腮 102 例，总有效率为 90.1%。

赵欲晓用针刺配合超短波治疗疬腮，针刺主穴：颊车、翳风、合谷、关冲；配穴：大椎、曲池、外关。用 28 号 1.5 寸毫针快速刺入，进针后针尖朝向腮腺部位，进针深度 1 ~ 1.5 寸，强刺激，不留针。针刺翳风、合谷采用泻法，不留针。同时在关冲穴点刺放血。日 1 次，7 日为 1 个疗程，总有效率为 96.5%。

四、推拿疗法

1. 适应证　疬腮常证之腮部肿痛。

2. 操作方法

（1）主穴：清天河水 200 次、推六腑 300 次、揉阳池 100 次、揉小天心 300 次、揉一窝风 200 次。

（2）辨证加减：发热，加推天柱骨 300 次；恶心呕吐，加揉板门、运八卦各 100 次、推天柱骨 200 次；头痛，加开天门、推坎宫、运太阳、揉耳后高骨各

50 ~ 100 次；烦躁，加清心经、平肝经各 200 次；腹痛，加拿肚角 50 次；发热便秘，加清大肠 300 次。（引自《中医儿科常见病诊疗指南·流行性腮腺炎》，中国中医出版社，2012）

（3）每天 1 ~ 2 次，3 ~ 5 天为 1 个疗程。

3. 疗法特点 痄腮主要由于足少阳经脉不通所致，根据《内经》"坚者消之，结者散之"的治疗原则，疏通少阳经脉可治疗痄腮。利用推拿手法可以起到经络疏通，积聚消散的作用，使邪去正安，痄腮即可痊愈。

4. 注意事项

（1）推拿时手法要轻重适宜，用力均匀。病情轻者操作时间宜短，用力宜轻，速度宜缓，每日 1 次；病情重者，操作时间宜长，用力微重，速度要快，每日 2 次；

（2）注意室温要适宜，不要在当风之处治疗，谨防感冒；注意卫生，防止交叉感染。术者指甲须及时修剪，并备好推拿介质（如滑石粉），以防伤及患儿皮肤。

5. 临床应用

蔡云娥等将 104 例病毒性腮腺炎随机分为 2 组，对照组常规抗病毒治疗，并发感染者加用抗生素；治疗组在对照组的基础上辅助推拿疗法（揉小天心、一窝风，推补肾水，推清板门，分阴阳，退六腑，推大清天河水，推补脾土，推上三关。每日推 1 ~ 3 次）。结果显示，2 组退热效果、消肿时间比较有显著性差异（$P<0.01$），说明推拿对治疗小儿病毒性腮腺炎疗效显著。

五、灯火灸法

1. 适应证 痄腮患儿之腮部肿痛。

2. 操作方法

（1）选穴：角孙、阳溪。

（2）方法：剪去头发，取一根火柴棒点燃，对准穴位迅速灼灸。

（3）疗程：1日1次，连用3～4日。

3. 疗法特点　该法费用低，穴位好找，操作方便，治愈率高，症状缓解速度快，省时方便。

4. 注意事项

（1）注意用火安全，以免造成不必要的损伤；

（2）如热毒邪盛入里或久病体弱患儿不宜使用此法。

5. 临床应用

刘连臣采用"灯火灸法"治疗172例流行性腮腺炎患儿，有效率达98.3%。

曲维信用火柴火灸法治疗70例痄腮患儿，一次治愈22例，两次治愈19例，三次治愈22例，四次治愈3例，有效率94.29%，缩短了病程，提高了临床治愈率。

蒋晓霞取角孙穴用灯火灸配合紫金锭外敷治疗痄腮患者134例，显效率96.27%。

六、刺络拔罐法

1. 适应证　痄腮患儿之腮部肿痛。

2. 操作方法

（1）患儿取俯卧位，选取大椎穴，穴位常规消毒，用梅花针均匀叩刺大椎穴数下，以血液渗出表皮为度；然后用玻璃罐以闪火法在大椎穴部位快速拔罐，拔出3～5滴鲜血为度。留罐5分钟后起罐，用消毒干棉球擦拭血迹，再用碘伏棉球消毒叩刺部位。（图7-2）

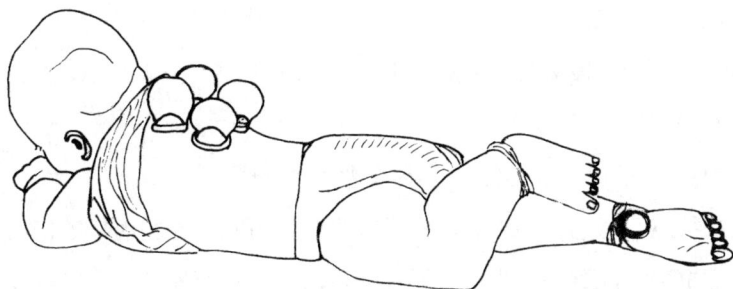

图 7-2　拔罐示意图

（2）疗程：每天 1 次，3 ~ 5 天为 1 个疗程。[引自《针灸推拿》, 2011, 43（10）: 68-69]

3. 疗法特点　拔罐法有宣通气血、拔毒泄热、畅通经络的功效。

4. 注意事项

（1）拔罐动作宜轻柔快速，该法适用于年龄较大儿童。

（2）若患儿伴有高热、皮肤过敏或皮肤感染者，则不宜使用本法。

5. 临床应用

秦亮等将 78 例腮腺炎患儿随机分为 2 组。其中对照组 38 例采用常规疗法，治疗组 40 例在此基础上加梅花针叩刺大椎刺络拔罐，结果治疗组总有效率 97.5%，明显高于对照组 84.2% 的总有效率。

王利红等采用围刺治疗流行性腮腺炎 15 例，取颊车、翳风、疟腮穴（耳垂下 3 分处），配双侧合谷。3 天为 1 个疗程，其中治愈 10 例，5 例患儿疼痛消失，肿块明显缩小。

七、灌肠法

1. 适应证　痄腮患儿之腮部肿痛及并发胰腺炎者。

2. 操作方法

（1）黄芩 10g，牛蒡子 10g，黄连 6g，生甘草 6g，玄参 10g，柴胡 10g，

板蓝根 20g，连翘 15g，僵蚕 10g，薄荷 3g，生大黄 10g（后下）。上药煎煮 2 次后，将所得药汁浓缩成 120mL。每次用 30mL 灌肠。[引自《湖南中医杂志》，2015，31（9）：45-46]

（2）疗程：每天 1～2 次，3～5 天为 1 个疗程。

3. 疗法特点　通过肠黏膜局部作用或吸收，可起到通腑泻热的作用。

4. 注意事项　配置灌肠中药应避免使用对肠黏膜有腐蚀作用的药物，插入肛管时动作要轻柔。灌肠空腹时进行，有利于药物吸收。

5. 临床应用

滕希群等将 64 例流行性腮腺炎患儿，随机分为对照组和治疗组，对照组采用抗病毒对症等常规处理，治疗组在对照组基础上予金银花、大青叶、夏枯草、连翘、僵蚕、大黄等中药灌肠治疗。结果治疗组总有效率 93.76%，优于对照组的 75.01%。

胡健将小儿流行性腮腺炎合并胰腺炎患者随机分为治疗组和对照组，对照组 38 例应用抗病毒及抑肽酶治疗，治疗组 44 例在对照组治疗基础上加中药清胰汤合大承气汤加减内服与灌肠治疗。结果治疗组总有效率 96.2%，优于对照组的 82.1%。

参考文献

[1] 郭加南，陈炳才 . 金黄膏治疗小儿流行性腮腺炎 55 例疗效观察 [J]. 浙江中医药大学学报，2008，32（1）：75.

[2] 朱和平 . 六神丸外敷治疗流行性腮腺炎 200 例 [J]. 吉林中医药，2000，22（1）：43.

[3] 吕晓武，孟陆亮，吴丽萍 . 流行性腮腺炎临床治疗方案优化研究 [J].

中华儿科杂志，2009，5（6）：10-14.

[4]张朝霞.青黛膏治疗流行性腮腺炎临床研究［J］.中医学报，2012，27（167）：501-502.

[5]刘羽，李英.如意金黄散合用矾冰液外敷治疗小儿流行性腮腺炎的临床护理观察［J］.湖南中医药大学学报，2016，36（6）：82-84.

[6]陈艳芩，谢彩霞，胡志玲.喜炎平联合消瘀膏外敷治疗流行性腮腺炎的疗效观察［J］.湖北中医杂志，2013，35（2）：45-46.

[7]秦瑞君.中药内外联合治疗儿童流行性腮腺炎128例疗效观察［J］.中国中西医结合儿科学，2013，5（2）：165-166.

[8]张明利，袁效涵.赤小豆粉外敷治疗流行性腮腺炎46例［J］.中医外治杂志，2001，10（5）：141.

[9]李希新.生姜仙人掌外治急性腮腺炎［J］.山东中医杂志，2002，21（2）：87.

[10]李绍云，魏雪，王冰.抗病毒结合中药雾化熏蒸治疗流行性腮腺炎的护理体会［J］.中国现代药物应用，2011，5（142）：109.

[11]马国琦.龙胆泻肝汤加减熏洗治疗腮腺炎并发睾丸炎60例疗效观察［J］.浙江中医杂志，2014，49（2）：114.

[12]巢永波.中药配合针刺治疗流行性腮腺炎的临床体会［J］.山西医药杂志，2010，39（9）：898-899.

[13]陈宏伟，唐永春.针刺治疗流行性腮腺炎102例［J］.中国针灸，2003，23（9）：510.

[14]赵欲晓.针刺配合超短波治疗疰腮［J］.中国民间疗法，2002，10（7）：39.

[15]蔡云娥，崔建花，姜慧敏.推拿治疗小儿病毒性腮腺炎52例［J］.现代中西医结合杂志，2009，18（3）：290.

[16]刘连臣.灯火灸法治疗流行性腮腺炎172例疗效观察［J］.河北中医药学报，2006，21（1）：28-29.

［17］曲维信.火柴火灸法与三棱针点刺法配合治疗儿童痄腮70例［J］.中国民间疗法，2012，20（5）：18.

［18］蒋晓霞.角孙穴灯火灸配紫金锭外敷治疗痄腮［J］.浙江中医杂志，2005，50（2）：41.

［19］秦亮，王晓刚，郭建云.大椎穴叩刺加拔罐治疗流行性腮腺炎40例临床观察［J］.江苏中医药，2011，43（10）：68.

［20］王利红，郭秋芳.围刺为主治疗流行性腮腺炎15例［J］.针灸临床杂志，2004，20（3）：45.

［21］滕希群，于晓波，柳春华.中药灌肠治疗流行性腮腺炎［J］.中国民间疗法，2002，10（3）：35-36.

［22］胡健.中西医结合治疗小儿流行性腮腺炎并胰腺炎疗效观察［J］.山东中医杂志，2014，33（2）：124-125.

（李岩、崔倪）

第二节　手足口病

手足口病是由肠道病毒感染引起的急性发疹性传染病，临床以发热和手足口等部位出现斑丘疹及疱疹为特征。西医认为本病主要由感染柯萨奇病毒、肠道病毒71（EV71）型或埃可病毒等引起。手足口病的临床表现复杂多样，根据临床病情轻重程度，分为普通病例和重症病例。

中医认为本病病因为感受手足口病时邪。时邪由口鼻而入，侵袭肺脾，感邪轻者，疱疹仅现于手足肌肤、口腔黏膜，分布稀疏，全身症状轻浅，可很快向愈；若感邪较重，或素体不足，邪盛正衰，湿热蒸盛，内燔气营，外灼肌肤，则壮热烦渴，疱疹稠密，波及四肢、臀部，甚或邪毒内陷而见神昏抽搐等。若湿热留滞不去，内犯于心，气阴暗耗，心神被扰，则可出现心悸气短、胸闷乏力、虚烦不眠等，甚则阴损及阳，心阳虚衰而危及生命。

本病治疗以清热解毒祛湿为基本原则。轻证，治以宣肺解表、利湿解毒；重证，治以清气凉营、解毒祛湿。出现邪毒内陷或邪毒侵心者，又当配伍清心开窍、息风镇惊、益气养阴、活血祛瘀等法。熏洗、贴敷、灌肠等外治法使用方便，对普通病例可单独使用，疗效好；对手足口病重证患儿应与内服药同用；难治及危重患儿，应中西医药配合治疗，以提高疗效。

一、涂或贴敷法

1. 适应证　手足口病属邪犯肺脾证、湿热蒸盛证者。

2. 操作方法

（1）常用药：①西瓜霜、冰硼散、珠黄散，任选1种，涂搽口腔患处，用于口腔疱疹未溃破者。②如意金黄散、青黛散，任选1种，麻油调，敷于手足疱疹患处，用于手足疱疹重者（①②引自《中医儿科学》，高等教育出版社，第2版，

2016）。③炉甘石洗剂：涂搽手足疱疹患处，用于手足疱疹瘙痒者。④锡类散或蒙脱石散：涂搽口腔内患处，用于口腔疱疹溃破者。⑤六神丸碾成细末，用加工炼制的熟蜂蜜按1:1调匀成稀糊状，均匀涂于疱疹破溃后的溃疡表面（③④⑤引自《实用临床医学》，2012，13（10）：111-112）。

（2）选取相应药物外敷或抹相应穴位。

（3）疗程：每天2～3次，3～5天为1个疗程。

3. 疗法特点　手足口病患儿常会伴有口腔、手、足、臀部等疱疹部位疼痛、瘙痒难忍，外敷药物直接涂擦于疱疹处或相应穴位处，可迅速缓解皮肤疼痛、瘙痒等不适感，并促进疱疹吸收。

4. 注意事项　外敷选方用药应随制随用，不宜久置以免变质；如果敷药后出现皮疹、水疱等现象，应及时拿掉药物，并注意保持皮肤清洁，以防感染。

5. 临床应用

陈红娟等对26例手足口病患儿采用中药穴位敷贴（将中药细辛研磨成粉，过筛后与红醋均匀调拌成厚糊状，制成溃疡膏）和激光照射治疗，治疗1天后口腔溃疡面缩小，进食无痛觉，3天后口腔溃疡面愈合，手足斑疹水疱干燥结痂为显效；治疗3天后，口腔溃疡面缩小，进食有轻度灼痛感，手足斑疹水疱干燥为好转；经治3天后若病损及症状无明显改善则为无效，结果有效率88.46%。

王美全等用吴茱萸蒜茸膏穴位贴敷治疗136例手足口病发热患儿，总有效率97.97%，且疗程短。

熊均平等加用中药穴位贴敷方法治疗小儿手足口病，能明显提高总有效率。

陈氏等在口腔黏膜病损用中药黄连、冰片、青黛研末加蜂蜜或蜂王浆调成糊剂涂抹，结合清热解毒中药口服，疗效好。

夏氏对有口腔溃疡的患者均外涂喉风散，手足及臀部疱疹均外用炉甘石洗剂，3天为1个疗程，效果明显。

刘氏等对口腔溃疡患者用思密达加适量蜂蜜后涂抹，疗效明显；口腔水疱、溃疡用西瓜霜、冰硼散涂撒患处，每日 3 次，皮肤水疱用三黄洗剂，或炉甘石洗剂与青黛散混合外涂患处，每日 3 次，取得明显疗效。

二、熏洗法

1. 适应证 手足口病邪犯肺脾、湿热蒸盛证。

2. 操作方法

（1）取相应药物按中药饮片煎煮方法进行煎煮，每剂煎取药液约 3000mL，水温控制在 39 ~ 42℃，取其中 2000mL 冲入适量热水温洗全身，余下 1000mL 于温洗全身 6 ~ 8 小时后温泡手足等皮疹较多的部位，药液以浸过手背、足踝为度；或用药液拭浴手、足、臀部皮疹部位。[引自《当代护士》，2011，（8）：80-81]

（2）常用方药：①甘露消毒丹方加减：薏苡仁、滑石各 30g，败酱草、藿香各 15g，绵茵陈、黄芩各 20g，石菖蒲、通草、薄荷各 10g[引自《中医儿科杂志》，2012，8（6）：36-38]；②黄柏 15g，苦参、地肤子、大飞扬各 20g；③千里光 30g，水杨梅 20g，野菊花 30g，蒲公英 30g，紫花地丁 30g，土茯苓 20g[引自《广西中医药》，2009，32（3）：17-18]；④清热祛湿方组成：灭碎 20g，红林 20g，来抵元 15g，百解 20g，百样风 20g，大青叶 20g，连翘 20g，薄荷 20g，地肤子 20g，土茯苓 20g，蒲公英 20g，菊花 20g，金银花 15g[引自《华夏医学》2014，27（2）：87-88]。

（3）疗程：15 ~ 20 分钟/次，每天 1 ~ 2 次，4 ~ 6 天为 1 个疗程。

3. 疗法特点 中药外洗治疗手足口病患儿，可使药液中的有效成分借助热力直接作用于有皮疹、疱疹的皮肤，药物作用直接，且不经过肝肾，药物不良反应小，同时还可保持皮肤清洁。

4. 注意事项

（1）注意水温和室温，治疗前用手腕内测试水温，以不烫手为宜，随时调节水温，防止烫伤和着凉。室温应控制在 27℃左右。

（2）治疗时间于喂奶或进食前后 1 小时进行，防止呕吐和溢奶。

（3）注意观察面色、脉搏、呼吸、皮肤颜色和全身情况等，有异常应立即停止，及时报告医生并积极处理。

5. 临床应用

刘乾生等在常规性西医疗法基础上加用中药（黄芩、金银花、连翘、葛根、蒲公英、藿香、薏苡仁各 10g，生石膏、板蓝根各 12g，知母、赤芍、丹皮各 8g，生甘草 3g）外洗，治疗小儿手足口病 46 例。缩短了病程，取得了较为可观的疗效。

赖意芬等自拟银翘清毒散内服外洗治疗小儿手足口病 72 例，总有效率达 90.3%。

黄晓利等将 240 例普通型手足口病肺脾湿热证病例患儿随机分为治疗组和对照组，对照组 120 例采用西医常规对症治疗，治疗组 120 例在基础用药上加用甘露消毒丹加减联合透疹外洗方外洗。六天后判断疗效。结果：治疗组痊愈率为 85.83%，总有效率为 97.50%，对照组痊愈率为 74.17%，总有效率为 85.00%，治疗组明显优于对照组。

刘永坤等将 262 例手足口病患儿，随机分为治疗组和对照组各 131 例，对照组给予静滴利巴韦林加用经验方促愈洗剂（金银花 9g，连翘 15g，黄芩 6g，薄荷 6g，白豆蔻 9g，藿香 15g，石菖蒲 15g，滑石粉 15g，茵陈 6g，板蓝根 15g，白鲜皮 15g，青蒿 6g，炒泽泻 12g），水煎 1000mL，浸泡出疹部位，每日 2 次，每次 30 分钟，连用 5 天。两组均给予对症处理。结果表明治疗组总有效率高于对照组。

刘氏等自拟苦参洗剂：苦参、虎杖、生甘草、地肤子、赤芍各 10g，水煎外洗，每天 2 次，5 天为 1 个疗程。治疗结果：治愈 67 例，占 93.1%。

何祝萍等随机将患儿分为观察组与对照组，对照组按诊疗指南进行常规治疗。观察组在常规治疗基础上在巳时加中药外洗治疗，观察两组患儿治疗前后证候积分，治疗结束评价临床疗效，结果显示治疗组效果更好。

三、针灸疗法

1. 适应证　手足口病邪犯肺脾证、湿热蒸盛证之皮肤瘙痒及毒热伤络证。

2. 操作方法　（引自《中医儿科常见病诊疗指南·手足口病》，中国中医出版社，2012）

（1）针刺选穴：上肢，取肩髃、曲池、合谷、颈胸部夹脊穴；下肢取髀关、伏兔、足三里、阳陵泉、三阴交、腰部夹脊穴、阴陵泉、大椎、内庭。

（2）点灸主穴：大椎、肺俞、曲池、尺泽、关元、气海、足三里、三阴交。

（3）方法：毫针针刺治疗，每日1次，采用捻转方法，平补平泻。每穴点灸2～4次，每天2次。

（4）疗程：3～5天为1个疗程。

3. 疗法特点　大椎穴为督脉本经穴，且为诸阳之会、手足三阳和督脉之会，主通一身之阳气，可治邪客于表致三阳经气闭遏之发热；曲池穴可转化脾土之热，燥化大肠经湿热；合谷穴为手阳明大肠经原穴，可疏风止痛和通络开窍；足三里可泻阳明热气。诸穴合用，通过针灸刺激可达到治疗手足口病的目的。

4. 注意事项　是否留针视患儿的具体情况，哭闹严重者点刺即可。

5. 临床应用

王健等将60例手足口病患儿随机分为治疗组和对照组，对照组30例按常规方法处理，治疗组则加用针灸（选取曲池、合谷、大椎、少商、天枢、足三里、血海、肺俞、心俞、膈俞等腧穴，每次选用4～5穴）治疗。结果治疗组在显效率及病情平均缓解时间上明显优于对照组。

陈冬梅等用土茯苓苦参汤外洗联合针刺（大椎、曲池、少商、合谷、足三里、心俞、肺俞、膈俞、血海、天枢）等穴治疗小儿手足口病94例，取得了较为满意的效果。

杨骏等在常规西医治疗的基础上采用点灸法治疗（主穴：大椎、肺俞、曲池、尺泽、关元、气海、足三里、三阴交）后发现，灸药组在皮疹及口腔黏膜疱疹消退、便秘或便溏消退、消化不良和厌食消退时间方面均明显优于单纯西药组，但两组在发热和咽痛消退时间、痊愈天数上比较差异无显著性。

四、灌肠法

1. 适应证 手足口病普通病例之邪犯肺脾证、湿热毒盛证及重症病例之邪陷心肝证。

2. 操作方法

（1）辨证用药：①金银花10g，连翘10g，青蒿10g，荷叶6g，甘草5g，蝉蜕5g，谷芽10g，竹叶10g。0～1岁患儿每次10mL，1～3岁患儿每次15mL，3～5岁患儿每次20mL，保留灌肠。②金银花10g，连翘6g，大青叶10g，蒲公英10g，蝉蜕6g，芦根10g，赤芍10g，黄芪10g，煎水100mL，保留灌肠，每日1次，煎水100mL。1～3岁20mL，3～5岁30～50mL，保留灌肠。（引自《中医儿科常见病诊疗指南·手足口病》，中国中医出版社，2012）

（2）取中药，当日熬制并凉至温度36℃～39℃，用50mL一次性注射器接一次性头皮针，涂上液状石蜡润滑，轻轻插入肛门约10cm，缓慢推注药液，完毕后，捏住肛周两侧臀部约5分钟，轻轻拔出塑料管，以防药液外渗，尽可能使药液在肠道内保持1小时以上。[引自《中国中西医结合儿科学》，2011，3（2）：189-190]

（3）疗程：每天2次，4～6天为1个疗程。

3. 疗法特点 采用中药灌肠可避免小儿口服汤药之不便，使患儿容易接受，也使药液得以充分吸收。

4. 注意事项 灌肠前嘱患儿排空大小便，注入完成后，嘱家长捏紧臀部，停留20～30分钟。

5. 临床应用

窦天荣等将140例手足口病患儿随机分为观察组和对照组各70例。对照组采用利巴韦林静滴常规处理，观察组采用利巴韦林联合中药保留灌肠。普通型手足口病，用清热解毒、化湿透邪方：白茅根6g，金银花6g，野菊花6g，黄连1g，生石膏12g，知母3g，藿香3g，柴草10g，青蒿5g，生甘草5g；重症手足口病，用清热祛风方：生石膏15g，桂枝1g，生大黄1g，广地龙5g，栀子5g，全蝎5g，滑石10g，寒水石10g，生龙骨6g，生牡蛎6g，赤石脂3g。结果观察组有效率明显高于对照组。

杨祥正采用中药协定方：金银花10g，连翘10g，青蒿10g，黄连3g，茯苓10g，牡丹皮10g，板蓝根30g，黄芩10g，滑石30g，蝉蜕10g，牛蒡子10g，甘草6g。中药灌肠每次20～50mL，每日1～2次。发热者，加柴胡4～6mL，药液配制，400mL中药加温水稀释4倍，配成1600mL，药温39～42℃，双手足分别浸泡药液中，每日2次；口腔疱疹，用双料喉风散喷患处，每日2次。治疗组采用中药外治法＋青霉素或者头孢类抗生素＋对症支持治疗，对照组采用青霉素或者头孢类抗生素＋阿昔洛韦＋对症支持治疗。两组均以5天为1个疗程。结果治疗组痊愈率为92.8%，优于对照组的77.5%。

彭选英等将手足口病治疗组25例患者给予中药配方颗粒灌肠治疗，复方颗粒配方主要为：钩藤10g，生薏米10g，羚羊角粉0.15g，黄连5g，白僵蚕10g，天麻5g，炒栀子5g，全蝎5g，大黄5g，菊花10g，生石膏15g，生牡蛎15g。用法用量：用20mL开水溶解上述配方颗粒，待凉温后进行保留灌肠，灌肠1次/天，共治疗5天。对照组25例患者给予静脉滴注利巴韦林治疗，每日治疗剂量为10mg/kg，分2次滴注。结果：中药组有效率为92%，西药治疗的有效率为76%。

五、漱口疗法

1. 适应证 手足口病邪犯肺脾、湿热蒸盛证之口腔疱疹、溃疡疼痛明显者。

2. 操作方法

（1）常用药：黄芩10g，黄连10g，黄柏10g，五倍子10g，薄荷15g，淡竹叶10g。（引自《中医儿科常见病诊疗指南手足口病》，中国中医出版社，2012）

（2）取中药，煎水100mL，漱口。

（3）疗程：每天3次，3～5天为1个疗程。

3. 疗法特点 本法是将药物含在口中，漱口吐出，并不下咽，以此治疗疾病的一种方法，可作为口腔及咽喉部分疾病的辅助治疗。

4. 注意事项 对年幼儿及不会配合本法治疗的小儿，不宜使用。

5. 临床应用

沈氏等运用莪术油加西瓜霜联合治疗婴幼儿手足口病。选择60名8个月～3岁患手足口病的婴幼儿，按就诊顺序分为治疗组和对照组各30例。治疗组应用莪术油葡萄糖注射液静滴加西瓜霜喷剂喷口腔，对照组应用病毒唑静滴及常规口腔护理治疗。结果：退热时间，治疗组平均为1.22±0.44天，对照组为2.15±0.72天；口腔溃疡及皮疹消失时间，治疗组为2.8±0.714天，对照组为4.27±1.1天。显示莪术油加西瓜霜联合治疗能有效地缩短病程，且无明显不良反应。

朱氏等对43例口腔疱疹明显者予以冰硼散吹敷，取得满意疗效。

宋阿冬采用舌疮散治疗口咽峡部的疱疹，方药组成：生石膏10g，冰片1g，青黛3g，生蒲黄1g。上药共研细末，先取金银花20g，甘草10g，加开水100mL浸泡，待冷后用消毒棉签蘸此水清洗患处或含漱口腔，而后将以上药末涂于患处，每日3～4次。治疗后患者口腔疱疹明显好转，能进饮食。

六、气雾法

1. 适应证 手足口病邪犯肺脾证、湿热蒸盛证之口腔疱疹、溃疡疼痛明显者。

2. 操作方法

（1）常用药：干扰素、利巴韦林、喜炎平、热毒宁、痰热清等，任选一种药物。

（2）用超声雾化器将药物雾化成雾粒送入病人口腔黏膜病损部。另亦可以选用一些成药如开喉剑、康复新液等喷患儿口腔疱疹处。

（3）疗程：每日1次，5天为1个疗程。

3. 疗法特点 本法能将药物分散为微小雾粒并悬浮在气体中，直接进入患儿呼吸道，作用于病毒侵袭部位，相比全身给药，雾化吸入在降低药物全身毒副作用以及增强疗效方面更具优势。（引自《小儿传染病学》，人民卫生出版社，2009）

4. 注意事项 治疗时间于喂奶或进食前后1小时进行，防止呕吐和溢奶。

5. 临床应用

陈杏桃等在西医常规治疗基础上，加用喜炎平和干扰素雾化吸入治疗手足口病，治疗后发现观察组口腔疼痛消失及皮疹消退时间均短于对照组。

谢腾芳等将62例手足口病患儿分为治疗组和对照组各31例，治疗组予以干扰素雾化吸入，对照组予利巴韦林常规静滴，连用3天后，比较两组患儿临床疗效。结果治疗组总有效率为93.55%，明显优于对照组70.97%的总有效率。

参考文献

［1］陈红娟，陈建芬，尹淑琴，等.穴位敷贴和激光照射治疗儿童手足口病的疗效分析［J］.临床口腔医学杂志，2003，190（1）：56-57.

［2］王美全，罗试计，赵娴，等.吴茱萸蒜茸膏穴位贴敷手足口病发热患儿136例护理体会［J］.中国民族民间医药，2014，23（19）：124-125.

［3］熊均平，崔明辰.中药穴位贴敷治疗小儿手足口病疗效观察［J］.现代中西医结合杂志，2004，13（8）：1017.

［4］陈述，王凤芸，张丽萍.中西医结合治疗手足口综合征168例［J］.河北中西医结合杂志，1998，7（7）：1079.

［5］夏敏.抗病毒口服液治疗小儿手足口病临床观察［J］.江苏中医，1997，18（3）：22-23.

［6］刘爱花，王其华.中西医结合治疗手足口病临床疗效分析［J］.皮肤病与性病，2009，31（3）：33.

［7］刘乾生，张军荣.中药内服外用配合西药治疗手足口病46例［J］.陕西中医，2009，30（10）：1334-1335.

［8］赖意芬，刘华.银翘清毒散内服、外洗治疗手足口病72例疗效观察［J］.新中医，2010，42（10）：51-52.

［9］黄晓利，刘昕，龙苹.甘露消毒丹加减联合透疹外洗方治疗普通型手足口病肺脾湿热证120例疗效观察［J］.中医儿科杂志，2012，8（6）：36-38.

［10］刘永坤，朱百仙.经验方促愈洗剂外洗辅助治疗手足口131例［J］.中医外治杂志，2016，25（1）：28.

［11］刘明武，马志丽.中药内服外洗治疗手足口病72例［J］.新中医，2009，41（7）：74.

［12］何祝萍，罗丽梅，侯元婕，等.巳时外洗治疗肺脾湿热型手足口病临床观察［J］.中国中西医结合儿科学，2015，7（5）：472-474.

［13］王健，宿佩勇.针灸结合西药治疗小儿手足口病30例临床观察［J］.甘肃中医学院学报，2011，28（3）：46-47.

［14］陈冬梅，田庆玲，张双.土茯苓苦参汤外洗联合针灸治疗小儿手足口病

的效果［J］.广东医学，2016，37（17）：2031-2033.

［15］杨骏，储浩然，程红亮，等.点灸为主结合用药治疗小儿手足口病临床疗效分析［J］.中医药临床杂志，2009，21（4）：286-288.

［16］窦天荣，曹方.中药保留灌肠综合治疗手足口病140例疗效观察及护理要点［J］.中国中西医结合儿科学，2011，3（2）：189-190.

［17］杨祥正.中药外治法治疗手足口病42例［J］.河南中医，2010，30（11）：1079-1080.

［18］彭选英，蔡芬.中药配方颗粒在中医肠疗及外治疗法中的作用分析［J］.医学信息，2013，26（4）：510-511.

［19］沈美珍.莪术油加西瓜霜联合治疗婴幼儿手足口病临床观察［J］.宁夏医学杂志，2003，25（2）：108.

［20］朱奕豪，王真，朱渊红，等.中西医结合治疗小儿手足口病43例疗效观察［J］.中国中医药科技，2009，16（3）：233-234.

［21］宋阿冬.舌疮散配清开灵治疗手足口病72例［J］.河北中西医结合杂志，1998，7（7）：1067.

［22］陈杏桃，彭德峰.喜炎平联合干扰素雾化治疗手足口病疗效观察［J］.吉林医学，2013，34（14）：2644-2646.

［23］谢腾芳，吴辉，张钧.干扰素雾化吸入治疗手足口病的临床效果［J］.现代医院，2015，15（9）：64-65.

（李岩、崔倪）

第三节　水　痘

　　水痘是由外感水痘－带状疱疹病毒引起的一种急性出疹性传染病，临床以发热、皮肤黏膜分批出现的瘙痒性斑丘疹、疱疹、结痂为特征。西医认为本病的病原为水痘－带状疱疹病毒。水痘和带状疱疹是同一病毒所致的两种不同临床病症。根据临床表现可分为典型水痘、重症水痘、先天性水痘。

　　中医认为本病病因为感受水痘时邪。水痘时邪主要通过呼吸道传播，也可经接触疱疹疱浆而感染。水痘时邪由口鼻而入，首犯肺卫，肺卫失宣，故初起表现类似感冒，症见发热流涕、咽痛咳嗽等。邪毒入里，蕴于肺脾，肺失通调，脾失健运，水湿内停，邪毒与水湿相搏，正气驱邪外出，则透发水痘。若感邪较重，或素体虚弱，邪盛正衰，热毒炽盛，则致壮热烦躁、水痘密集、疹色暗紫、疱浆混浊等内犯气营之重证，甚或出现邪陷心肝、邪毒闭肺之变证。

　　本病治疗以清热解毒利湿为基本法则。邪在肺卫者，治宜疏风清热，利湿解毒；内传气营者，治宜清热凉营，渗湿解毒。如若出现变证，则应配合镇痉开窍、开肺化痰等法随证治之。本病多为湿热毒邪侵袭所为，在常规治疗的同时，配合熏洗、贴敷等外治法，可促进病情早日痊愈。

一、熏洗法

　　1. 适应证　水痘邪伤肺卫证、邪炽气营证之痘疹瘙痒明显者。

　　2. 操作方法

　　（1）常用药：①苦参30g，浮萍15g，芒硝30g（引自《中医儿科学》，中国中医药出版社，2012）。②银翘解毒汤：金银花、连翘、蒲公英、野菊花、生苡仁、车前草各20g，芍药、甘草各10g，土茯苓30g，黄柏15g。③银蒲洗剂：金银花、蒲公英、土茯苓、生薏苡仁各15g（②③引自《熏洗疗法治百病》，人民军医出版社，2013）。④芫荽、生葱各100g。⑤板蓝根、大青叶、霜桑叶各30g。⑥鲜香菇50g，芫荽100g。（④⑤⑥引自《百病中药外治》，金盾出版社，2009）

（2）方法：根据患儿的症状选用一定的药物，将药物加水煎煮，煮沸后药液倒入盆内，待温后，用干净毛巾蘸药水擦洗患儿全身。（图7-3）

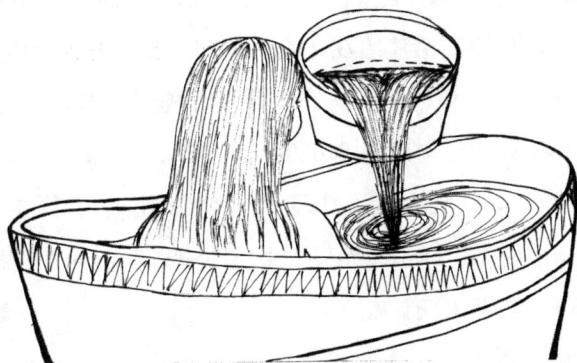

图7-3 中药熏洗示意图

（3）疗程：每日1~2次，每日1剂，连续2~3天。

3. 疗法特点 本法药物直接作用于病变局部，具有清热解毒、利湿消肿等功效。

4. 注意事项

（1）注意水温和室温，治疗前用手腕内测试水温，以不烫手为宜，随时调节水温，防止烫伤和着凉；室温应控制在27℃左右。

（2）已破溃的疱疹擦浴后用消毒棉蘸干。

5. 临床应用

黄应培在治疗小儿水痘时，除内服清痘汤（金银花、青天葵、徐长卿各10g，生地黄、蒲公英、薏苡仁各15g，滑石12g，赤芍、苍术各8g，蝉蜕6g）外，继用清痘汤加苦参30g，黄连10g，蛇床子20g，取药液对患儿皮肤进行熏洗。结果多数患儿于1天内退热，高热患儿1~2天热退至正常，水痘最快1天后吸收结痂，长者 3 天吸收结痂，165 例患儿均在 1 周内全部治愈。

黄俊勇自拟银连外洗液（银花 40g，连翘 40g，野菊花 30g，蛇床子 30g，地肤子 30g，黄柏 20g，千里光 30g，苦参 30g，苍术 30g，板蓝根 30g，贯众 30g）擦洗治疗水痘患儿 66 例，总有效率达 89.4%。

全少华将 200 例水痘患儿随机分为治疗组和对照组，其中对照组采用常规抗病毒药物阿昔洛韦外涂，治疗组在此基础上加用自拟方苦参煎剂（苦参、地肤子、白鲜皮、蛇床子、大黄、金银花、鱼腥草、蝉蜕、黄柏），治疗 5 天后，总有效率治疗组达 94%，优于对照组的 86%。

莫长城在内服自拟凉血清痘汤基础上，加用地肤子、苦参、白鲜皮、野菊花、金银花各 30g，荆芥、蝉蜕、赤芍各 10g，外洗治疗小儿水痘 45 例，7 天后，治愈 42 例，有效率达 93.33%。

郭润英在口服药基础上，运用蛇硝散（蛇床子 30g，地肤子 30g，大黄 30g，黄柏 30g，苦参 30g，白鲜皮 30g，芒硝 20g，白矾 15g，冰片 10g）治疗 200 例水痘患儿，用内服、外洗药各 2 剂，病愈者 187 例，占 93.5%；用 3 ~ 4 剂，愈 12 例，占 6%；用 5 剂，病愈者 1 例，占 0.5%。总有效率为 100%。

二、涂敷法

1. 适应证　用于水痘邪伤肺卫证、邪炽气营证之疱浆浑浊或疱疹破溃者。

2. 操作方法

（1）常用方药：①冰硼散适量；②大黄粉、硫黄粉各等量；③青黛、牡蛎、滑石各等量；④青黛 30g，黄柏 30g，滑石 60g，生石膏 60g；⑤地肤子 30g，白鲜皮 15g，僵蚕 15g，茵陈 15g，荆芥穗 15g，败酱草 15g，白芷 9g，白矾 9g；⑥青黛散：青黛、黄柏、石膏、滑石各等份；⑦青黛 30g，煅石膏 50g，滑石 50g，黄柏 15g，冰片 10g，黄连 10g。（引自《中医儿科学》，高等教育出版社，2008）

（2）根据证型选取相应药物研为细末，用米醋、水或麻油适量调为稀糊状，外涂患处。

（3）疗程：每日3～5次，连续2～3天。

3. 疗法特点 患儿出水痘时常会伴有痘疹部位瘙痒，外敷药物直接涂抹于痘疹处，可迅速缓解皮肤不适感，并促进痘疹吸收，缩短疗程。

4. 注意事项 水痘未出不宜使用。

5. 临床应用

孙世强等以六神丸加大青叶煎剂混悬液涂擦患儿皮疹部位，治疗水痘40例，另以炉甘石洗剂外涂39例作对照，治疗3天，总有效率95.0%，优于对照组的79.5%。

李红报道运用水痘外治验方（土茯苓、廖刁竹、枯矾、蛇床子、苦参、地肤子、金银花、黄柏、大黄、百部、紫花地丁、蒲公英各30g，青黛20g，大青叶25g，黄连15g）外洗治疗本病可大大缩短病程，一般3～5天即可痊愈。

三、药浴法

1. 适应证 水痘邪伤肺卫证、邪炽气营证之小儿痘出不畅或水痘感染者。

2. 操作方法

（1）辨证用药：①千里光30g，野菊花30g，板蓝根30g，大青叶30g，苦丁茶30g，茵陈30g，生地30g，玄参30g，生黄柏30g，生大黄30g，白矾30g。用于痘疹初期风热夹湿证［引自《新中医》，2003，35（2）：51］。②芫荽、生葱各一把，可解表托毒。③板蓝根、大青叶、霜桑叶各30g，可解表透毒。［②③引自《中国中医药报》，2003，（1）：17］

（3）疗程：每日2～3次，每日1剂，连续2～3天。

（2）方法：根据辨证选择处方，按中药饮片煎煮方法进行煎煮，加水适量，火候适当，煎煮好后，弃去药渣，每剂煎取药液约3000mL，水温控制在

39 ～ 42℃，令患儿用药液洗澡。

3. 注意事项　注意水温和室温，随时调节水温，防止烫伤和着凉；室温应控制在 27℃左右。

4. 疗法特点　洗浴的药物通过作用于全身肌表、局部患处吸收后，经经络血脉循环，内达于脏腑，由表及里，产生相应作用，从而起到疏通经络、清热解毒、通行气血的功效。

5. 临床应用

刁本恕在常规内服汤药基础上加用大青叶、板蓝根、千里光、野菊花、苦丁茶、茵陈、生地黄、玄参、生黄柏、生大黄、白矾各 30g，洗浴治疗小儿水痘，既缓解了患儿皮肤瘙痒难耐的痛苦，又简便廉效，得到了家长的认可。

余梅香自拟痘疹方：野菊花、金银花、蒲公英、板蓝根、土茯苓、地丁、当归、白芷、浙贝、白鲜皮、白蒺藜，加减煎水药浴治疗水痘患儿 50 例，并与西药治疗组 30 例对照，结果两组均全部治愈，治愈时间：治疗组为 2.94±0.91 天，优于对照组的 6.87±1.20 天。

四、敷贴法

1. 适应证　痘出不畅或痘后牙龈口舌破溃出血者。

2. 操作方法

（1）①选取生香附、生半夏各等份。将二者共研细末备用，每次取 10g，加蛋清适量调为药饼，外敷于患儿双足心涌泉穴。②清热透疹糊：鲜薄荷、鲜二花、鲜浮萍、鲜紫苏叶、鲜芦根各 30g。上药共捣如泥，取药泥适量，贴敷于脐上约 1cm 厚，外盖纱布，胶布固定。（引自《常见病中药外治法（电子书）》，上海科学技术出版社，2008）

（2）疗程：连敷 24 小时后去掉，重者连敷数日。

3. 疗法特点　涌泉穴贴敷可起到引热下行的作用，适用于痘后牙龈、口舌破溃者。

4. 注意事项 药饼宜随制随用，避免因久置变质。

参考文献

[1] 黄应培.中药内服外洗治疗小儿水痘 165 例 [J].新中医，2005，37（7）：77.

[2] 黄俊勇.自拟银连外洗液治疗水痘 66 例临床观察 [J].四川中医，2005，23（2）：69.

[3] 全少华.苦参煎剂外洗治疗儿童水痘 100 例 [J].陕西中医，2011，32（3）：278-279.

[4] 莫长城，杨少华.中药内服、外洗治疗小儿水痘 45 例疗效观察 [J].实用中西医结合临床，2007，7（1）：60.

[5] 郭润英.中药内服外洗治疗水痘 200 例 [J].中医外治杂志，1999，8（5）：31.

[6] 孙世强，赵锦强.六神丸加大青叶煎剂治疗水痘 40 例 [J].儿科药学杂志，2002，8（4）：60.

[7] 李红.水痘外治验方 [J].江西中医药，1999，17（2）：4.

[8] 宋建蓉，刘维益，童渝眉.刁本恕主任医师内服外洗治疗小儿水痘临证经验辨析 [J].新疆中医药，2013，31（5）：60-62.

[9] 余梅香.自拟痘疹方药浴治疗水痘 50 例 [J].湖南中医学院学报，1998，18（4）：52.

（李岩、崔倪）

第四节　麻　疹

麻疹是由感染麻疹病毒所诱发的一种急性呼吸道传染病，临床以发热、上呼吸道炎症、麻疹黏膜斑、结膜炎以及全身斑丘疹为特征。西医认为本病是由于感染麻疹病毒所致，该病毒只有一个血清型，抗原性稳定，人是唯一宿主。在患者前驱期和出疹期的鼻咽分泌物或血和尿中可分离出麻疹病毒。根据临床表现分为典型麻疹和非典型麻疹。典型麻疹可分为潜伏期、前驱期、出疹期、恢复期 4 个阶段；非典型麻疹可分为轻型麻疹、重型麻疹、异型麻疹。

中医认为麻疹的发病原因为感受麻毒时邪。病变部位主要在肺脾二脏，严重者常累及心、肝。其基本病理改变为麻毒时邪由表及里，内犯肺脾，外泄肌肤。麻疹顺证病机演变规律为疹前期（初热期）、出疹期（见形期）、收没期（恢复期）。

麻为阳毒，以外透为顺，内传为逆。若素体亏虚，或麻毒炽盛，或疹出不透，或失治误治等，均可使麻毒内陷，形成逆证、陷证。若病情继续发展，耗气伤阴，损及心阳，心阳虚衰，则可出现体温突降、面色苍白、汗出肢冷、脉微欲绝等危重证候，甚或阴竭阳脱危及生命。

治疗麻疹，自古有"麻宜发表透为先，形出毒解便无忧"和"麻喜清凉"之说，故本病治疗应以辛凉透疹、清热解毒为基本法则。临证可根据麻疹的不同阶段分别施治。初热期，邪在肺卫，治宜辛凉透表，清宣肺卫；见形期，麻毒炽盛，治宜清热解毒，佐以透发；恢复期，正虚邪恋，治宜养阴生津，清解余邪。熏洗、贴敷等外治法使用方便，对麻疹将出未出、疹出不畅的麻疹顺证，有较好疗效；对麻疹重证患儿应与内服药同用；难治及危重患儿，应中西医药配合治疗，以提高疗效。

一、熏洗法

1. 适应证 麻疹将出未出，出而不透者之邪犯肺卫证、邪入肺胃证。

2. 操作方法 将药液放在室内煮沸，使空气湿润，体表亦能接触药气，或直接煎汤擦洗患儿身体。

（1）辨证用药：①透疹汤：紫苏叶、紫背浮萍各15g，芫荽子9g，苎麻根60g。上药加清水2000mL，煮沸10分钟，加入黄酒60mL煮沸后，嘱患者先熏蒸面部及四肢，稍温后，用药液擦洗全身（引自《熏洗疗法治百病》，人民军医出版社，2013）。②西河柳30g，荆芥穗、樱桃叶各15g，煎汤熏洗（引自《中医儿科学》，中国中医药出版社，第9版，2012）。③苏叶、浮萍各15g，西河柳30g，加水煮沸，用毛巾蘸药液擦洗周身，有透疹、降温作用。④葱白30g，或芫荽50g，煎汤趁热熏洗头面，有透疹作用，用于初热期或见形期（③④引自《中医儿科学》，高等教育出版社，2008）。⑤紫背浮萍、香椿根白皮各90g，西河柳30g，加水煮沸，擦洗患儿全身皮肤。⑥生麻黄、西河柳各15g，紫浮萍15g，鲜芫荽120g（如无，可用芫荽子9g），加黄酒250g，和水煮沸，使水蒸气弥漫于室中，用面巾浸药液趁温轻擦头面、四肢（⑤⑥引自《熏洗疗法治百病》，人民军医出版社，2013）。

（2）疗程：每日1~2次，3~5天为一个疗程。

3. 疗法特点 该法是将药物煎煮的蒸汽吸入或用煎液擦浴，使药力和热力从毛窍透入而达到祛邪疗病的目的。在出疹期解肌透疹，促邪外出增强疗效。

4. 注意事项 注意室内保温，勿使患儿受凉，并勿使药液入两目。

5. 临床应用

杨卉等将50例麻疹合并肺炎患儿随机分为治疗组和对照组，对照组25例采用西医常规治疗，治疗组25例在此基础上加用连翘20g，荆芥20g，蝉蜕12g，升麻12g，葛根20g，紫草20g，薄荷12g等中药熏洗擦浴。结果治疗组患儿在退热时间、炎症吸收时间上明显优于对照组，认为中药熏洗有助于透疹退热，可促进肺炎吸收以及减少重症的发生。

盛友爱等用新鲜芫荽菜汁擦洗麻疹患儿全身皮肤，发现其对皮疹的透发、减轻中毒症状有较好的临床效果。

张海梅等将105例发热出疹期麻疹合并肺炎患儿随机分为中药擦浴治疗组和温水擦浴对照组，其中治疗组53例，对照组52例。两组麻疹患儿均采用常规中西药抗感染、抗病毒及其他支持对症治疗，患儿体温在38.5～39.5℃时，均只使用物理降温方法；体温>39.5℃时为防止患儿出现高热惊厥，则遵医嘱配合口服小剂量解热镇痛药物降温。治疗组使用中药擦浴，中药处方组成：蝉蜕10g，连翘10g，薄荷20g，升麻10g，紫草10g，葛根20g，荆芥20g。上述中药均为颗粒剂，将固定剂量的中药颗粒剂倒入浴盆中，用沸水充分溶解后加入温水200mL，水温控制在38～40℃。患儿体温≥38.5℃时，遵医嘱使用中药擦浴，每天2～3次，每次12分钟。对于发热出疹期麻疹合并肺炎患儿的体温控制、麻疹透发及重症并发症的发生率进行比较，中药擦浴组效果更好。

郁晓维等认为气候寒冷季节或患儿气阳不足，无力透疹时，还可用西河柳、芫荽、浮萍、紫苏等煎汤熏洗头面、胸背、四肢以助透疹。

二、涂敷法

1. 适应证　麻疹疹出不透之邪犯肺卫证、邪入肺胃证，以及麻毒闭肺证、麻毒攻喉证、麻陷心肝证。

2. 操作方法　选取相应药物捣烂调如泥糊样，布包，外敷于相应部位。

（1）常用方药：①胡椒9粒、葱白5根，共捣烂，加红糖适量调如泥糊样，布包，外敷于胸部及手足心。可疏风解表，适用于麻疹疹出不透者。②胡荽50g，葱白20g，共捣烂如泥糊样，布包，外敷于胸、腹、背部及手足心，可疏风解表，适用于麻疹疹出不透者。③牵牛子15g，明矾30g，研末，加少许面粉，用醋调成糊状，敷贴双侧涌泉穴，用于麻疹并发肺炎者。④大麻子、小蓟各适量。将二药共捣烂如泥状，外敷双手及足心，可清热透疹，适用于麻疹应出不出，或疹出不透者（引自《百病中药外治法》，金盾出版社，2009）。（图7-4）

（2）疗程：每次外敷10～30分钟，3～5天为1个疗程，麻疹即可透出。

3. 疗法特点 该法是将药物炒热后在体外热熨、热敷，使药力和热力从毛窍透入而达到祛邪疗病的目的。

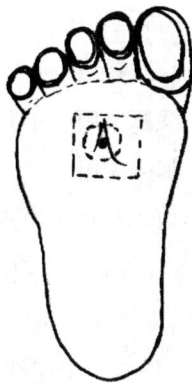

图7-4　涌泉穴位敷贴示意图

4. 注意事项 外敷用药宜随制随用，不宜久置以免变质；如果敷药后出现皮疹、水疱等现象，应及时拿掉药物，并注意保持皮肤清洁，以防感染；若水疱较大，可用注射器抽取积液，并盖上消毒敷料，保护局部皮肤。

5. 临床应用

本法多为个案报道及经验方，文献较少。

湖南浏阳县中医院儿科钟慕陶报道过个案：活子鸡1只，雄黄10g。鸡杀死后，拔去下刀处鸡毛，带毛从背上破开，除去内脏，撒雄黄粉于腹内，乘热敷于患儿胸前。30～60分钟将鸡撤去。日敷1～2次即效。

三、针刺疗法

1. 适应证 早期预防、出疹期及麻疹变证之邪毒闭肺、邪毒攻喉证。

2. 操作方法

（1）选主穴：取肺俞、大椎、曲池。选配穴：疹前期，加合谷、列缺；出疹期，加尺泽、足三里；咳嗽喘促，痰鸣声响，加膻中、丰隆；咳声嘶哑，加少商、内庭；神昏，加人中、印堂、神门。

（2）方法：选择1寸毫针，进针约0.5寸，不留针，采用捻转方法平补平泻。

（3）疗程：每日1次，连续2～3天，施用泻法，每次留针15～20分钟。

3. 疗法特点 疗效快，方法简便，既经济又能避免患儿服药困难等问题。

4. 注意事项 小儿不配合，不宜留针。

5. 临床应用

饶仁明运用针灸预防麻疹，取穴大杼、风池、肺俞，用圆利针点刺两侧六点，约2个米粒深。不留针，每天一次，连刺三天。次序是自上而下，男先刺左侧，女先刺右侧。观察115例中，除10例因已在潜伏期中，均在针刺后2至6天出疹，和4例未连续针刺3次以上于针后10至19天出疹外，其余108例在麻疹发生的地区中，始终未患麻疹，达到预防目的。

占成坤取风池、少商（双）、合谷（双）针刺12例麻疹患儿，取得了不错效果。

四、推拿疗法

1. 适应证 适用麻疹各期。

2. 操作方法

（1）手法：一般采用推法、揉法、摩法、按法、擦法、拿法。

（2）辨证选穴：①疹前期：推攒竹、分推坎宫、推太阳、擦迎香、按风池、清脾胃、清肺经、推上三关。②出疹期：拿风池、清脾胃、清肺金、水中捞月、清天河水、按揉二扇门、推天柱。③疹回期：补脾胃、补肺金、揉中脘、揉脾胃俞、揉足三里。如见咳嗽剧者，可加揉小横纹5分钟；大便干结，2～3天无大便者，可加清肺金、退六腑各3～5分钟，揉阳池2分钟；如见患儿目眵多、目赤、羞明，多揉小天心，再加揉肾纹穴3分钟；如伴有抽风，掐人中5次，分阴阳4分钟，揉阳池2分钟；偏热者，可加大清天河水2～3分钟，以解疹毒；腹泻剧者加揉外劳宫（顺时针）3～5分钟、清大肠3分钟、二人上马3分钟，助消化、利小便、止腹泻。

（3）疗程：每日2～3次，每次20～30分钟，4～6天为1个疗程。

3. 疗法特点 推拿治疗小儿麻疹疗效好，治疗费用低，患儿痛苦小，无副作用，家长易接受，值得推广应用。

麻疹各期设立基本方可使临床运用更加简便，如头面四大手法配合按风池、清肺经、推上三关可疏风发表透疹用于疹前期；拿风池、清脾胃、清肺金、水中捞月、清天河水、按揉二扇门、推天柱可清胃清热解肌达邪用于出疹期；补脾胃、补肺金、揉中脘、揉脾胃俞、揉足三里可健脾和胃、助气和血扶正用于疹回期。再临证加减，使推拿治疗麻疹疗效更为突出，如加揉小天心能使疹易透出，并能除目肿、目眵多及羞明；清天河水可预防体温偏高等。

4. 注意事项 室温控制在 18 ~ 22℃，不要在当风之处；治疗推拿前准备好滑石粉或爽身粉之类推拿介质。

5. 临床应用

李世美报道用揉小天心、揉一窝风、推三关、清胃、补脾经、清肺经、分阴阳、退六腑等手法治疗小儿麻疹 10 例，疗效满意。蔡云娥采用推拿的方法治疗小儿麻疹 36 例，结果在麻疹顺证 26 例中，显效 18 例，有效 8 例，有效率100%；逆证 10 例中，显效 4 例，有效 5 例，无效 1 例，总有效率 97.2%。

五、保留灌肠法

1. 适应证 麻疹前期、出疹期、恢复期及麻疹并发肠梗阻、肠麻痹患儿。

2. 操作方法

（1）辨证用药：①前驱期：荆芥 8g，牛蒡子 8g，薄荷 6g，连翘 10g，金银花 10g；②出疹期：葛根 8g，紫草 10g，连翘 10g，甘草 3g，赤芍 6g；③恢复期：花粉 10g，生地 10g，玉竹 8g，麦冬 10g，沙参 10g。［引自《实用中医内科杂志》，2013，27（5）：11-12］

（2）水煎 100mL 过滤分装。将分装好的药液加温至 38℃，用 50mL 注射器抽吸灌肠液约 20 ~ 50mL，将导管插入肛门内约 5 ~ 7cm，取灌肠液灌肠，随后应将臀部抬高仰卧 30 ~ 40 分钟，然后再右侧卧相同时间。

（3）疗程：每天 2 次，4 ~ 6 天为 1 个疗程。

3. 疗法特点　通过肠黏膜局部作用或吸收，对大便干结的患儿更适用。

4. 注意事项　配置灌肠中药应避免使用对肠黏膜有腐蚀作用的药物，插入肛管时动作要轻柔。灌肠在早晨便后及晚上睡前 3 小时进行，有利于药物吸收。

5. 临床应用

张奎将 108 例确诊为麻疹的患儿随机分为治疗组和对照组各 54 例，其中对照组采用常规对症疗法；治疗组在此基础上，前驱期予 I 号麻疹灌肠液（荆芥、牛蒡子各 8g，薄荷 6g，连翘、二花各 10g），出疹期予 II 号麻疹灌肠液（葛根、紫草、连翘各 10g，甘草 3g，赤芍 6g），恢复期予 III 号麻疹灌肠液保留灌肠（花粉、生地、玉竹各 8g，沙参、麦冬各 10g），连续治疗 4 ~ 6 天后，治疗组有效率 96.3%，优于对照组的 83.3%。

陈来顺随机将 52 名患儿分为观察组和对照组各 26 例，52 例均予抗炎（头孢氨苄、病毒唑等）、支持疗法及对症治疗等。观察组在此基础上予中药灌肠，前驱期（两颊可见口腔黏膜斑时）选用麻疹灌肠 I 号（金银花 10g，连翘 10g，竹叶 8g，牛蒡子 8g，薄荷 6g），出疹期（耳后、发际至手心、足心疹出齐的整个期间）选用麻疹灌肠 II 号（连翘 10g，葛根 8g，紫草 10g，赤芍 6g，甘草 3g），恢复期（疹出齐后，皮疹消退可见糠麸样脱屑）选用麻疹灌肠 III 号（沙参 10g，麦冬 10g，桑叶 6g，花粉 8g，玉竹 8g）。疗程 4 ~ 6 天。结果显示观察组患儿体温正常时间、疹出齐时间及并发症治愈时间均较对照组短。

参考文献

［1］杨卉，张凤池，甘清 . 中药熏洗辅助治疗麻疹并发肺炎 25 例临床观察［J］.

中医药导报，2014，20（6）：110-111.

[2] 盛友爱，蒯荟芬.芫荽在麻疹护理中的应用［J］.临床护理杂志，2009，8（3）：46-47.

[3] 张海梅，庄旭华，蔡群，等.中药擦浴治疗发热出疹期麻疹合并肺炎的效果观察及护理［J］.护理实践与研究，2016，13（3）：145-147.

[4] 郁晓维，王明明.江育仁教授治疗麻疹临证经验［J］.中华中医药杂志（原中国医药学报），2008，23（5）：407-409.

[5] 钟慕陶.敷鸡疗法治疗麻疹逆证［J］.四川中医，1990，9（3）：16-17.

[6] 饶仁明.针刺预防麻疹一五例［J］.福建中医药，1963，8（6）：40.

[7] 占成坤，陈维扬.针灸治疗麻疹［J］.江西中医药，1959，9（3）：30.

[8] 李世美.推拿治疗小儿麻疹10例［J］.青岛医药卫生，2001，24（6）：460.

[9] 蔡云娥，姜慧敏.推拿治疗小儿麻疹的临床观察［J］.中国民间疗法，2008，16（8）：14.

[10] 张奎麻.麻疹灌肠液联合西药治疗小儿麻疹随机平行对照研究［J］.实用中医内科杂志，2013，27（5）：11-12.

[11] 陈来顺.中药保留灌肠治疗小儿麻疹的效果观察［J］.护理学杂志，2002，17（9）：673-674.

（李岩、崔倪）